# 备孕怀孕

## 胎教一日一页

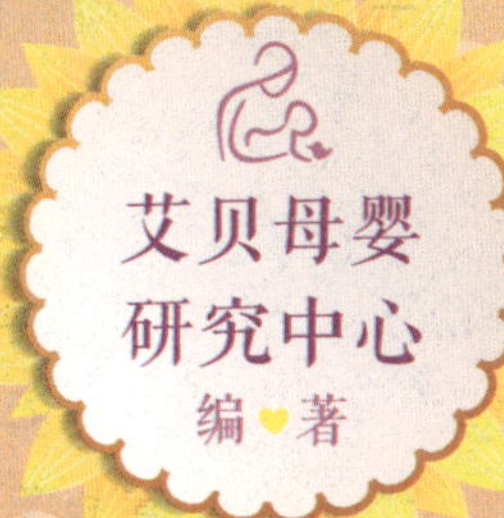


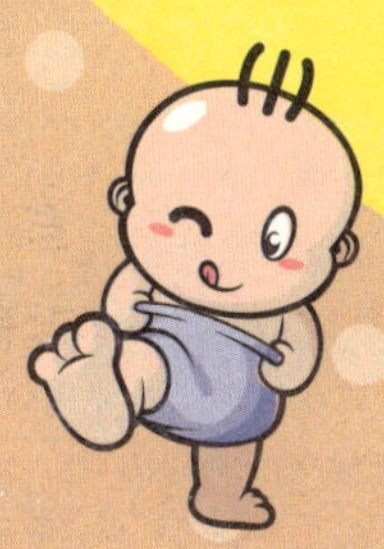

PREGNANCY
FOETUS
EDUCATION

四川科学技术出版社

图书在版编目（CIP）数据

备孕怀孕胎教一日一页/艾贝母婴研究中心编著. -
成都 ：四川科学技术出版社，2015.10
ISBN 978-7-5364-8209-8

Ⅰ.①备… Ⅱ.①艾… Ⅲ.①妊娠期－妇幼保健－基本知识②胎教－基本知识 Ⅳ.①R715.3②G61

中国版本图书馆CIP数据核字（2015）第236110号

**备孕怀孕胎教一日一页**

出 品 人：钱丹凝
编 著 者：艾贝母婴研究中心
责任编辑：谢 伟 胡小华
封面设计：高 婷
版面设计：高巧玲
责任出版：欧晓春
出版发行：四川科学技术出版社
地址：成都市槐树街2号 邮政编码 610031
官方微博：http://weibo.com/sckjcbs
官方微信公众号：sckjcbs
传真：028-87734898
成品尺寸：205mm×260mm
印 张：19
字 数：375千
印 刷：北京毕氏风范印刷技术有限公司
版次/印次：2015年11月第1版 2015年11月第1次印刷
定 价：38.80元

ISBN 978-7-5364-8209-8

本社发行部邮购组地址：四川省成都市槐树街2号
电话：028-87734035 邮政编码：610031

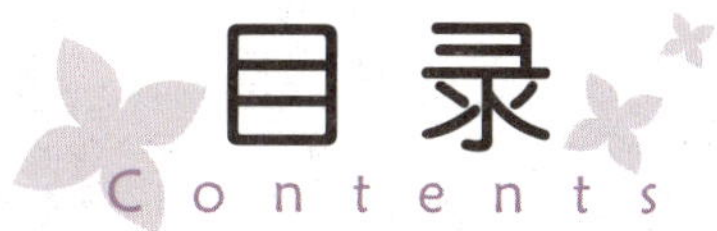

# 目录

Contents


## 第1个月　夫妻备孕，喜迎妊娠到来

第1周

第1天　有备而孕，生育优秀宝宝　/ 2 /
第2天　备孕时间不要少于3个月　/ 3 /
第3天　女性的最佳生育年龄　/ 4 /
第4天　有些遗传基因可以优化　/ 5 /
第5天　酒后不要受孕　/ 6 /
第6天　戒掉烟或远离二手烟　/ 7 /
第7天　什么方式更易受孕　/ 8 /

第2周

第8天　别让坏心情影响你受孕　/ 9 /
第9天　关于遗传病，你了解多少　/ 10 /
第10天　怎么测算排卵期　/ 11 /
第11天　关于怀孕的几个误区　/ 12 /
第12天　提前半年停用避孕药　/ 13 /
第13天　哪些情况要暂缓受孕　/ 14 /
第14天　怀孕前后3个月都要服用叶酸　/ 15 /

第3周

第15天　备孕时要减肥还是增肥　/ 16 /
第16天　生男生女能选吗　/ 17 /
第17天　了解受孕的生理过程　/ 18 /
第18天　有计划地写孕期日记吧　/ 19 /
第19天　有利于优生的饮食规划　/ 20 /
第20天　准爸爸也要注意营养　/ 21 /
第21天　你知道家电的危害吗　/ 22 /


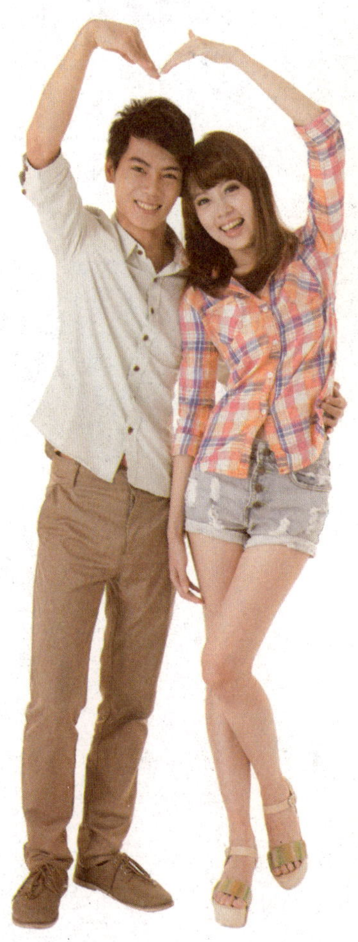

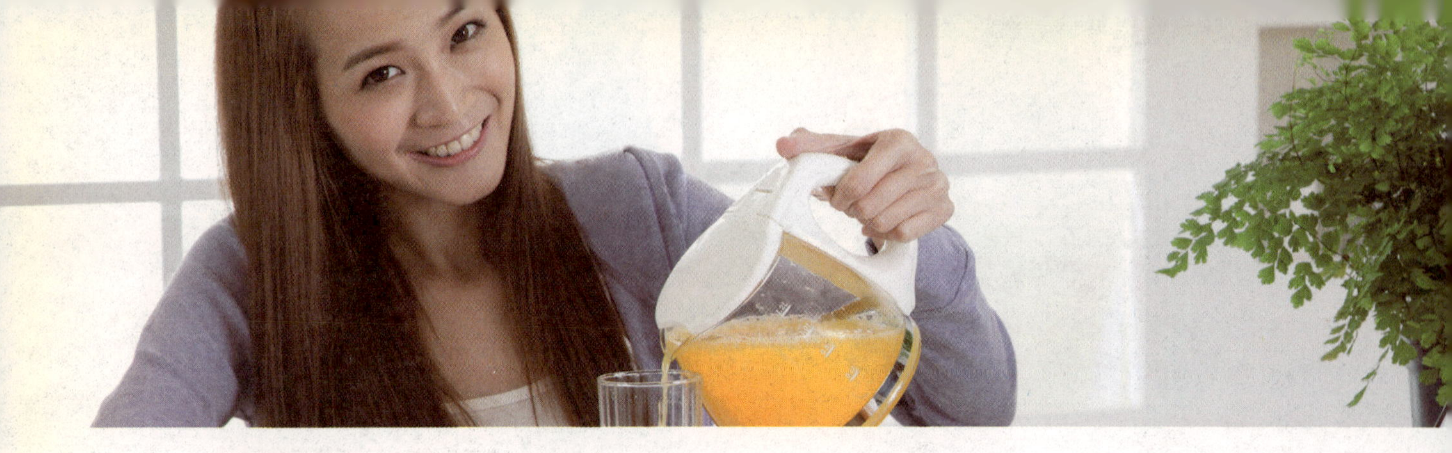


第4周

第22天 孕前需接种的疫苗 /23/

第23天 宠物就不要养了 /24/

第24天 备孕期间哪些药物要禁忌使用 /25/

第25天 吃药生双胞胎很危险 /26/

第26天 你是高龄准妈妈吗 /27/

第27天 女性孕前检查查什么 /28/

第28天 男性孕前检查查什么 /29/

第2个月 知道自己怀孕了

第5周

第29天 怎么知道自己怀孕了 /31/

第30天 知道自己怀孕你紧张吗 /32/

第31天 告别不健康的零食 /33/

第32天 孕早期小心流产 /34/

第33天 孕早期出血怎么办 /35/

第34天 为什么要进行胎教 /36/

第35天 孕期阴道分泌物开始增多 /37/

第6周

第36天 开始有妊娠反应了 /38/

第37天 别让孕吐反应影响宝宝的营养 /39/

第38天 认识音乐胎教 /40/

第39天 职场准妈妈有哪些权利 /41/

第40天 去医院检查，确认怀孕 /42/

第41天 豆类食品有利于胎儿的大脑发育 /43/

第42天 怀孕后怎么选内衣 /44/

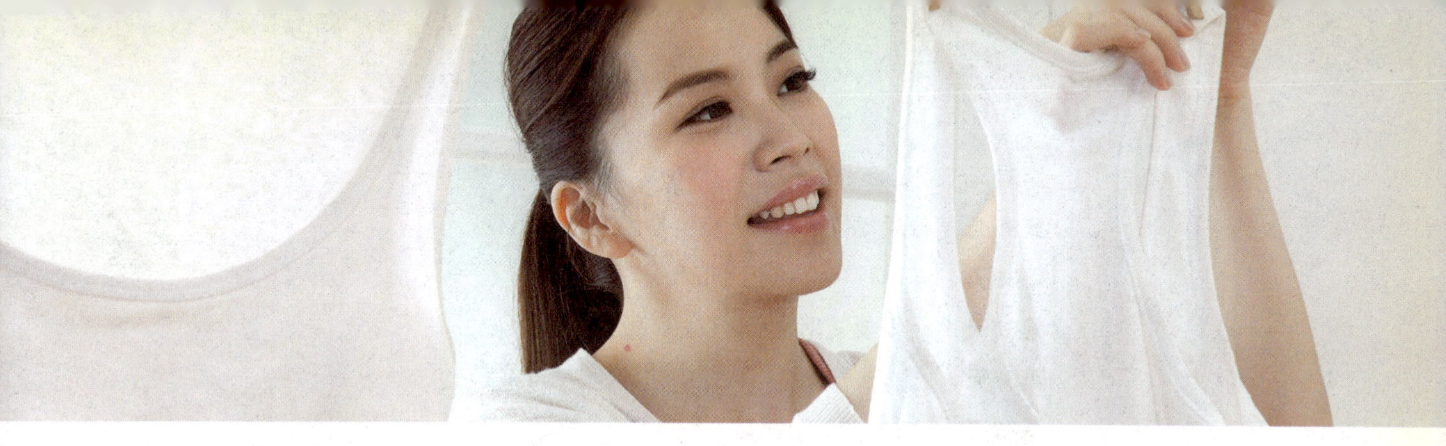


第7周

第43天 孕期早做准备能提高自然分娩率 / 45 /

第44天 孕期长多少斤才合适 / 46 /

第45天 孕期怎么护理头发 / 47 /

第46天 胎儿的大脑发育需要哪些营养物质 / 48 /

第47天 准妈妈洗澡水温不要过高 / 49 /

第48天 保护好胎儿的听力 / 50 /

第49天 孕早期乳房会胀痛 / 51 /

第8周

第50天 意外怀孕要还是不要 / 52 /

第51天 准妈妈可以练一练瑜伽 / 53 /

第52天 准妈妈可以化妆吗 / 54 /

第53天 给胎儿起个名字 / 55 /

第54天 准妈妈远离含咖啡因的食物 / 56 /

第55天 抑制孕吐的维生素$B_6$该怎么补 / 57 /

第56天 上班时妊娠反应严重怎么办 / 58 /


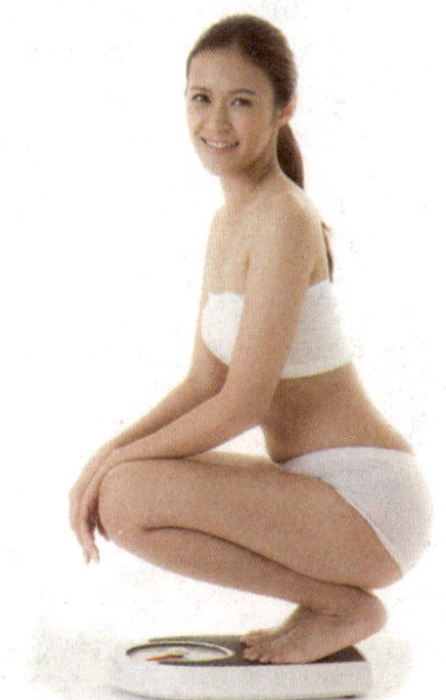

## 第3个月 孕吐逐渐好转了


第9周

第57天 准妈妈腰酸背痛最好睡硬床垫 / 60 /

第58天 胎儿最爱听绘声绘色的精彩故事 / 61 /

第59天 孕期便秘怎么办 / 62 /

第60天 补锌有利于胎儿的神经系统发育 / 63 /

第61天 如何缓解孕期胀气 / 64 /

第62天 准妈妈感冒、高烧要及时处理 / 65 /

第63天 孕期哪些不适是正常现象 / 66 /

第10周

第64天　怎么给胎儿讲故事　/ 67 /
第65天　准妈妈情绪不好，宝宝易患兔唇　/ 68 /
第66天　多吃核桃有利于胎儿大脑发育　/ 69 /
第67天　孕期要避免频繁弯腰、伸腰　/ 70 /
第68天　怎么去除准妈妈口腔中的异味　/ 71 /
第69天　古诗欣赏　/ 72 /
第70天　开车上下班的准妈妈应注意什么　/ 73 /

第11周

第71天　孕期口味发生改变正常吗　/ 74 /
第72天　准妈妈如何健康使用手机　/ 75 /
第73天　讲故事——后悔莫及的大公鸡　/ 76 /
第74天　怎样防治妊娠牙龈炎　/ 77 /
第75天　多吃安胎食物，平安度过危险期　/ 78 /
第76天　戴隐形眼镜的妈妈该换框架了　/ 79 /
第77天　职场准妈妈何时停止工作比较好　/ 80 /

第12周

第78天　准妈妈需要喝孕妇奶粉吗　/ 81 /
第79天　准妈妈怎么减轻孕早期的疲倦感　/ 82 /
第80天　胎儿健脑食谱推荐　/ 83 /
第81天　准妈妈怎么补钙　/ 84 /
第82天　讲故事——兔子的尾巴　/ 85 /
第83天　第一次正式产检　/ 86 /
第84天　该建产检档案了　/ 87 /

## 第4个月　宝宝成形了，准妈妈告别孕早期


**第13周**

第85天　准妈妈听音乐要集中注意力　/ 89 /
第86天　孕期性生活要使用避孕套　/ 90 /
第87天　孕中期出现不明分泌物要警惕　/ 91 /
第88天　准妈妈每天散步多长时间最好　/ 92 /
第89天　准妈妈左侧卧胎儿更健康　/ 93 /
第90天　孕期锻炼可提高宝宝智商　/ 94 /
第91天　孕期运动要注意什么　/ 95 /

**第14周**

第92天　孕期怎么吃有助于提高免疫力　/ 96 /
第93天　准妈妈贫血对宝宝危害大　/ 97 /
第94天　帮助胎儿运动锻炼　/ 98 /
第95天　唐氏综合征筛查　/ 99 /
第96天　孕期应警惕生殖系统感染　/ 100 /
第97天　如何缓解孕期腹泻　/ 101 /
第98天　如何缓解孕期尿频现象　/ 102 /

**第15周**

第99天　孕期频繁头痛要注意　/ 103 /
第100天　情绪胎教对宝宝性格的影响　/ 104 /
第101天　准妈妈要有午睡时间　/ 105 /
第102天　补钙、补磷有利于胎儿的骨骼发育　/ 106 /
第103天　减少黄褐斑和妊娠纹　/ 107 /
第104天　B超检查你了解吗　/ 108 /
第105天　准妈妈要呵护好自己的脚　/ 109 /

**第16周**

第106天　准妈妈每天要喝多少水　/ 110 /
第107天　准妈妈小腿易抽筋怎么办　/ 111 /
第108天　准妈妈如何度过炎热的夏天　/ 112 /
第109天　孕期为什么多梦　/ 113 /
第110天　音乐欣赏——《天鹅湖》　/ 114 /
第111天　怎样选购称心的孕妇装　/ 115 /
第112天　孕期打鼾也是病吗　/ 116 /

## 第5个月　宝宝很稳定，准妈妈可以放松一些


第17周

第113天　什么时候可以感觉到胎动　/ 118 /

第114天　每天什么时候胎动最频繁　/ 119 /

第115天　怎么鉴别胎动和孕期腹痛　/ 120 /

第116天　准妈妈应提前护理乳头　/ 121 /

第117天　抚摩胎教怎么做　/ 122 /

第118天　孕期牙龈渗血有可能是贫血　/ 123 /

第119天　讲故事——十二生肖的故事　/ 124 /

第18周

第120天　要注意胎教音乐的质量　/ 125 /

第121天　羊膜穿刺检查　/ 126 /

第122天　全面补充微量元素　/ 127 /

第123天　高龄准妈妈要倍加小心　/ 128 /

第124天　胎儿最喜欢爸爸的声音　/ 129 /

第125天　准妈妈缓解不良情绪小妙招　/ 130 /

第126天　诗词欣赏——《将进酒》　/ 131 /

第19周

第127天　准妈妈怎么缓解水肿　/ 132 /

第128天　准妈妈补铁要注意什么　/ 133 /

第129天　继续进行抚摩胎教　/ 134 /

第130天　准妈妈可以唱歌给胎儿听　/ 135 /

第131天　准妈妈怎么坐最安全　/ 136 /

第132天　名画欣赏——《泉》　/ 137 /

第133天　多吃瘦肉、鱼虾益处多　/ 138 /

第20周

第134天　准妈妈不要吃冷食　/ 139 /

第135天　讲故事——狐假虎威　/ 140 /

第136天　准妈妈如何自查胎儿发育是否正常　/ 141 /

第137天　谨防孕期抑郁症　/ 142 /

第138天　胎儿镜检查　/ 143 /

第139天　孕期饮食的三不宜　/ 144 /

第140天　准爸爸是胎儿最好的游戏伙伴　/ 145 /

## 第6个月 进补的最佳时期


第21周

第141天 警惕妊娠高血压综合征 / 147 /
第142天 如何自测妊娠高血压综合征 / 148 /
第143天 孕中晚期头晕眼花怎么办 / 149 /
第144天 为什么有时候感觉腹部在收紧、变硬 / 150 /
第145天 肚子看起来比别人的小，有问题吗 / 151 /
第146天 讲故事——猴子捞月 / 152 /
第147天 胎儿什么时候开始会吞咽 / 153 /

第22周

第148天 孕晚期需警惕营养过剩 / 154 /
第149天 准妈妈应重视前置胎盘的筛查 / 155 /
第150天 准妈妈要定期化验尿蛋白 / 156 /
第151天 胎位为什么会经常改变 / 157 /
第152天 准妈妈患痔疮的对策 / 158 /
第153天 胎儿的外语启蒙 / 159 /
第154天 准妈妈怎样喝汤最有效果 / 160 /

第23周

第155天 哪些原因会导致胎儿缺氧 / 161 /
第156天 孕期水肿的饮食调理 / 162 /
第157天 胎儿发育过大怎么办 / 163 /
第158天 准妈妈外出旅行的注意事项 / 164 /
第159天 开始光照胎教，让宝宝感受光明 / 165 /
第160天 准妈妈的孕期体操 / 166 /
第161天 准妈妈听听儿童歌曲吧 / 167 /

第24周

第162天 季节不同，饮食方法也不同 / 168 /
第163天 讲故事——守株待兔 / 169 /
第164天 准妈妈喝茶的讲究 / 170 /
第165天 孕中期是进补的最佳时机 / 171 /
第166天 准妈妈秀发护理有高招 / 172 /
第167天 准妈妈节假日需注意哪些问题 / 173 /
第168天 第四次产检——糖尿病筛查 / 174 /

## 第7个月 准妈妈的身体越来越笨重


第25周

第169天 准妈妈要阅读一些轻松的书籍 / 176 /
第170天 准妈妈也可能患低血糖 / 177 /
第171天 准妈妈拍写真的注意事项 / 178 /
第172天 上网时间不宜太长 / 179 /
第173天 游戏胎教怎样进行 / 180 /
第174天 孕 7 个月后为何易静脉曲张 / 181 /
第175天 讲故事——凿壁借光 / 182 /

第26周

第176天 妈妈爱阅读，宝宝更聪明 / 183 /
第177天 儿歌集锦 / 184 /
第178天 胎动减少要及时找到原因 / 185 /
第179天 练习拉梅兹呼吸法，为分娩做准备 / 186 /
第180天 怎样预防早产 / 187 /
第181天 想象胎教：把美好传递给胎儿 / 188 /
第182天 胎位不正的自我矫正 / 189 /

第27周

第183天 准妈妈长胡子正常吗 / 190 /
第184天 胎儿的外语启蒙 / 191 /
第185天 胎儿的作息随妈妈 / 192 /
第186天 音乐欣赏——《月光奏鸣曲》 / 193 /
第187天 准妈妈需要使用托腹带吗 / 194 /
第188天 准妈妈吃加餐需要注意什么 / 195 /
第189天 不爱吃肉的准妈妈怎么补充营养 / 196 /

第28周

第190天 哪种食用油更适合准妈妈吃 / 197 /
第191天 准爸爸按摩有讲究 / 198 /
第192天 准妈妈外地分娩注意事项 / 199 /
第193天 准妈妈别患恐药症 / 200 /
第194天 给胎儿“看”一些鲜艳的卡片 / 201 /
第195天 名画欣赏——《西斯廷圣母》 / 202 /
第196天 高度近视的准妈妈，孕晚期要尤其注意 / 203 /

# 第8个月 孕晚期要坚持做产检


**第29周**

第197天 讲故事——望梅止渴 / 205 /
第198天 维生素C可降低分娩危险吗 / 206 /
第199天 孕晚期还能进行性生活吗 / 207 /
第200天 孕晚期怎样保护腰部 / 208 /
第201天 怎样区别生理性浮肿和病理性浮肿 / 209 /
第202天 孕晚期适度运动有利于分娩 / 210 /
第203天 胎儿血型怎样判断 / 211 /

**第30周**

第204天 什么是臀位，臀位有什么危害 / 212 /
第205天 预防产后腰痛应从孕期开始 / 213 /
第206天 孕晚期要警惕异常情况 / 214 /
第207天 孕晚期常出现的几种疼痛 / 215 /
第208天 准妈妈可以练练字 / 216 /
第209天 准爸爸也应该学习分娩知识 / 217 /
第210天 陪准妈妈一起给宝宝准备物品 / 218 /

**第31周**

第211天 脐带绕颈不可怕 / 219 /
第212天 认真做好胎心监护 / 220 /
第213天 分娩前做骨盆测量 / 221 /
第214天 孕晚期，这些不适症状无需担心 / 222 /
第215天 准妈妈学会腹式呼吸好 / 223 /
第216天 出现哪些情况需要被迫引产 / 224 /
第217天 如何克服孕晚期焦虑 / 225 /


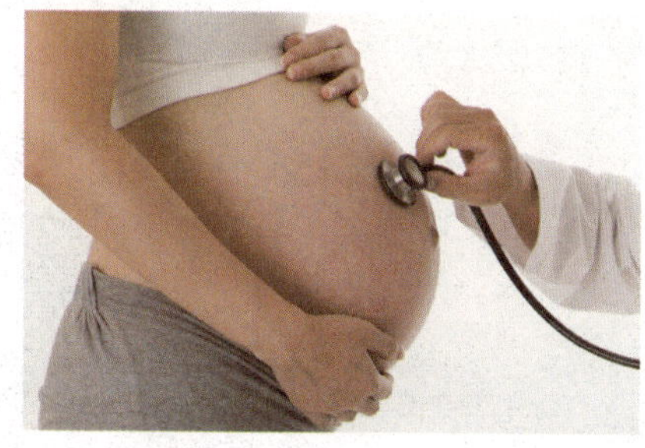

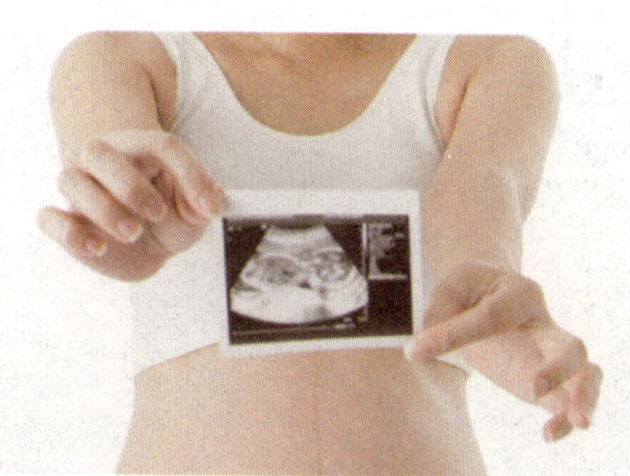

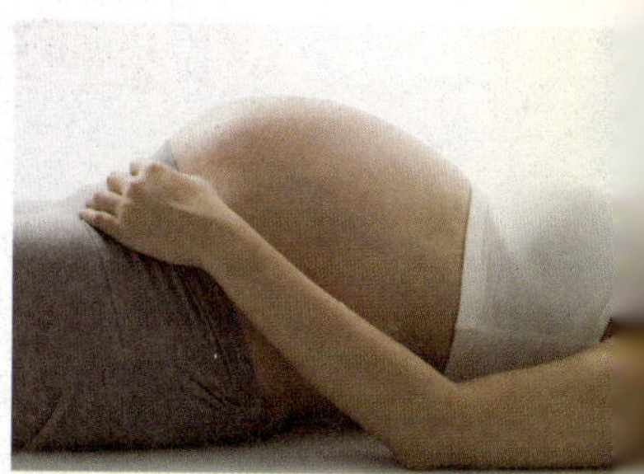

第32周

第218天　剖宫产好还是顺产好　/ 226 /
第219天　准妈妈如何护理好乳房　/ 227 /
第220天　为什么孕晚期容易“后背发麻”　/ 228 /
第221天　如何降低乙肝病毒的母婴传播概率　/ 229 /
第222天　带胎儿去公园　/ 230 /
第223天　孕晚期要补充充足的钙　/ 231 /
第224天　如何预防孕期仰卧综合征　/ 232 /

第9个月　预防早产不要怕

第33周

第225天　出现早产征兆怎么办　/ 234 /
第226天　认识即将来临的分娩　/ 235 /
第227天　分娩方式有哪几种　/ 236 /
第228天　拉梅兹呼吸法在分娩中的应用　/ 237 /
第229天　孕晚期，准妈妈要怎么吃　/ 238 /
第230天　临产前要做哪些准备　/ 239 /
第231天　准妈妈的待产包里要放哪些东西　/ 240 /

第34周

第232天　胎头什么时间开始入盆，会有什么感觉　/ 241 /
第233天　怎样才能避免会阴侧切　/ 242 /
第234天　给准妈妈带来好心情的食物　/ 243 /
第235天　正确的待产姿势有利于准妈妈放松　/ 244 /
第236天　如何选择适合自己的产科医院　/ 245 /
第237天　防治羊水异常问题　/ 246 /
第238天　病态水肿的准妈妈应警惕子痫　/ 247 /

第35周

第239天 胎盘早期剥离需警惕 / 248 /
第240天 准妈妈要注意少量多餐 / 249 /
第241天 国学启蒙——《三字经》选读 / 250 /
第242天 准妈妈的产前训练 / 251 /
第243天 准妈妈玩玩脑筋急转弯 / 252 /
第244天 胎膜早破的护理方案 / 253 /
第245天 玩玩数独小游戏 / 254 /

第36周

第246天 如何推算预产期 / 255 /
第247天 提前找个好月嫂或保姆 / 256 /
第248天 制订一份周全的产假计划 / 257 /
第249天 缩肛练习对准妈妈有什么好处 / 258 /
第250天 准妈妈如何减轻孕晚期的疲劳感 / 259 /
第251天 准妈妈玩玩复杂的数独游戏 / 260 /
第252天 买齐宝宝必需的生活用品 / 261 /

• 第10个月 迎接宝宝的到来

第37周

第253天 正确认识无痛分娩 / 263 /
第254天 准妈妈要留意的急症 / 264 /
第255天 哪些食物有助产的作用 / 265 /
第256天 孕10个月补蛋白质，产后奶水多 / 266 /
第257天 什么是导乐分娩 / 267 /
第258天 出现急产怎么办 / 268 /
第259天 萝卜回来了 / 269 /

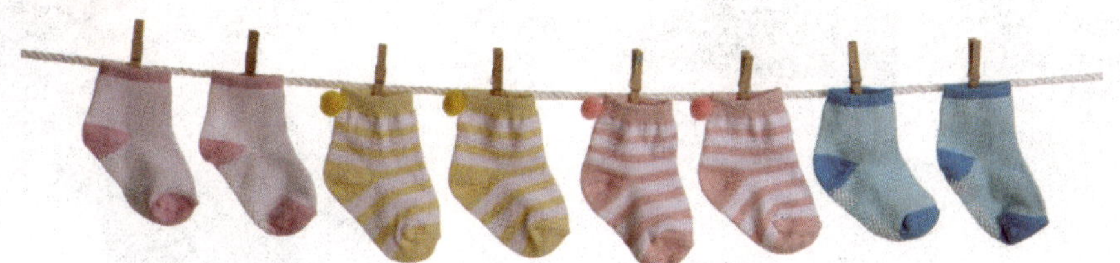

第38周

第260天 国学启蒙——《弟子规》选读 / 270 /
第261天 剖宫产后再孕是否可以自然分娩 / 271 /
第262天 准爸爸帮助准妈妈放松的方法 / 272 /
第263天 高龄准妈妈产前应特别注意什么 / 273 /
第264天 准妈妈分娩前怎么吃 / 274 /
第265天 能自己选择分娩日期吗 / 275 /
第266天 怎样避免难产 / 276 /

第39周

第267天 要注意分辨真假宫缩 / 277 /
第268天 什么是正常的宫缩 / 278 /
第269天 准妈妈将经历分娩的三个阶段 / 279 /
第270天 临产前的注意事项 / 280 /
第271天 宝宝的胎教资料不要丢 / 281 /
第272天 利产食谱推荐 / 282 /
第273天 准爸爸要不要陪待产 / 283 /

第40周

第274天 如果胎儿迟迟没有动静怎么办 / 284 /
第275天 新妈妈需在医院住多长时间 / 285 /
第276天 剖宫产术后新妈妈要注意什么 / 286 /
第277天 产后要及时排尿 / 287 /
第278天 产后头几天该怎么吃 / 288 /
第279天 宝宝出生以后更要注意母婴交流 / 289 /
第280天 为早教做好准备 / 290 /


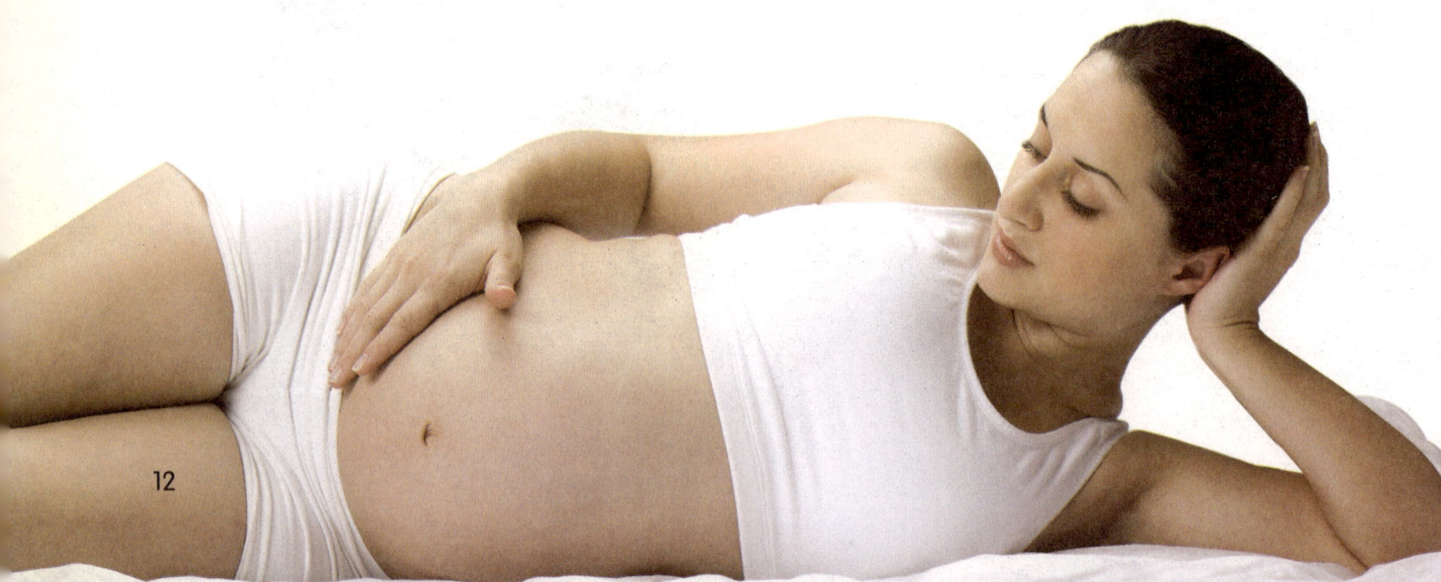

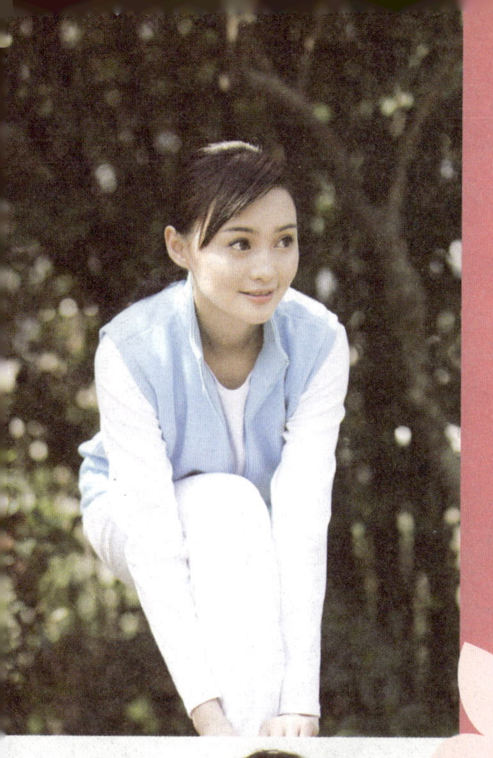
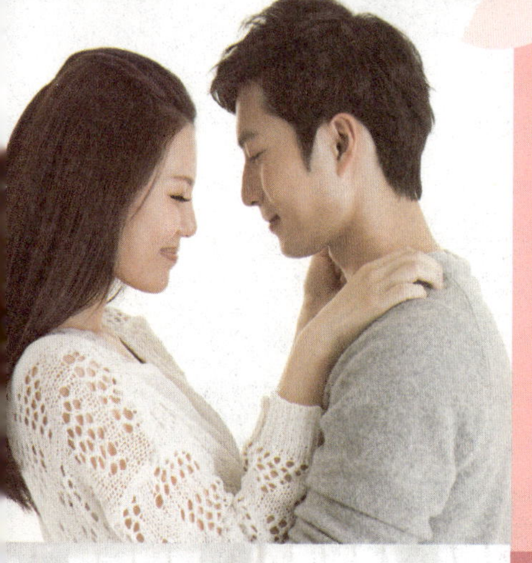
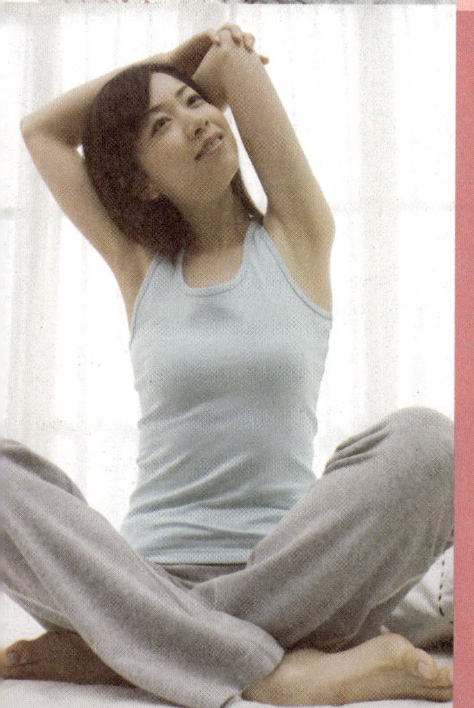

1

# 第1个月

DI-YI GE YUE

## 夫妻备孕，喜迎妊娠到来

# 第1天

夫妻双方最好提前为孕育做好规划。

## 有备而孕，生育优秀宝宝

对怀孕做了充分讨论和准备的夫妻，不仅能处理好孕期的各种问题，更能优生优育。

怀孕对夫妻二人的工作和生活将造成不小的影响，如果没有心理准备，事先没有商量好怎么应对，等到怀孕之后再来谈，由于准妈妈的情绪起伏变化不定，可能越谈越糟，这样造成的沟通不畅，会让小问题变成大矛盾。

### 达成共识

孩子什么时候要？妻子怀孕，丈夫需要承担什么？怀孕的过程中性生活如何解决？怀孕的生活细节谁来分担，譬如家务如何分配？妻子怀孕以后，工作怎么办……要知道对方的想法，尽可能达成共识。

### 家庭关系梳理好

不要以“老人着急”为借口逼着妻子怀孕；年轻男性对新生命的孕育难免会有些紧张、恐惧和抵触，妻子不要埋怨丈夫不喜欢小孩；双方老人哪方来照顾孕产期妻子和小宝宝，要事先商量好；当一方父母介入小家庭时，要协调自己父母与另一方的关系，既要考虑到父母的辛苦，也要考虑到另一方生活在你的亲友圈子中而感到的莫名孤独。

### 积极应对角色转换

**妻子**：可能遭遇职业生涯的退潮甚至中断，出现社交缺乏。

**丈夫**：一方面，可能要承担主要的经济压力以及妻子很多莫名其妙的情绪波动，失去更多自由的社交时间；另一方面，激发更强的进取动力，从而获得更大的职业成就感和自我价值的实现。

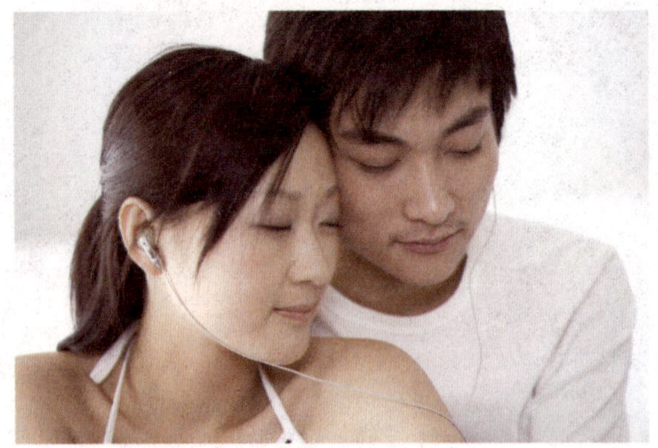

### 准妈妈经验分享

随着年龄的增长，妊娠与分娩的危险系数升高，高龄准妈妈妊娠成功率下降，与24～29岁的年轻准妈妈相比，自然流产率增加了3倍。

可以提前3～6个月开始进行怀孕的准备。

第2天

# 备孕时间不要少于3个月

一般至少应提前3～6个月开始进行怀孕的准备，调整好生理、心理状态，这样才能增加受孕概率，孕育一个健康又聪明的宝宝。

## 调整生活方式

夫妻双方都要戒烟禁酒；把咖啡、可乐换成新鲜果汁；丈夫不要留长胡须；与宠物谨慎相处，或把宠物长期寄养。

## 全面体检

孕前做体检，评估一下自身的健康状况，若发现疾病，应尽快医治，以免服用的药物对日后怀孕产生不良影响；尽量避免患热性疾病和感染病毒；慎用药物；考虑TORCH筛选。

## 远离不安全环境

避免接触放射线、化学药物及超强电磁波等；在生活中应尽量少接触染发剂；每天上网时间不要超过8个小时；注意居住和办公环境的通风。

## 养成良好的饮食习惯

控制体重，不要过胖也不要过瘦，注意日常的饮食习惯，合理补充营养及微量元素；孕前适时增补叶酸。

## 开始有规律的运动

晨跑、瑜伽、游泳等运动形式都是不错的选择，每天慢跑和散步也有利于改善体质。

## 测算排卵日

每天早晨临起床前测量一下基础体温，并做下记录，可以全面了解自己的排卵情况及生殖内分泌功能，能够更加准确地掌握受孕期。

## 解决牙齿问题

整个孕期，准妈妈都不宜看牙科，X射线的检查、麻醉药和止痛药的使用等都会对胎儿不利，所以应在孕前做个口腔保健，确保牙齿健康。另外，要养成餐后漱口、每天至少早晚各刷一次牙的好习惯。

## 改变避孕方式

如果是服用避孕药避孕的话，就应该在准备怀孕之前的半年停用，改用工具避孕；如果做过人工流产，则应在流产半年以后再怀孕。适当减少性生活的频率，以保证精子的数量和质量。

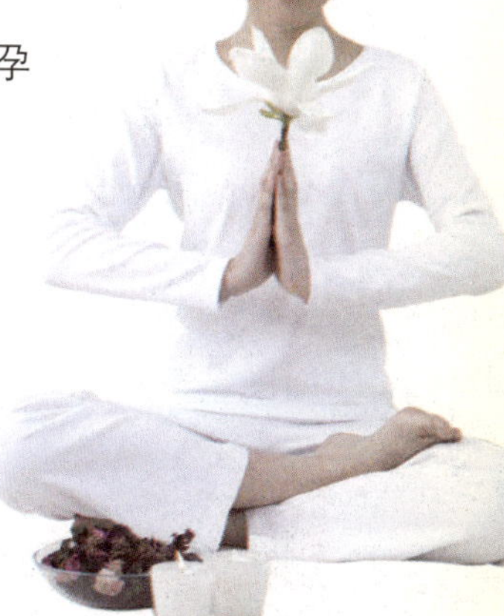

# 第3天

孕期日历 过早或过晚生育都不好。

# 女性的最佳生育年龄

女性生育的最佳年龄为24～29岁；男性的最佳生育年龄在30～35岁。同时，夫妻之间最好有6～7岁的年龄差。

## 女性的最佳生育年龄为24～29岁

这是从女性的生理特点、母婴健康、优生优育等多方面因素来考虑的。

这个时期女性的生殖器官、骨骼及高级神经系统已完全发育成熟，生殖功能处于最旺盛时期，卵子的质量较高，怀孕后胎儿的生长发育良好，流产、早产、畸形儿和痴呆儿的发生率都比较低，生下的宝宝大多聪明健康。其次，这个时期女性的软产道伸展性好，子宫收缩力强，难产机会少，故危险性也小。

## 过早生育易难产

过早的生育容易发生难产，对妈妈和新生儿的危险性较大；年龄越轻，危险性越大。所以说，早婚早育既不利于女性的身心健康，也不利于下一代的成长。

## 高龄生育风险大

女性生育虽不宜过早，但也不宜过晚。如果女性到了30岁以后才初孕，就会增加生育的困难，更主要的是卵巢功能逐渐衰退，卵子发生异常的可能性增加，因而先天性畸形儿和痴呆儿的发生率增高。年龄超过35岁的准妈妈，妊娠后期易并发妊娠高血压综合征，致使胎儿宫内生长发育迟缓，死胎、早产的发生率也会随之升高；准妈妈年龄越大，发生高血压、糖尿病、心脏病并发症的机会越多，对胎儿的生长发育越不利。

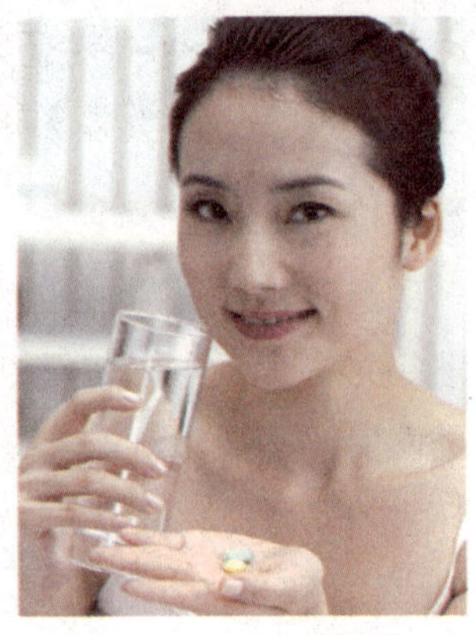

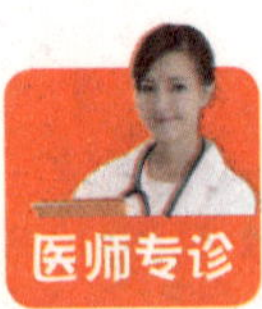


为夫妻之间的年龄差距大而担心是没有必要的。老夫少妻当中“老夫”年岁高但有着深沉的智慧和坚忍的品格，有着很好的遗传因子，而“少妻”则因年轻而生命力旺盛，会给胎儿创造一个更好的孕育环境，有利于胎儿生长发育，所以这种“优化组合”生育的后代较聪明。

孕期日历 近视是有可能遗传的。

第4天

# 有些遗传基因可以优化

想要孩子出生之前便拥有更加优良的基因，准爸妈们就要先了解自己的基因。

## 禁止近亲结婚

近亲结婚会使隐性遗传病发病的概率增高。近亲结婚易发的隐性遗传病有白化病、先天性聋哑、小脑畸形、苯丙酮尿症、半乳糖血症等，还可以使多基因遗传病发病率增高，常见的有脑积水、脊柱裂、无脑儿、精神分裂症、先天性心脏病、癫痫等。

## 爸爸妈妈的哪些特征会遗传给宝宝

**肤色**：如果父母都是黑皮肤，准妈妈可多吃富含维生素C的食物来改善宝宝的肤色。

**双眼皮**：是最显性的遗传，单眼皮与双眼皮夫妇的宝宝极有可能是双眼皮。但父母都是单眼皮，一般宝宝也是单眼皮。

**身高**：父母的遗传是决定孩子身高的主要因素，因为决定身高的因素35%来自父亲，35%来自母亲。假若父母双方个头都不高，那就要靠宝宝后天那30%的努力了。

**肥胖**：父母都胖，所生的宝宝有53%的可能是小胖墩儿，如果父母有一方肥胖，孩子肥胖的概率便下降到40%。这说明，下一代胖与不胖，大约有一半可以由人为因素决定，因此，父母完全可以通过合理饮食、充分运动使自己体态匀称，并遗传给孩子。

**罗圈腿**：是可以矫正的遗传，但腿的长度改变不了。

**寿命**：是有遗传基础的。寿命的长短有家族聚集的倾向性。如果家族中有长寿的先例，那么宝宝长寿的可能性是很大的。

**智力**：不完全由遗传因素所决定，但与遗传有一定关系。人类与智力有关的基因主要集中在X染色体上。女性有2条X染色体，男性只有1条，所以妈妈的智力在遗传中就占有了更重要的位置。但宝宝的智力与环境也有很大的关系，智力的实际表现还要受后天的极大影响，因此我们提倡早教。

**近视眼**：也可能遗传，但是也不应该片面强调近视的遗传性而忽略环境因素，注意用眼卫生对减少近视眼的发生是很有必要的。尤其是有遗传因素的宝宝，更应作为重点预防的对象，避免不利的环境因素。

# 第5天

孕期日历 酒精对生殖细胞的伤害很大。

## 酒后不要受孕

如果在准备怀孕时还大量喝酒，酒精就会影响受精卵的质量，导致胎儿畸形和智力低下。

酒的主要成分是乙醇，乙醇可使生殖细胞受到伤害，使受精卵不健全。酒后受孕，还会造成胎儿宫内发育迟缓，出生以后可能患有中枢神经系统的功能障碍，面部及全身出现多种畸形，例如心脏构造有缺陷，手指、脚趾等多种畸形，智力也比正常宝宝低。

### 男性饮酒

男性饮酒可影响精子的生成和精液的质量，可使精子发育不全或游动能力差，这样的精子与卵子结合成的受精卵发育成婴儿后，其智力、体力都会明显低于正常儿童。

### 女性饮酒

女性饮酒可导致胎儿发生生理缺陷，其主要表现是流产、早产、死胎，幸存下来的胎儿也容易患各种疾病，如智力低下、发育不良或五官畸形；严重者可伴有白内障、视网膜色素异常；女孩则可发生大阴唇发育不良等。

除了直接对胎儿的成长带来伤害外，酒精只有热量而几乎不含营养，甚至会从母体夺取养分。经常饮酒无论从哪方面来讲都不是女性的明智选择。

少量的饮酒也不可以，没有科学论证多少杯的量才是少量，而事实是，微量饮酒造成的伤害可能是你不知道的而并非不存在的。

乙醇在人体中代谢的时间较长，加之受乙醇毒害的卵子也很难迅速恢复健康，所以，受孕前1周女性饮酒对宝宝很不利。常饮酒的女性，即使受孕前1周停止饮酒，也还有一定的危害。所以，专家要求女性受孕前不要饮酒，最好在受孕前1周就停止饮酒，当然，在受孕前戒酒1年以上更好。

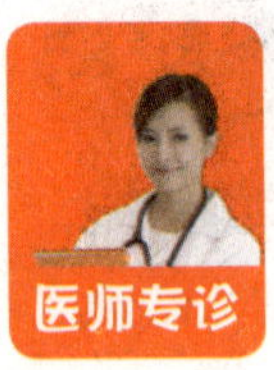
医师专诊

妊娠前3个月是胚胎分化发育最活跃的时期，在此期间饮酒，对胎儿的发育影响较大，特别是在12~18周胎儿神经细胞元飞速增长的阶段；妊娠末期3个月至胎儿出生后早期是大脑和小脑进一步发育的主要阶段，这个阶段胎儿脑组织最易受到酒精的伤害，从而容易造成发育障碍。

不要吸烟，也不要吸二手烟。

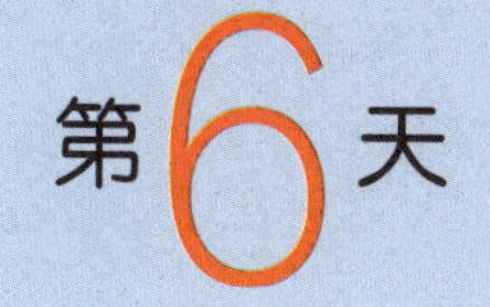


# 戒掉烟或远离二手烟

烟在燃烧过程中所产生的苯丙蒽醌有导致细胞突变的作用，对生殖细胞有损害，容易导致卵子和精子发生在遗传因子方面的突变，进而导致胎儿畸形和智力低下。

## 男性吸烟

丈夫吸烟一方面会影响精子的运动能力，降低精子数量，使精子发生异常，从而使胎儿发育异常而产生先天缺陷；另一方面，丈夫如果在妻子怀孕后还在屋子里面吸烟，会造成妻子被动吸烟，那与准妈妈吸烟没什么差别。

## 女性吸烟

对女性怀孕影响最大的是香烟。香烟中的尼古丁有致血管收缩的作用，女性吸烟会导致子宫血管和胎盘血管收缩，不利于精子着床。

准妈妈吸烟会造成胎儿早产、出生时体重低甚至死亡，还会增加宝宝发生唇腭裂、先天性心脏病、脚和胳膊、腿发育不正常等出生缺陷的风险。所以为了宝宝的健康，若准备怀孕，就应该马上戒烟。

## 二手烟

有些丈夫虽然烟戒不掉，但还是十分注意的，每次抽烟的时候都跑到外面或者阳台上抽，抽完再回家。这样做看似很讲究，其实还是会伤害到准妈妈和宝宝。香烟中的有害物质可以吸附在衣服上至少半个月，所以最好还是彻底戒烟。另有资料表明：父亲吸烟，母亲不吸烟，其子代的先天缺陷、围产期死亡率，会随父亲吸烟数量的增多而升高。因此，准妈妈应提高自我防护的意识，建立健康的生活方式。

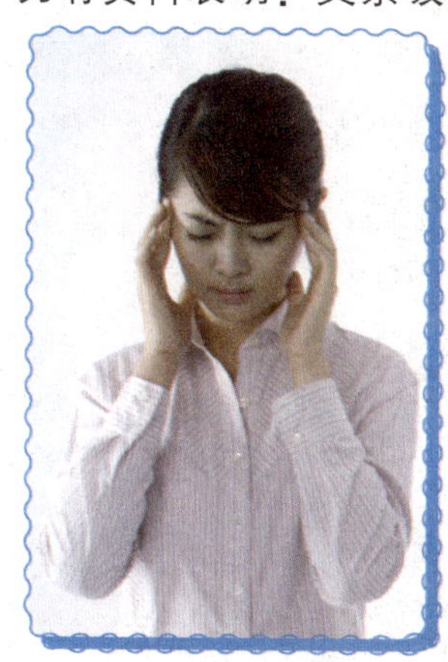

## 准爸爸帮帮忙

准爸爸在妻子怀孕期间，尤其孕早期腹部不明显、其他人不易看出来时，要主动和周围吸烟的人说明情况，请他们不要在妻子面前吸烟，相信在妻子身边抽烟的家人、朋友，甚至陌生人都会理解。

# 第7天

孕期日历　不是性生活越频繁就越容易怀孕。

## 什么方式更易受孕

通常我们认为传统的男上女下是女性受孕的最佳体位。

### 有些体位有助怀孕

采取男上女下的体位时，位于上方的男性阴茎能更深更近地触到女性宫颈，无形中帮助精子更快更容易地“找到”卵子结合；女性平躺仰卧的姿势方便精液射在宫颈口周围，当宫颈外口浸泡在精液中时，就给精子进入子宫创造了有利条件。

子宫后倾的女性在计划怀孕时，最好趴或俯卧在床上，丈夫把阴茎从后面插入阴道。射精后，妻子采取与性生活相同的姿势休息半个小时。

### 备孕期间性生活不宜过频

想生宝宝的夫妇，不要盲目以频繁性生活来达到目的，夫妻性生活频率过高，就会导致精液量减少和精子密度降低，使精子活动率和生存率显著下降，受孕的概率自然就降低了。而且男性前列腺长期处于充血状态会导致无菌性前列腺炎，频繁性生活还可以导致女性免疫性不孕。

如果想要宝宝，夫妻的性生活以每周2次为适中，在女性排卵期前后可以适当增多。预计排卵期的前一天开始，隔日同房1次，共2～3次。性生活过频还没有怀孕的夫妻，最好暂时停止一段时间，或使用避孕套3～6个月以后再选择怀孕。

### 性生活不宜过少

禁欲同样要不得——若精液长期不排出，精子会在生殖道内老化而失去活力，并被其他细胞所吞噬。

**准妈妈经验分享**

所有的女性在性生活后采取正常平躺姿势时，都会有液体从身体中流出。如果体力允许，性生活后可把双腿朝空中举起；如果体力不支，也可以把双腿举起靠在墙上或躺下来的时候在臀下方塞一个枕头，使下半身处于倒置的状态。这样可以延长精液在阴道内的存留时间，从而让精子有更多的机会更快地到达子宫。

良好的心理状态对孕育也很重要。

第8天

# 别让坏心情影响你受孕

受孕时的心理状态与优生有着密切关系，从遗传学的角度而言，在受孕期保持乐观开朗的精神状态，会先天赋予宝宝良好的心理素质。

## 不良情绪有碍受孕

准爸爸如果长时间精神紧张、心情不好，会使大脑皮层抑制性腺轴激素的分泌，导致精子生成能力下降。

正值生育年龄的女性，如果长期处于极大的压力下，情绪不好，很可能导致内分泌的改变，甚至可能出现不易怀孕的情况。

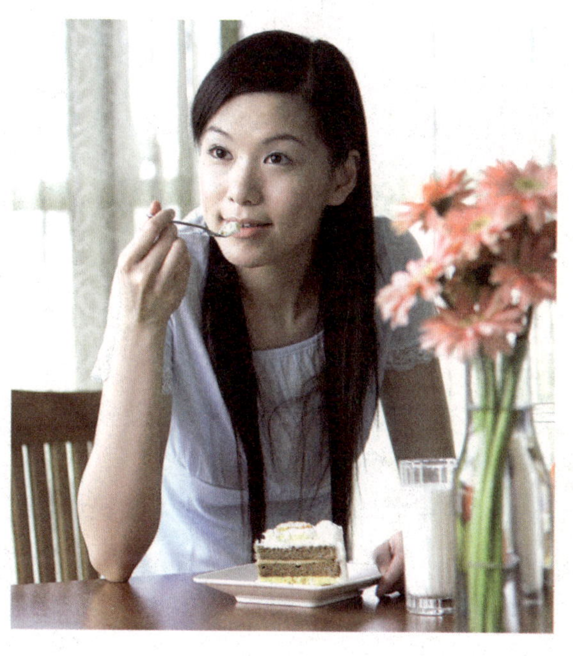

## 调整好情绪

处理好工作：是否坚持工作取决于自己的身体状况，坚持工作的女性要先了解单位的产假制度，做好充分的准备，不要为孕期和产后的工作而烦恼。

了解和接受怀孕以后的变化：调节好自己的心理，对自己身体上和心理上的变化有所了解，坦然面对妊娠带来的各种不便，心情愉快地孕育自己的宝宝。

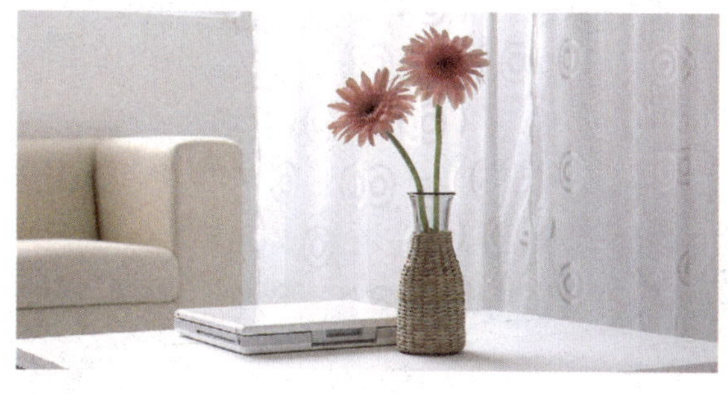

## 多想想怀孕后的有利变化

生育过的女性可能会推迟更年期的到来；医学研究表明，女性在其一生中如果有一次完整的孕育过程，就能提高免疫力，这种免疫力主要是针对妇科肿瘤而言的；哺乳可降低女性患乳腺癌的风险；不生育女性发生乳腺增生及患其他良性乳腺病的可能性也高于经历过怀孕和分娩的女性；生育后大部分女性痛经减少，甚至消失。

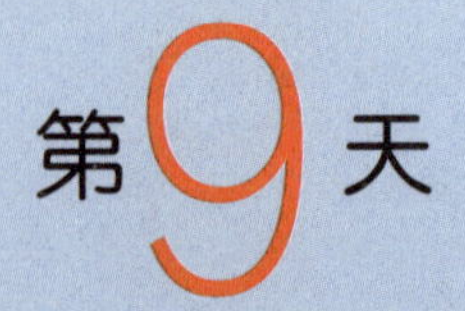

了解一下夫妻双方的家族病史。

# 关于遗传病，你了解多少

当直系亲属中有人患某种疾病时，应当向医生咨询这种疾病是否属遗传性疾病，是否可以怀孕，怀孕后该疾病对子女有什么影响，以及能否预防等。

## 常见的遗传性疾病

**（1）单基因遗传病：**

显性遗传：世代相传，如多指、并指，原发性青光眼等。

隐性遗传：双亲外表往往正常，如先天性聋哑、高度近视、白化病等。

伴性遗传：发病与性别有关，如血友病、红绿色盲。

**（2）多基因遗传病：**唇裂、腭裂、哮喘病、精神分裂症等。

**（3）染色体异常：**最常见的如唐氏综合征（又称先天愚型），患者身材矮小，智力低下，两眼距离宽、斜视、伸舌样痴呆，常合并有先天性心脏病。

## 遗传性疾病的咨询

当一个家庭已生下一个先天性异常儿时，已知家族里有先天性异常的患者，或已知家族有遗传病史，都应进行遗传咨询。

一般有以下情形的，应积极进行遗传咨询：原发性不孕的夫妻；近亲结婚的夫妻；有原因不明的习惯性流产、早产、死产、死胎史的夫妻；有遗传病家族史的夫妻；遗传病患者及致病基因携带者，两性畸形患者及其血缘亲属；35岁以上高龄准妈妈和曾生育过畸形儿的准妈妈；早孕期间有致畸因素接触史者；怀孕后患羊水过多症者。

## 遗传性疾病的检查

遗传病的诊断程序和普通疾病一样，首先在临床门诊听取病人主诉、询问病史、查体，然后进行必要的实验室检查，最终确诊。其中包括遗传病所特有的项目，如在病史中注重家族史、需要绘制系谱图以进行系谱分析、要在实验室进行特殊的遗传学检查等。根据家族史、婚姻史和生育史就可以得到一个完整的系谱，可以进一步进行系谱分析。

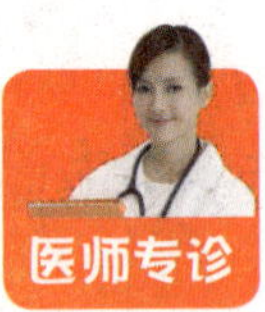


因生殖细胞或受精卵里的遗传物质在结构和功能上发生了改变而引起的疾病就是人们常说的遗传病，这类疾病通常具有终生性和从父母直接传给子女的特性。遗传病具有其本身的独特性质，即遗传性和终生性。

在排卵期进行性生活更容易怀孕。

第10天

# 怎么测算排卵期

准确掌握排卵日，在排卵期前后最易受孕的几天进行性生活，对于顺利怀上宝宝非常重要。

我们将排卵日的前3天和后3天，连同排卵日在内共5～6天称为排卵期。比较易于掌握的计算方法通常有宫颈黏液法、基础体温法、月经周期法三种。

## 宫颈黏液法

宫颈黏液分泌的量和性状也随着排卵的发生而周期性地变化。接近排卵期时分泌的黏液滑润黏稠，富有弹性，拉丝度高，不易断裂。出现这种黏液时，在其前后24小时，就会发生一次排卵。

## 基础体温法

基础体温指在没有发生饮食、运动、情感波动等足以改变体温的行为的前提下测量的体温。

女性体温在月经期和月经后的一个星期会保持相对的低温，称作低温期（36.5℃以下），然后中途过渡到高温期（36.5℃～36.8℃）后，再返回低温期。从低温期过渡到高温期而成为分界点的那一天，基础体温会特别低，甚至会低到36℃以下。以这一天为中心，前两日和后两日一般为排卵日。

坚持每天测量。尤其是刚开始记录的两三个月，务必找出两次月经间的体温变化曲线，如果有哪一天没记录到，也要记下来，与之前做过的比较以作为参考。

## 月经周期法

这种测算法适用于月经周期一向较规律的女性。从月经来潮的第一天算起，倒数14±2天就是排卵期。

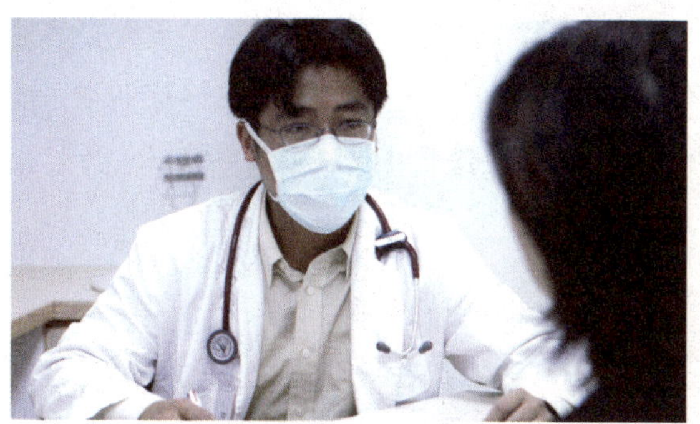

**准妈妈经验分享**

维生素E除了能预防早产、增强生殖机能外，还可以预防妊娠纹的出现。因此，计划怀孕的女性，可以从怀孕准备阶段的前3个月开始，在腹部涂抹高质量的维生素E，并在整个围产期持续使用，这样对预防妊娠纹有很明显的效果。

第11天

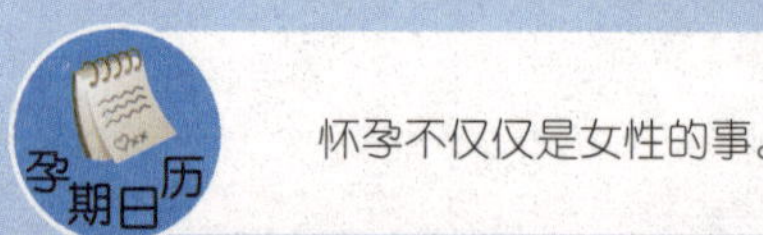


怀孕不仅仅是女性的事。

# 关于怀孕的几个误区

关于怀孕的几个认识误区，都是我们需要注意的，例如过分注重卵子质量，过度补充叶酸，只注重女性的孕前检查，怀孕之后才开始调理身体补充营养等等。

## 过度注重卵子质量

有些女性听说最标准的优势卵泡是直径22~24毫米的卵泡，这样才能排出最优质的卵子，就定期去医院做B超，观测是否有“大小正合适”的卵泡，以求能让最优质的卵子与精子结合。实际上，如果不是不孕症患者，并不需要靠B超监测卵泡发育，最简便的方法是测定基础体温，通过基础体温的变化来判断卵泡发育情况。因此，未孕女性不应该给自己增加不必要的精神压力，人为地影响正常受孕。

## 过度补充叶酸

叶酸并非补得越多越好，一般女性只要在孕前3个月起每日服用0.4毫克的叶酸即可，如果长期大量地补充叶酸也可能导致胎儿畸形。

## 孕前检查是女人的事

从医学角度讲，在优生优育的问题上，男女所承担的风险应该是相同的。不少男性过于自信，总认为自己身体棒得很，不愿意到医院检查，殊不知，现代生活中的环境污染、频繁应酬、缺少运动等已经对男性的生育能力都造成了很严重的威胁，最常见的就是喝酒、抽烟、蒸桑拿。因此，孕前检查不仅仅是妻子的事情，丈夫也要进行检查。

## 怀孕后再开始补充营养

从怀孕之前3个月就要注意补充蛋白质、脂肪、矿物质、维生素、微量元素等营养元素，以保证生殖细胞的发育，为宝宝的到来做好充分准备。

### 准妈妈经验分享

最佳受孕季节是秋季，此时受孕可使胚胎发育的致畸期避开病毒流行、疾病暴发的时间，胚胎的脑细胞增殖期处在营养充足并温和可人的时间内，有利于胎儿神经系统的发育。在秋季怀孕，到了孕中晚期正好是春季，春季景色美丽宜人、气温适宜，可使准妈妈精神愉悦，还可使他们接受更多的阳光，是做胎教的最好时机。到分娩时，正是在全年冷热适中的季节，不仅方便给宝宝喂奶，也便于护理他们，同时利于新妈妈身体恢复。

孕期日历

如果你采用口服避孕药的方式避孕，要在准备怀孕的前半年就停用。

第12天

# 提前半年停用避孕药

最好不要在停用避孕药后立刻怀孕，因为避孕药的残留作用在体内可以延续半年之久，可以先采用避孕套等避孕措施，待半年以后再怀孕。

长效避孕药，孕前6个月必须停用。

紧急避孕药，孕前2个月必须停用。

宫内节育器，孕前2个月必须停用。

## 停药后仍然有残留

由于口服避孕药为性激素，作用是抑制卵巢的内分泌过程，若停药后马上怀孕，此时卵巢自身内分泌机能未完全调整过来，会使子宫内膜很薄，容易使受精卵着床不牢固，从而影响胎儿的发育或造成流产。

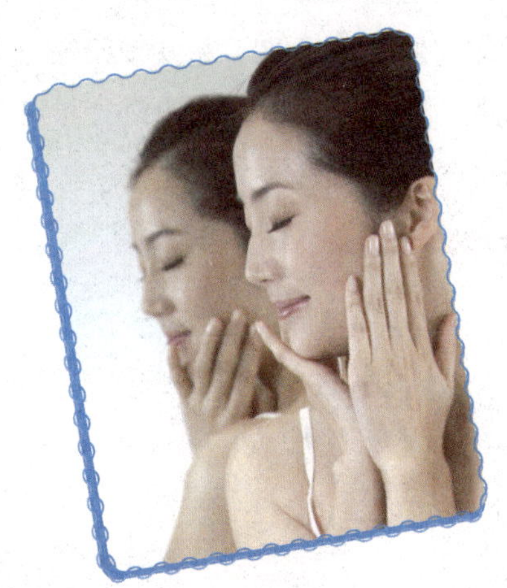

雌激素或孕激素可引起胎儿生殖器异常，如女性胎儿男性化，男性胎儿女性化，并可发生腭裂及脊椎、肛门和心脏畸形等。从优生的角度考虑，对于较长时间服用避孕药的女性，一旦避孕失败而怀孕，应尽快停止继续妊娠。

## 备孕期间的避孕方式

改用避孕套方式继续避孕半年以后再怀孕最好。

## 停服避孕药后需要补充维生素

由于各种类型的口服避孕药都是激素类药物，长期服用，会在不同程度上导致体内某些维生素的缺乏，影响女性的身体健康。所以，停服避孕药之后，应着重从饮食上进行调整，主要补充维生素C和B族维生素。

## 准爸爸帮帮忙

妻子怀孕期间使用的物品，最好都是正规厂家的正规产品，因为正规厂家或名牌产品的质量有保证，以免对准妈妈和胎儿不利，但是并不是都要买名牌产品，可根据家庭情况购买适当的品牌。

# 第13天

孕期日历

在一些情况下，备孕女性要暂缓受孕。

## 哪些情况要暂缓受孕

一般来说，凡是会给准妈妈或胎儿带来不良影响的情况未消除或疾病未治愈前都不能怀孕。

如遇到以下情况，女性要暂缓受孕。

### 疾病因素

在患病期间怀孕，会使准妈妈的病情加重，并影响胎儿的生长发育，严重的还会因怀孕、分娩危及准妈妈的生命。女性怀孕后，除生殖器官有明显改变外，其他器官的代谢活动也大大增强，以适应妊娠期间胎儿生长发育的需要。如果母体患有某些比较严重的全身性疾病，就会影响到胎儿的生长和发育，造成流产、早产或胎儿畸形。

（1）女性患有严重疾病：如心脏病、肝炎、肾炎、肺结核、糖尿病、阴道炎、甲状腺机能亢进、哮喘、癫痫等疾病，在没有完全治愈之前应暂缓怀孕。

（2）女性患某些良性肿瘤：如腹腔、盆腔、乳腺、甲状腺等部位良性肿瘤者，在孕前应手术或药物治疗，以免孕期疾病加重，出现严重后果。

（3）亚急性或慢性阑尾炎：如果经常发作也应在孕前治疗，以免孕期发作时给手术麻醉和用药造成困难，同时也可避免影响胎儿的发育或造成流产。

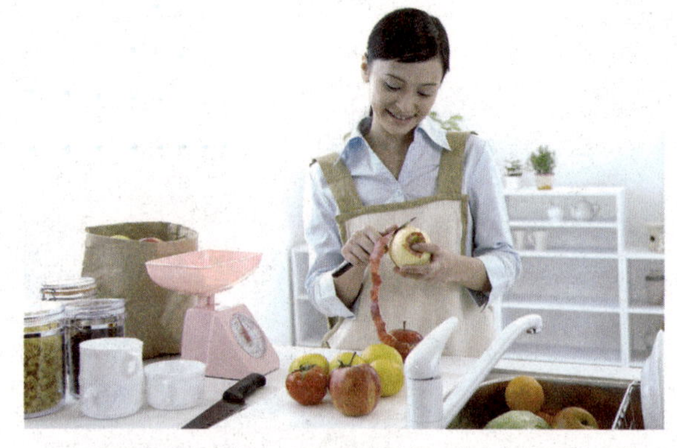

（4）有接触某些急性传染病史者：尤其是可以通过胎盘感染胎儿的传染病，如接触了带风疹病毒的患儿或接触了急性传染性乙型肝炎、腮腺炎、麻疹等患者，均应进行检查，待排除受感染的可能后再怀孕。

### 其他因素

（1）女性直接接触过放射线，如放射科工作人员，或刚进行过腹部透视者，最好间隔4周后再怀孕。

（2）早产、流产、刚生完第一胎后的女性，一般来说，早产、流产后半年到一年可以怀孕，生完一胎后最好等两年后再生下一胎。

（3）长途旅行途中暂缓怀孕，旅途中体力过度耗损，生活起居没有规律，每日三餐的营养也不均衡，易导致流产或先兆流产。

叶酸要从怀孕前3个月开始补。

第14天

# 怀孕前后3个月都要服用叶酸

计划怀孕的女性，可在怀孕前3个月开始每天摄取0.4毫克的叶酸。

## 为什么要补叶酸

叶酸是一种重要的维生素，有助于预防准妈妈巨幼红细胞性贫血，并预防胎儿的脑神经管畸形。叶酸不足除了会导致胎儿神经管畸形外，还可使胎儿的眼、口唇、腭、胃肠道、心血管、肾、骨骼等器官的畸形率增加。

## 补多少叶酸

可在准备怀孕前3个月和孕期前3个月每天摄取0.4毫克的叶酸，但要听从医生指导，切忌自己滥服药。

## 哪些食物富含叶酸

富含叶酸的蔬菜：莴苣、菠菜、西红柿、胡萝卜、青菜、龙须菜、花椰菜、油菜、小白菜、扁豆、豆荚、蘑菇等。

富含叶酸的水果：橘子、草莓、樱桃、香蕉、柠檬、桃子、李、杏、杨梅、海棠、酸枣、山楂、石榴、葡萄、猕猴桃、梨、胡桃等。

富含叶酸的动物食品：动物的肝脏、肾脏，禽肉及蛋类，牛肉、羊肉等。

富含叶酸的谷物：大麦、米糠、小麦胚芽、糙米等。

富含叶酸的豆类：黄豆、豆制品等。

富含叶酸的坚果：核桃、腰果、栗子、杏仁、松子等。

## 怎么选择叶酸补充剂

准妈妈补充叶酸，应该服用国药准字号的药品而且一定要是0.4毫克小剂量叶酸片。千万不要吃5毫克叶酸片，5毫克叶酸片主要用作治疗用药，长期大剂量服用叶酸对准妈妈和胎儿会产生不良的影响。

## 同时注意补锌

长期服用叶酸会干扰体内的锌代谢，锌一旦摄入不足，就会影响胎儿的发育。因此，准妈妈在补充叶酸的同时，要注意补锌。锌在牡蛎中含量十分丰富，其次是鲜鱼、牛肉、羊肉、贝壳类海产品。经过发酵的食品含锌量增多，如面筋、烤麸、麦芽都含锌。另外，黄豆、绿豆、蚕豆等豆类和花生、核桃、栗子等坚果也富含锌。

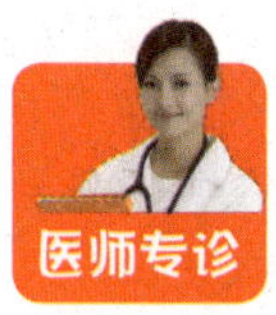


如果准妈妈在孕前检查出患有叶酸摄入不足导致的巨细胞贫血，则应在医生指导下采用铁剂和维生素$B_{12}$或叶酸合并应用，并注意增加食用富含铁、维生素$B_{12}$和叶酸的食物。

第15天

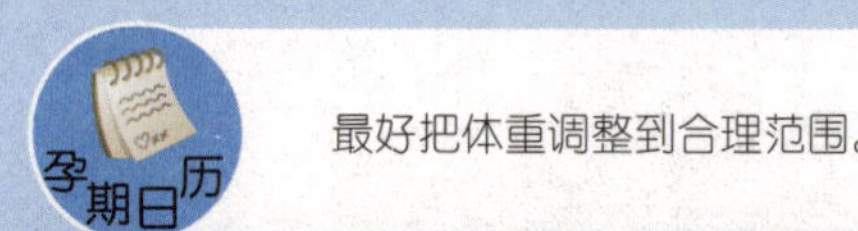


最好把体重调整到合理范围。

# 备孕时要减肥还是增肥

备孕夫妇的体重过重或过轻都不利于受孕和即将到来的孕期生活，在怀孕前把体重调整到标准范围内最好。

## 过胖或过瘦都不好

男性过度肥胖，会导致腹股沟处的温度升高，损害精子的成长，甚至造成不育；而营养不良则会直接影响男性的生殖机能和生育能力。

女性过胖或过瘦都会影响体内内分泌功能，不利于受孕；女性过胖孕后易并发妊娠高血压综合征（简称妊高征）、妊娠期糖尿病，造成巨大或超重胎儿而增加难产概率，导致过期妊娠增加，肥胖妈妈由于腹壁脂肪厚，产前检查困难，胎位较难固定，易造成分娩困难，如需作剖宫产，操作也不便。

## 标准体重是多少

| 标准体重（千克） | 正常 | 过重 | 肥胖 | 消瘦 | 明显消瘦 |
| --- | --- | --- | --- | --- | --- |
| 身高－107.5（厘米） | 实测体重不超过标准体重的10% | 实测体重>标准体重10%～20% | 实测体重>标准体重20% | 实测体重<标准体重10%～20% | 实测体重<标准体重20% |

## 减肥注意事项

（1）怀孕女性需要一定的营养储备，所以孕前三个月就要停止节食减肥，只有适当多吃一点才能为将来的孕期储备好营养和能量。

（2）控制体重只吃蔬菜水果对备孕的女性来说是不可取的，蔬菜水果虽然含有人体需要的绝大部分维生素和矿物质，但是蛋白质含量却极少，一定要荤素搭配才可以。

准妈妈经验分享

体重严重超标的女性如果急切想要怀孕，医生可能会建议你吃一些减肥药。这时候吃减肥药绝对不是为了苗条身材，而是为了将来你和宝宝的健康着想。体重超标不严重的女性则只需合理饮食、适当运动即可。

孕期日历　胎儿的性别在卵子受精的那一刻就决定了。

第16天

# 生男生女能选吗

生男生女完全取决于让卵子受精的丈夫的精子，而且是在受精的那一瞬间就决定了的。

## 生男生女由爸爸决定

科学研究表明，在人类性别上起决定作用的是精子，一个卵子发育成男孩或女孩，取决于使之受精的精子。

在人体的23对染色体中，其中一对是决定胚胎性别的性染色体。女性的卵子只有一种性染色体，男性的精子却有两种性染色体，一种是性染色体X，一种是性染色体Y。当卵子和具有前者的精子结合，受精卵就是XX型，生出来的就是女孩，反之，受精卵就是XY型，生出来的就是男孩。

## 人类无法控制生男生女

从宏观的角度看，也不应干预生男生女。男性性染色体是XY，可形成两种精子即含X染色体的精子和含Y染色体的精子，在受精时两种精子与卵子结合是随机的，其机会均等，也就是说形成XX合子与XY合子的机会各有50%。因此，下一代中男性女性比例大致相等。

## 树立正确的观念

生男生女都一样，不仅是准妈妈本人要有正确的认识，还应成为家庭所有成员的共识，特别是老一辈人要给予子女更多的鼓励和关心，解除准妈妈的后顾之忧，对优生大有好处。

## 生男生女对准妈妈没有影响

民间流传，怀男婴的准妈妈皮肤会比怀女婴的准妈妈好，其实这与生男生女没有关系，因为宝宝的激素并不会影响准妈妈。

### 准爸爸帮帮忙

准爸爸和准妈妈一起做个小手工吧，缓解一下怀孕的激动和紧张。

袜娃娃：如果用准妈妈的彩色旧袜子，要注意洗干净，也可以用新袜子；从袜腿以上2厘米处剪断，脚底部分塞满棉花，把口缝上；在袜子前端平行坠两个彩色扣子，作为娃娃的眼睛，在眼睛下面坠上一颗小点儿的扣子作为嘴巴；把剪下的袜腿拧成一缕，当做头环给娃娃戴上。这样袜娃娃就做好了，可以作为宝宝的小礼物留给他。

# 第17天

卵子与精子在输卵管结合成受精卵，三天后到达子宫，在子宫内固定下来，即为着床。

## 了解受孕的生理过程

精子和卵子相会就形成了受精卵，这个过程便是受精的过程，完成受精过程约需24小时。

### 来自母亲的卵子

每个女性卵巢内含有约20万个不成熟的卵子，从青春期开始到绝经期，女性一生中仅有400～500个卵泡发育成熟，女性性成熟以后，在黄体酮的作用下，每月排卵一次。排出的卵子如果在12个小时内等不到精子的光顾，就会死亡。

### 来自父亲的精子

精子外形像蝌蚪，正常成年男性一次射精的量为2～5毫升，每毫升精液中大约含有精子2亿个，最终能够到达受精地点的只有200多个精子。射精后，精子在女性阴道及子宫内大约可以存活3天。

### 生命的形成

首先，女性的卵巢必须能够产生并排出正常的卵子，输卵管能拾到排出的卵子，并将其送到正常的受精部位——输卵管壶腹部；同时，男性能够产生质量和数量都正常的精子；夫妇间有正常的性生活，使精子到达女性生殖道——阴道，而且精子能够穿透女性的子宫颈黏液进入子宫、输卵管；到达输卵管壶腹部的精子与卵子相遇，精子能够穿透卵子的透明带，使其受精；输卵管的环境适合受精卵的早期发育，并且输卵管的蠕动和纤毛的运动能将发育中的早期胚胎送入已经同步发育准备好的子宫内膜着床，受精卵在此处继续发育形成胎儿和胎盘，整个过程需5～6周。经过10个月的孕期之后，胎儿发育成熟、分娩。

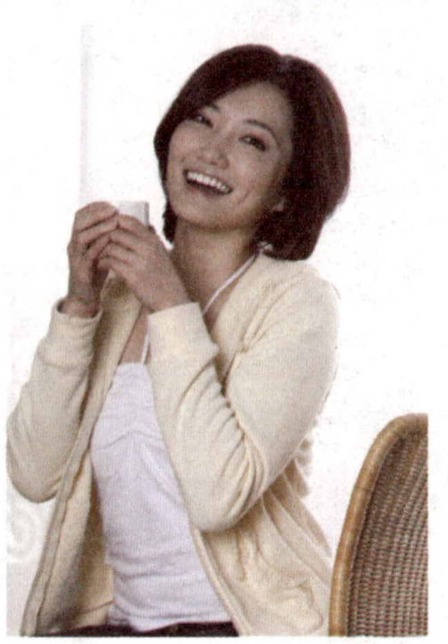

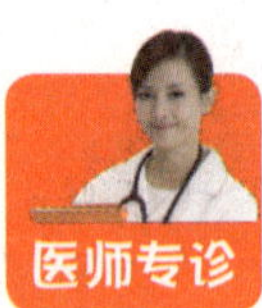

**医师专诊**

有些准妈妈认为，验孕棒呈阳性反应就是正常怀孕，不再请医生确认，直到6~8周后出现异常情况如阴道出血、下腹疼痛时，才匆忙到医院就诊。验孕棒呈阳性反应不一定是正常怀孕，有可能是子宫外孕或葡萄胎等不正常怀孕，所以发现怀孕要及时到医院确诊。

孕期日历 可以有计划地写孕期日记。

# 第18天

## 有计划地写孕期日记吧

孕期日记除记述准妈妈自己的情感感受之外，还可详细记录妊娠期发生的事情，方便医生询问时作为备查资料，也能给宝宝留下珍贵的成长记录。

### 记录的重点内容

末次月经的日期；妊娠反应的开始日期，反应程度，何时消失，是否进行过治疗；第一次胎动日期及胎动的次数；准妈妈患病情况，如感冒的日期、体温高低；孕期用药情况、剂量多少；产前检查情况；是否接触过X射线和其他放射性物质；孕期并发症；阴道是否有流血、流水；性生活；胎教情况；饮食规律和营养配餐情况；其他，如准妈妈的体重、工作情况、出外旅行、外伤、精神刺激等。

### 记录的形式

妊娠记录可每日一记，也可重点记；可单独设记录本，有记日记习惯的也可在日记中加入以上内容。

心情不好的时候，也可以把所有想法倾诉出来，把自己对未来的设想也写入其中。最好准妈妈自己记，也可夫妇讨论后写。如果可能，让准爸爸也参与进来，写下他的激动与兴奋，不久的将来就会是很美好的回忆。

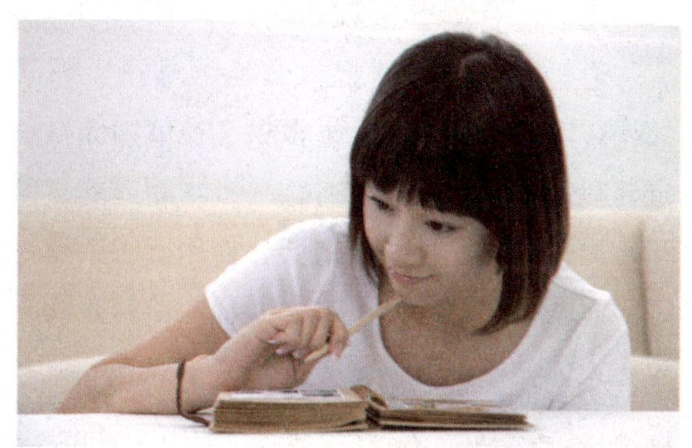

### 准爸爸帮帮忙

准爸爸可以安排一顿浪漫的烛光晚餐，和准妈妈一起庆祝爱情结晶的诞生，消除准妈妈的紧张和不适心理，同时让准妈妈知道，即使怀孕了也可以拥有甜蜜的二人世界。不妨再告诉妻子自己对新生命的期待，以及对妻子身体变化的理解，消除妻子对孕期和产后体型变化影响夫妻生活的顾虑。

但准爸爸需要注意的几点是：不要让准妈妈喝酒；让蜡烛离准妈妈远一点；饭菜要尽量营养健康，避免垃圾食品，尤其是对孕妇身体健康和胎儿发育不利的食品。

如果想增加烛光晚餐的情调，可以放一点柔和的音乐。音乐能够愉悦准妈妈的身心，使准妈妈拥有良好的心理状态。

# 第19天

要提前规划饮食营养。

# 有利于优生的饮食规划

为了妊娠期间母婴的健康，光注意孕期营养是不够的，夫妇双方必须在决定怀孕之前，就注意日常饮食与营养。

## 停用避孕药后补充营养

怀孕前夫妻双方可能都服用过一些避孕药，这些避孕药会引起水溶性维生素如叶酸、B族维生素及锌、铁等微量元素的缺乏，所以夫妇双方在计划受孕之前，应合理膳食均衡营养。

## 夫妻双方都要全面营养

合理的饮食除能提供合格的精子、卵子外，还给准备受孕的女性提供了在体内储存一定养料的机会。夫妇双方都要多吃新鲜的蔬菜和水果，少吃加工过的东西，食用五谷杂粮最好，越新鲜越“原汁原味”的食品，越有利于改善人体健康状况。

## 对精子有促进作用的饮食

花生、芝麻富含促进生育的微量元素锌和各种维生素，猪肝、瘦肉等含动物蛋白质较多。适量摄取这些食物，会对男子精液的产生起到良好的促进作用。

## 备孕女性多食用富含纤维素的食品

准备怀孕的女性，更应注意调理好膳食。女性怀孕后，胃酸分泌量减少、肠胃蠕动缓慢加上胎儿的挤压，容易出现便秘、胀气，甚至发生痔疮。因此，计划怀孕的女性，在开始怀孕前就应多食用富含纤维素的食品，如糙米、全麦食品、各类果仁、韭菜、芹菜、无花果等。这样才能保证孕期消化和吸收功能正常，从而有利于胎儿的生长发育。

## 补充铁元素

为了防止女性在孕期贫血，每个准备怀孕的女性必须在怀孕前就准备好铁的补充物质，这样对准妈妈和胎儿都有好处。

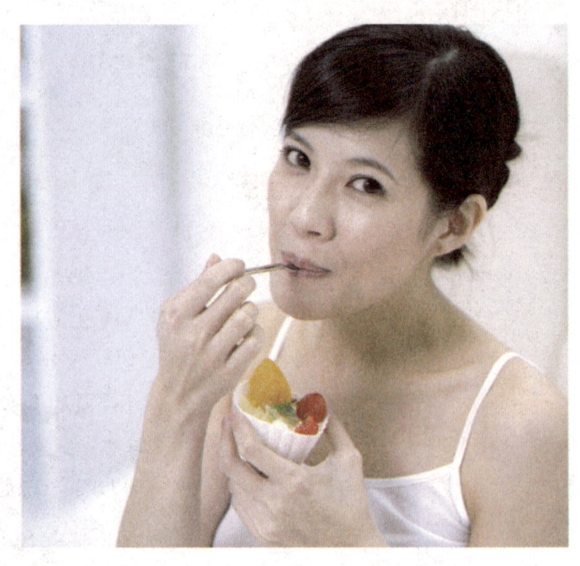

准爸爸也要注意饮食，以保证精子质量。

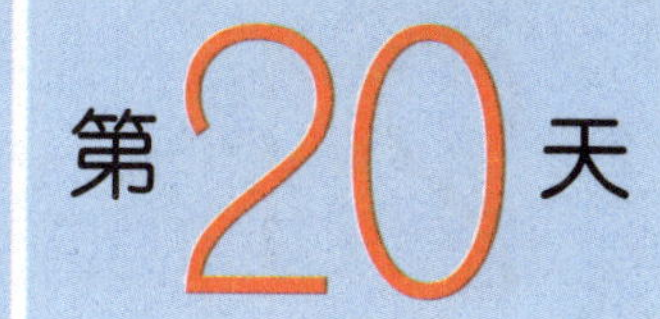


# 准爸爸也要注意营养

男性饮食如果出了问题，会影响精子质量，可能导致不育或胎儿畸形，所以更应该特别注意。

## 保证摄入充足的优质蛋白质

蛋白质是细胞的重要组成部分，也是生成精子的重要原材料，合理补充富含优质蛋白质的食物，有益于协调男性内分泌机能以及提高精子的数量和质量。但过量摄入蛋白质，则会破坏体内营养的均衡，对受孕不利。

## 注意补锌

锌在体内可以调整免疫系统的功能，改善精子的活动能力。人体内锌缺乏，会引起精子数量减少，畸形精子数量增加，以及性功能和生殖功能减退，甚至不育。

## 补充各类维生素

维生素是男性生殖生理活动所必需的。增加维生素C的摄入可以增加精子数量和提高精子活力；维生素E和必需脂肪的缺乏会造成生殖细胞的损坏，从而导致两性不孕症的发生；维生素A是生成雄性激素所必需的物质。

## 吃肉不可过量

脂肪中含有精子生成所必需的脂肪酸，如果缺乏，不仅影响精子的生成，而且可能引起性欲下降。但建议准爸爸尽量少吃猪肉，以免摄入过多胆固醇，对健康不利；可多选择鱼类、禽类食物，尤其是多吃深海鱼，深海鱼中含有的必需脂肪酸，参与了激素的产生和平衡，有益男性生殖健康。

## 远离酒、咖啡、可乐

过量的酒精及其毒性分解物质极易引起准爸爸本身染色体畸变，从而使孩子畸形。

咖啡、可乐影响钙和铁的吸收，更会损伤精子，影响男性的生殖能力。

**准妈妈经验分享**

### 虾皮炒菠菜

原料：干虾皮10克，菠菜400克，植物油25克，葱、盐适量。

制作方法：将菠菜择洗干净，切成3厘米长的段；干虾皮用温水稍泡，洗净；将炒锅置于火上，放入油，待油热后，放入葱花及虾皮略煸炒；将菠菜放入，一同煸炒几下，再放入食盐等炒匀即可。

这道菜含有丰富的维生素A以及蛋白质，准爸爸可以多吃。

# 第21天

严防家电辐射和噪声污染。

## 你知道家电的危害吗

家电使用起来很方便，但有些家电有很强的辐射或有噪声污染，应避免这些物品对备孕女性的不良影响。

### 避免噪声危害

应格外注意备孕女性和准妈妈卧室内环境的宁静，避免一切不良刺激。

电视机、收录机所产生的噪声可达60～80分贝，洗衣机为42～70分贝，电冰箱为34～50分贝，高声说话为60分贝。按照中华人民共和国城市区域环境噪声标准规定：住宅区的噪声白天不能超过50分贝，夜间应低于45分贝。如果超过此规定，轻者可引起头晕、头痛、失眠、多梦、记忆力减退，重者可导致耳聋、眼痛、色觉和视野异常及视力下降。

### 远离辐射危害

家里带有辐射性的电器，如电脑、微波炉、电冰箱等应尽量远离卧室；房间要多通风，保持空气新鲜；家电操作的工作丈夫要多承担一些，避免电磁辐射影响妻子；尽量不要让妻子或在妻子旁边使用电磁辐射较强的手机打电话；居住、工作在高压线、变电站、电台、电视台、雷达站、电磁波发射塔附近易受电磁辐射的准妈妈，应该及早穿上电磁防护服，远离辐射源。一般来讲彩电与人的距离应在4～5米；电脑显示器与人的距离要保持在30厘米以上；与日光灯的距离应保持2～3米；微波炉在开启之后至少离开1米远。

### 电器的其他危害

空调是尘螨最易藏身的地方，而尘螨易引发过敏性哮喘病，与过敏性鼻炎和特应性皮炎也关系密切，因此要注意清洗空调；负离子空气清新器和复印机，可使室内产生臭氧，使人出现头晕、恶心等症状。

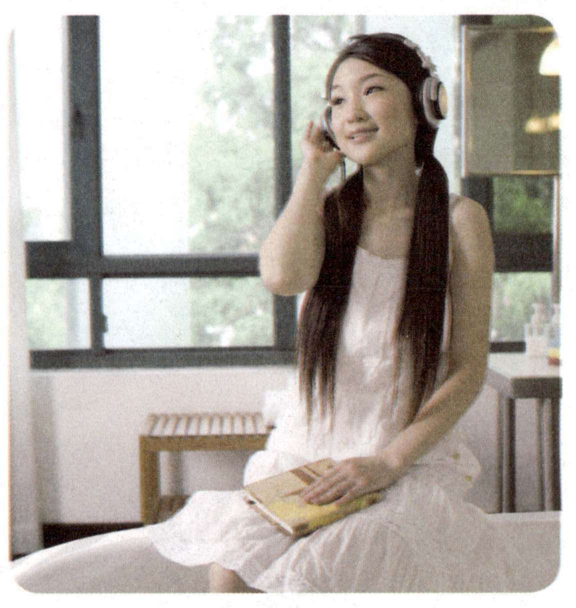

在怀孕以前，你可能需要接种一些疫苗。

第22天

# 孕前需接种的疫苗

准妈妈在怀孕期间，为了避免对胎儿产生影响，一般不接受疫苗接种，所以怀孕前接种疫苗显得非常必要。

## 需要接种的疫苗

孕前通常需接种5种疫苗：

**（1）风疹疫苗。**应该在孕前8个月注射风疹疫苗，并在2个月后确认体内是否有抗体产生，这样能保证怀孕的时候体内风疹疫苗病毒完全消失，不会对胎儿造成影响。

**（2）乙肝疫苗。**最好孕前11个月注射乙肝疫苗，即从第1针算起，在此后1个月时注射第2针，在6个月时注射第3针。

**（3）甲肝疫苗。**甲肝病毒是通过饮食、水源的途径传播的，最好在孕前3个月注射甲肝疫苗，以保证宝宝的安全。

**（4）流感疫苗。**计划怀孕的女性最好在怀孕前3个月预先接种流感疫苗，接种流感疫苗以后可以提供长达一年的抗体保护，一般可有效预防流感病毒的感染。

**（5）水痘疫苗。**在受孕前3～6个月接种疫苗，孕早期感染水痘，可致胎儿先天性水痘或新生儿水痘；怀孕晚期感染水痘，可能导致准妈妈患严重肺炎甚至发生生命危险。

## 特别提示

（1）并非所有的预防接种都是安全的，如麻疹、腮腺炎等病毒性减毒活疫苗，口服脊髓灰质炎疫苗以及百日咳疫苗，备孕女性都应禁用。

（2）凡有流产史的女性，为安全起见，均不宜接受任何疫苗接种。

（3）备孕女性最好先确定没有怀孕再注射。在接种疫苗时，应问清楚医生接种多久后怀孕才安全，方可计划怀孕，尽可能避免疫苗对胎儿产生影响。

（4）疫苗虽然有保护能力，但是提高备孕女性的抵抗力是根本问题，因此备孕女性要减少出入公共场所、避免接触传染病患者、多运动、增强个人的体质。

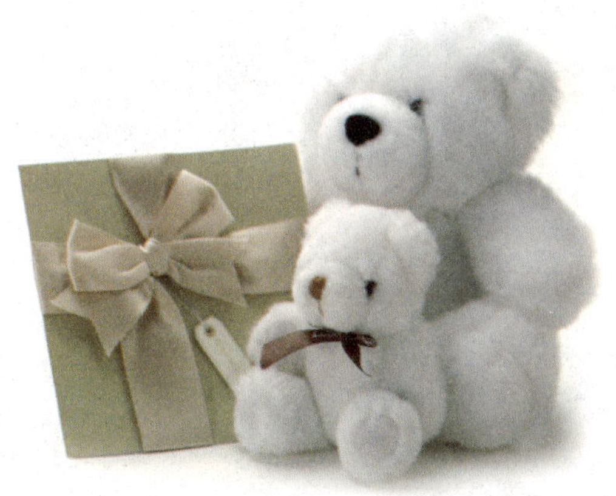

第23天

离宠物远一点。

# 宠物就不要养了

从计划怀孕开始，就不要亲密接触宠物了，尤其是猫。

## 弓形虫病危害大

猫、狗等小动物身上往往潜藏着一些病毒或者寄生虫，其中弓形虫是对准妈妈和胎儿最具破坏力的一种寄生虫。如果计划怀孕的女性及准妈妈接触了携带弓形虫的宠物的粪便，也会被传染弓形虫病。其症状与一般感冒差不多，所以常常不会引起注意。但是一旦弓形虫在准妈妈体内繁殖，就可通过胎盘感染胎儿。妊娠早、中期感染，可引起流产或各种胎儿畸形。妊娠晚期感染可引起早产、死胎、死产。如果是准妈妈自身感染弓形虫病，可经胎盘使胎儿宫内感染；在分娩过程中，胎儿吞咽了被污染的羊水也能造成新生儿感染。除此以外，更为严重的是弓形虫可引起先天性心脏病、小头、脑积水、脊柱裂等多种先天畸形。

## 感染弓形虫病的其他途径

弓形虫并不仅仅存在于猫、狗的身上，还可以通过生肉、未经充分煮熟的肉类食品、未经消毒的羊奶、奶酪、未经清洗和蒸煮的蔬菜水果以及猫、狗窝里受污染的杂物等多种途径感染人。

## 家有宠物，备孕时要做哪些检查

养宠物的女性在准备做妈妈之前，应做TORCH检查。TORCH包括：风疹病毒、巨细胞病毒、弓形虫、单纯疱疹病毒。弓形虫的检查是它所包含的项目之一。如果TORCH的检验报告上显示已经感染过弓形虫，就可安心迎接宝贝的到来；但若结果显示正在感染，则暂时不能怀孕。

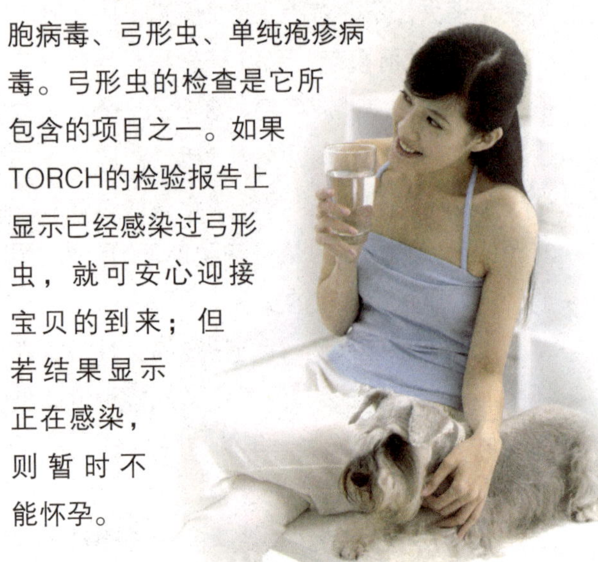

### 准妈妈经验分享

准妈妈可以把宠物做寄养，一般按月寄养价格较低，当然要是直接送人最好，因为分娩后，家里有小宝宝也不适合养宠物。

# 备孕期间哪些药物要禁忌使用

孕前3个月都要慎用药物，包括含雌激素的护肤品。

## 备孕期间要慎用药物

许多药物会影响精子与卵子的质量，或者导致胎儿畸形。卵子从初期卵细胞到成熟卵子约14天，在此期间卵子最容易受药物的影响。一般说，女性在停药20天后受孕，比较安全；但有些药物的影响时间可能更长。因此有长期服药史的女性一定要咨询医生，才能确定安全受孕时间。

胎儿虽然是在母亲体内生长发育，但是如果准爸爸服用某些药物，同样会给胎儿的发育带来一定影响。因为如果孕期性生活中准爸爸体内的药物进入母体，会影响胎儿的正常发育。准爸爸服用某些药物后，药物可通过血液进入睾丸，并随精液排出。精液中的药物又可通过阴道黏膜吸收，进入母体的血液循环，使受精卵和胎儿的发育受到影响。在怀孕前的2～3个月和怀孕期，准爸爸用药一定要小心，可能的话最好停用一切药物。

## 哪些药要禁忌使用

（1）在服用感冒药和抗过敏药物之前，最好再跟医生确认一下自己是否可以服用。

（2）如果正在服用抗抑郁类药物、抗生素或者一些治疗哮喘、暗疮、糖尿病、高血压、癫痫症的药物，需要征求医生的意见。如果有必要，需要在妊娠期间改变这些药物治疗。

（3）抗酸剂、四环素类、链霉素、卡那霉素、氯霉素、磺胺类药物，阿司匹林和非那西汀、巴比妥类、激素类药、抗癌药、减肥药等都可能对生育能力及受精卵产生损害。

（4）避免使用吗啡、氯丙嗪、红霉素、利福平、解热止痛药、环丙沙星、酮康唑等药物，以免影响卵子的受精能力。

（5）如果长期采用药物避孕工具（除安全套外）和口服避孕药物，应在停用药后6个月再怀孕。

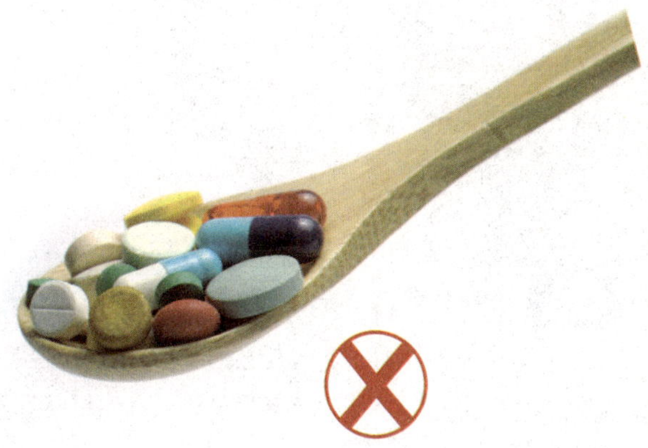

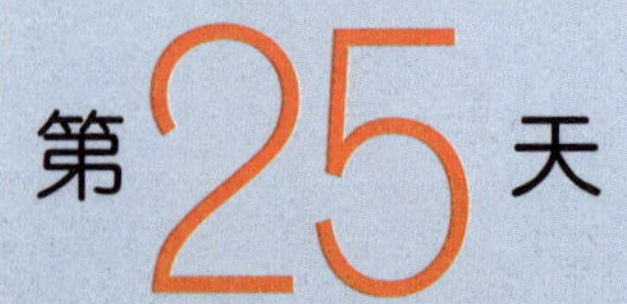

最好不要通过吃药的方式来生双胞胎。

# 吃药生双胞胎很危险

现在有很多家庭想要双胞胎，就通过吃促排卵药来尝试实现，这是很危险的。

## 为什么会有双胞胎

双胞胎分异卵双胎和单卵双胎两种。

单卵双胎是一个精子与一个卵子结合产生的一个受精卵一分为二，形成两个胚胎。

通常情况下，女性每月排卵1次，有时因某种原因同时排出两个卵子并同时受精，就产生了两个不同的受精卵，叫做异卵双胎，异卵双胎比较多见，而且往往是异性的。

## 不要擅自服用促排卵药

“促排卵药”分中药、西药，最常见的为克罗米芬，这种药物常用于治疗排卵异常、卵巢功能不良、多囊卵巢综合征等引起的不孕症。从医学角度讲，服用促排卵药后，可以一次排2～4个卵子，若几个卵子受精，确实有生双胎或多胎的可能。

但是，选用促排卵药属人为干预疗法，可能导致准妈妈子宫内膜变薄，不利于胚胎发育，或出现卵巢过度刺激综合征，表现为头晕、恶心、肝肾功能损害等。药物刺激下孕育的多胞胎婴儿易早产、流产，胎儿畸形的概率也大为增加。这类多胞胎婴儿属低体重者较多，在以后的发育中，出现脑瘫、智障的可能性都会加大。

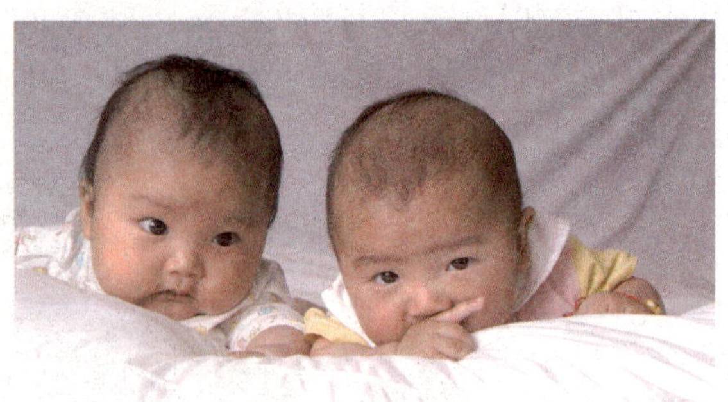

## 双胞胎的影响因素

生双胞胎跟基因、人种、药物有关，最重要的是有家族遗传倾向，随母系遗传，健康的备孕女性不要因喜好而偏离人类繁衍的自然规律，否则会给自己和后代留下终生的遗憾。

### 准妈妈经验分享

生男生女都一样，尤其现在的生活中，很现实的问题就是男性的生存压力要大于女性，作为父母，受传统观念的影响，儿子的养育投入和以后他组建家庭需要的花费更大，所以，父母要改变一下观念，生女孩也很好。

高龄怀孕对准妈妈和胎儿都不好。

第26天

# 你是高龄准妈妈吗

30岁以上的准妈妈，妊娠异常的风险开始加大，35岁以上的高龄准妈妈怀孕更是危险重重。

## 高龄怀孕，危险重重

**（1）心理压力大：**高龄准妈妈面临的一些困难和潜在风险，可能造成高龄准妈妈更多的紧张和焦虑，对孕期保健和分娩以及产后的恢复、育儿等等都会造成不利的影响。

**（2）受孕概率较低：**女性卵子数目会随着年龄的增长而逐月递减直至绝经期完全消失。随着卵子数目的逐渐减少，卵子质量虽可不断更新，但活力也会有所下降。

**（3）畸胎率增高：**胎儿出现问题的概率比年轻准妈妈高。

**（4）妊娠并发症的发生率高：**易并发妊娠高血压综合征、妊娠期糖尿病、妊娠期肾病、妊娠期心脏病，造成复杂的高危状况。

**（5）易早产、胎盘早期剥离、难产、流产等。**

## 保胎注意事项

（1）定期做孕期检查，如发生异常情况，要听取医生的意见及时进行治疗或终止妊娠。

（2）有针对性地进行孕产筛查，如脱落细胞检查等，以排除遗传方面的疾病。

（3）为了胎儿的安全考虑，一定要在医生指导下用药。

（4）做超声波扫描或准妈妈血浆甲胎蛋白的测定，确定胎儿是否畸形。

（5）做羊膜穿刺。35岁以上的准妈妈，在怀孕四个月时要做羊膜穿刺。高龄女性的卵子质量下降，受精卵易发生畸形变异，羊膜穿刺能及早发现病变的苗头。

（6）有器质性心脏病的女性，一定要在听取医生建议之后，再决定是否继续妊娠。

（7）分娩方式最好选剖宫产。

（8）注意生活起居安全，尤其要注意运动安全，保持良好情绪。

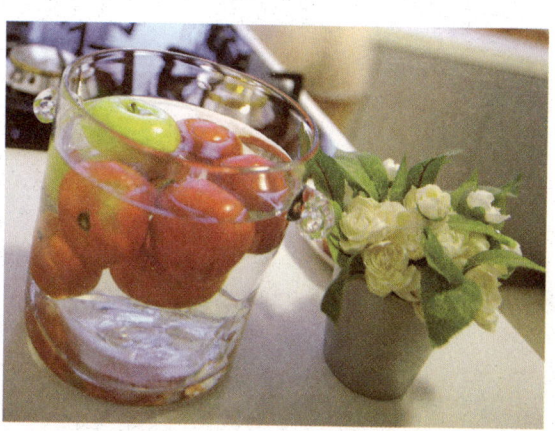

# 第27天

孕期日历

备孕女性最好去做个孕前检查。

## 女性孕前检查查什么

建议计划怀孕的女性在孕前去医院做孕前检查，以便有足够的时间来调整自身的健康状态。

| 检查项目 | 检查内容 | 说明 |
| --- | --- | --- |
| 生殖系统 | 筛查滴虫、霉菌、支原体、衣原体，阴道炎等妇科疾病，以及淋病、梅毒等性传播性疾病 | 如果发现准妈妈患有性传播疾病，先彻底治疗，然后再怀孕 |
| 肝功能 | 检查甲肝、乙肝、丙肝抗体和肝功能，也可以连胃功能、血糖一起做 | 如果母亲是病毒性肝炎患者，没有及时发现，怀孕后会造成早产，甚至新生儿死亡，肝炎病毒还可垂直传播给孩子 |
| 血常规 | 及早发现贫血等血液系统疾病 | 如果准妈妈贫血，不仅会出现产后出血、产褥感染等并发症，出生的宝宝还易出现抵抗力下降、生长发育落后等 |
| 脱畸全套检测 | 准备怀孕前3个月要进行风疹、弓形虫、巨细胞病毒检测 | 一般60%～70%的准妈妈都会感染上风疹病毒，所以孕前体检必不可少 |
| 妇科内分泌 | 包括卵泡刺激素、黄体生成激素等6个项目，进行月经不调等卵巢疾病的诊断 | 如果准妈妈患有卵巢肿瘤，即使为良性，也会给孕育带来危险，所以最好治愈后再怀孕 |
| 尿常规 | 有助于肾脏疾病的早期诊断 | 十个月的孕期，母体的代谢增加，会使肾脏的负担加重。如果肾脏存在疾患，后果会非常严重 |
| 口腔 | 在孕前6个月应进行口腔检查，去除牙菌斑，消除牙龈炎症 | 避免孕期牙病治疗药物对胎儿的影响 |
| 染色体 | 及早发现克氏综合征、特纳氏综合征等遗传疾病、不育症 | 有遗传病家族史的育龄夫妇都必须做 |

备孕男性也要做孕前检查。

第28天

# 男性孕前检查查什么

怀孕不光是女性的事，还是男性的事，因此准备要宝宝的男性最好和妻子一起做个孕前检查吧！

传统的思想认为怀孕生子甚至生男生女都是女性的事，和男性无关，但是实际上，准爸爸的身体健康对孕育一个健康的小生命来说非常重要。因为受精卵是卵子和精子的结合体，哪一方的问题都有可能造成胚胎发育状况不佳，甚至造成流产、胎儿畸形等严重问题。

随着社会的发展和工业化进程的加快，人们的工作压力增大，环境污染增多，性病传播导致男性的“播种”能力逐年下降。由于男性精子质量不佳造成的新生儿缺陷也大大增多。因此，准爸爸精子的质量、孕前是否排除染色体异常、是否有男科疾病感染等都密切关系着下一代的身体状况。孕前检查不光是准妈妈的事，也是准爸爸不能推卸的责任。男性通过孕前检查，可以了解和改善自己的身体状况，从而与妻子共同孕育一个健康聪明的宝宝。男性孕前检查项目如下：

| 检查项目 | 说明 |
| --- | --- |
| 生殖系统 | 生殖系统是否健全是孕育的前提，除了这些因素外，还要考虑传染病，特别是梅毒、艾滋病等 |
| 染色体 | 准爸爸最好跟准妈妈一起进行染色体异常检测，排除遗传病 |
| 精液 | 检查精子密度和总数，精子的异形和活动度等 |
| 肝功能 | 避免将肝炎传染给准妈妈，甚至通过母体传染给胎儿 |

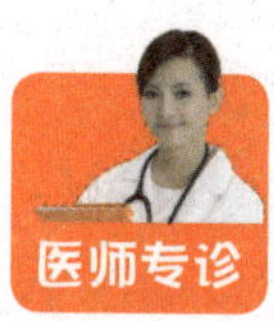


孕前还要进行血型检查。对于备孕女性ABO血型为O型或Rh血型为阴性者，还要查其丈夫的血型。如果血型不合会有引起胎儿或新生儿溶血症的可能。母儿血型不合主要有两类：如果准妈妈为O型，丈夫为A型、B型或AB型，则母儿有ABO血型不合的可能；如果准妈妈为Rh阴性，丈夫为Rh阳性，则有Rh血型不合的可能。

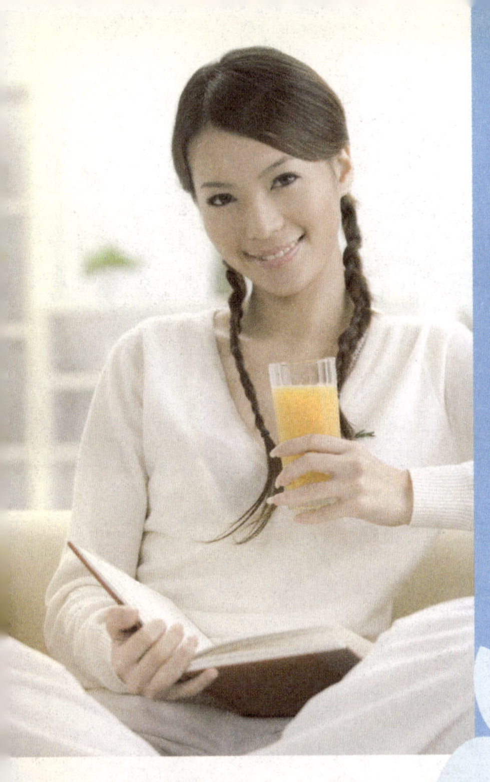

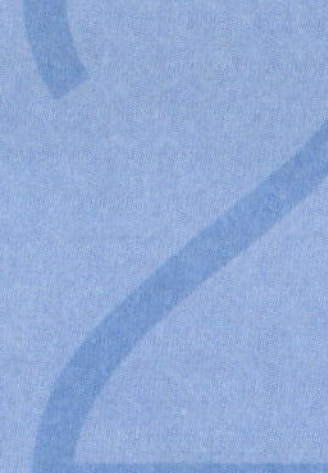

# 第2个月

DI-ER GE YUE

2

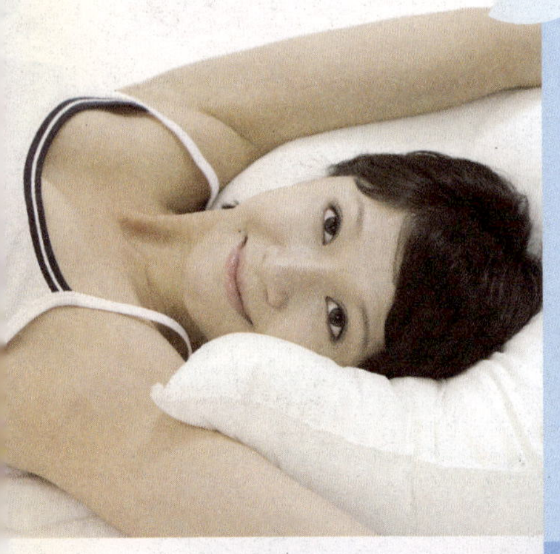

## 知道自己怀孕了

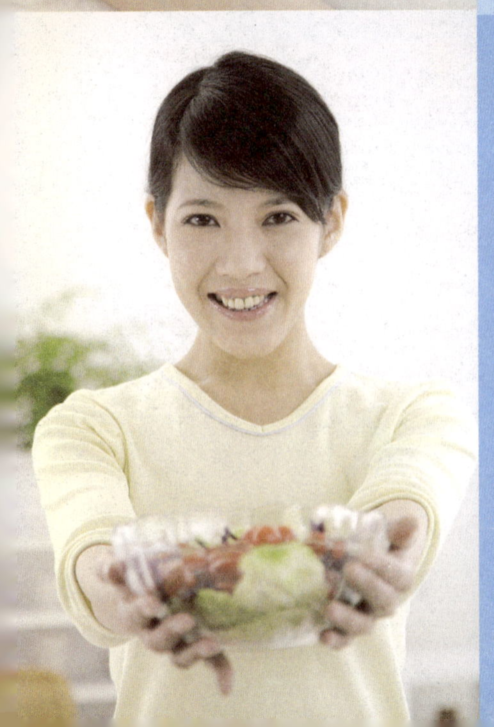

如果月经迟来1周以上，就要考虑是否怀孕。

第29天

# 怎么知道自己怀孕了

怀孕之后，准妈妈的身体会发生一系列的变化，如停经、早孕反应等，可以据此判断是否怀孕。

## 怀孕的征兆

怀孕最普遍的特征——停经，一般来说，月经规则的女性月经逾期7～10天，就应该考虑是否怀孕。

出现早孕现象——早晨起床后，有恶心、反酸、食欲不振、挑食等早孕现象。

身体特征发生变化——基础体温升高且持续不降；怀孕一个月时，乳房和乳头都会变大、不时地发胀伴以轻微的刺痛，乳晕的颜色加深；怀孕初期，许多准妈妈有尿频的情形，有的每小时1次；感觉疲倦，随时都会打瞌睡；胃口改变，一会儿想吃这个，一会儿又想吃那个，平时爱吃的东西突然不想吃了，以前不爱吃的东西反倒想吃。

## 确认怀孕的方式

**（1）尿液检查。**这是最常用的方法。怀孕后绒毛膜促性腺激素（hCG）升高，并通过尿液排出体外，这就是早孕试纸和医院检查的原理。它的准确性在90%以上，而且能够在受孕后2周就检查出来。如果等到妊娠4周以后再做检查，结果就更加可靠。如果在家测试，最好采用晨尿，这样准确率更高。

**（2）血hCG检查。**在性生活后8～10天可以通过抽血检查hCG来明确是否怀孕。其准确率接近100%。

**（3）妇科检查。**在检查中，医生会发现子宫开始变大，宫颈及子宫下段变软，阴道黏膜颜色变深等。受孕后2周的女性做此种检查，准确性近100%。

**（4）B超检查。**妊娠第5周时，通过B超检查就可见小胎囊，胎囊占不到宫腔的1/4，或可见胎芽；若到了第6周，胚胎的脊柱和脑部开始形成，心脏开始跳动，用B超就能测出胚胎和心脏的活动。一般不作为常规手段使用。

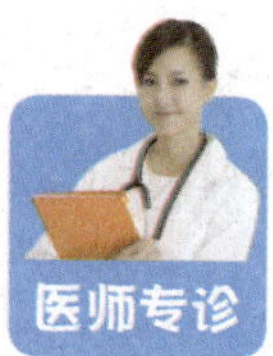


如何提高早孕试纸检测的准确度：不要使用过期的测试卡；仔细阅读说明书，根据每个步骤提示去做；尽量采用早晨的第一次尿液进行检测，取尿液前不要喝水；最好在月经推迟2周后再做检测；如果是异位怀孕，hCG水平可能会很低，因此不能通过早孕试纸检测出来，要确认检测结果，一定要到医院做进一步检查。

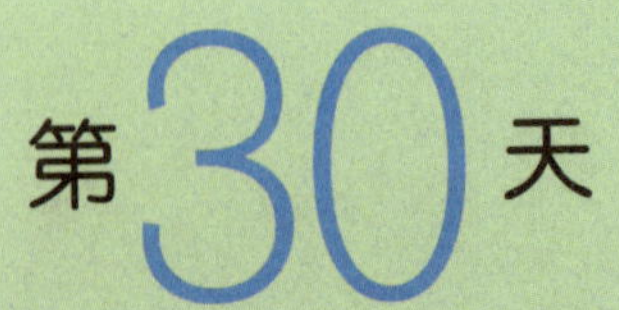

第30天

孕期日历

确定怀孕以后，先做一些生活上的准备吧。

# 知道自己怀孕你紧张吗

确定怀孕了，是惊喜还是紧张，是手足无措还是泰然自若……初为人母，这些反应都是正常的。

## 坦然接受怀孕

怀孕会使女人在体形、情绪、饮食、生活习惯、对准爸爸的依赖性等诸多方面发生改变，所有这一切都是正常的必须经历的自然过程。所有想当妈妈的人都应以平和、自然的心态来迎接怀孕和分娩的到来。

如果是意外怀孕也不要过于紧张，及时到医院进行咨询。

## 惊喜之余更要学会规划孕期生活

为了胎儿的健康，准妈妈需要注意的事项很多，如小心起居、注意锻炼、营养均衡、心情舒畅、科学胎教、预防疾病等，都要精心安排，当然也不能过分关注。

## 提早准备生活用品

怀孕之后，准妈妈的身体会发生很多变化，必须在孕前或孕初期做好各项生活用品的准备，免除准妈妈日后准备生活用品的劳累。

**内衣**：选择有弹性、宽大的内衣，使用纯棉制品，多准备几件；内衣要容易脱穿；内裤和衬裤最好使用带子，以便根据腹围的大小进行调节。

**外衣**：选择宽大的，并能使鼓起的肚子不太明显的服装；颜色和款式以柔和和简单为好；夏天可穿一条孕妇裙，既宽松又凉爽。

**鞋**：选择合适的平底布鞋，宽松且安全，鞋底上要有防滑波纹，宽窄长短合适，就是脚稍有浮肿也能穿着走路；鞋跟的高度在2厘米以下；鞋的重量较轻，走路轻巧方便。

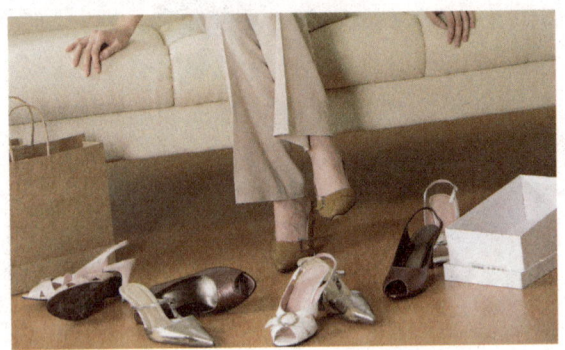

**准爸爸帮帮忙**

送给准妈妈一件小礼物吧，哪怕很普通、很常见，准妈妈也会感到很温馨，不经意间提高了怀孕的幸福感，也算是送给未来宝宝的第一件礼物。

孕期日历 选择一些健康的小食品做孕期零食吧。

第31天

# 告别不健康的零食

准妈妈要转换零食结构，零食以水果为主，干果为补充，其他零食尽量少吃或不吃。

## 远离不健康的零食

各种含糖高的饮料包括冷饮、冰棍等，主要是水和糖，多吃影响食欲，且冷的刺激可使肠管痉挛引起腹痛。

油炸食品含热量高，不易消化，如炸鸡腿、炸糕等。

膨化食品如饼干、虾条等，主要由淀粉、糖类和膨化剂制成，蛋白质含量很少，多吃可致肥胖。

果冻主要含增稠剂、甜味剂、人工合成香料等，营养成分很少。

街头烧烤如烤羊肉串等，不卫生，质量不可靠，应尽量少吃。

## 各种健康小零食

低糖、低脂肪、低卡路里、低胆固醇、不含人工色素、防腐剂、味精等，才是健康的零食。

**水果**：水果是最好的零食，除了山楂、桂圆、榴莲和其他高热量的水果，其他水果都可以多吃。尤其是香蕉，可以缓解紧张情绪、润肠通便。

**坚果**：坚果中有益于心脏健康的脂肪，可以健脑、提神、抗疲劳，如瓜子、核桃等，但坚果的热量和脂肪含量比较高，因此，每天应将摄入量控制在28克左右。

**脱脂牛奶**：准妈妈每天应该摄取大约1000毫克的钙，只要3杯脱脂牛奶就可以满足这种需求。

**全麦面包**：可以增加纤维的摄入量，还可以提供丰富的铁和锌。

**红枣**：维生素C的含量很高，还富含蛋白质、脂肪、钙、磷、铁、胡萝卜素及B族维生素等多种营养成分，可防治妊娠期高血压。

**花生**：可以预防产后缺乳，其红色表皮含有止血成分，可防治再生障碍性贫血。

**准妈妈经验分享**

羊肉串含有致癌物质，最好不要吃。羊肉的营养价值虽高，但烧烤的时候营养却会大量流失。炭烤肉需要上百摄氏度的高温加热，而且烤的时间比较长，肉中的氨基酸、维生素都会遭到严重破坏，营养价值也会大大降低。

# 第32天

孕早期容易发生流产。

## 孕早期小心流产

刚刚植入子宫内膜的胚胎，与妈妈的连接还不是很稳定。一旦受到外界干扰，就有发生流产的可能。

### 注意生活细节，预防流产

（1）不要随便用药，如有疾病或不适要在医生指导下用药。注意防止病菌感染，尤其要预防风疹和流感的发生。

（2）生活要有规律，适当地活动，每日保证睡眠8小时，条件允许可以午睡一会儿。养成每日定时大便的习惯，保证大便通畅；注意个人卫生，不盆浴、游泳，穿平底鞋；避免体温过高，如孕早期使用电热毯是造成流产和胎儿畸变的危险因素之一。

（3）选择合适的饮食。一般凉性食物、助火食物、含有毒素的食物较易导致流产，如螃蟹、甲鱼、马齿苋、桂圆、山楂、芦荟等。

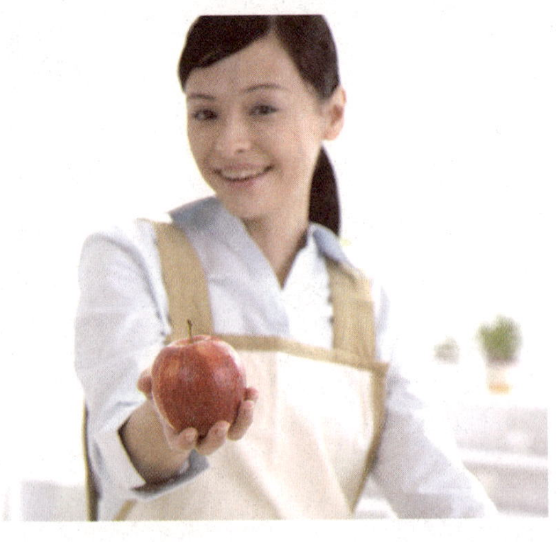

（4）注意避免过重的体力劳动，如弯腰、搬动重物、伸手到高处去取东西及频繁的上楼下楼等活动，防止外伤。减少开车次数，不要乘坐震动很剧烈的交通工具。

（5）怀孕后前3个月和最后3个月尽量避免性生活。由于妊娠期准妈妈的阴道分泌物增加，对细菌的抵抗力也会减弱，易感染病菌，造成流产或早产。

（6）保持心情舒畅。采用多种方法消除紧张、烦闷、恐惧心理，以调和情志，保持心情舒畅，避免各种刺激。

（7）爱美的准妈妈检查一下化妆品，祛斑霜、染发剂、脱毛剂、指甲油、香薰精油、风油精都对胎儿有极大的危害。

（8）一旦发生流产征兆，就应卧床休息，必要时去医院就诊。

### 如需人工流产要做好准备

对于非意愿性的妊娠，应尽量争取在妊娠10周以内做人工流产。手术前1周内应避免性生活，保持身体处于一种健康的状态。术前应洗澡，保持外阴部清洁。手术当天早晨最好禁食，以免术中出现恶心呕吐。手术时应尽量放松，与医生相互配合，使手术达到较好效果。

如果孕早期发生阴道出血，要及时看医生。

第33天

# 孕早期出血怎么办

早期阴道出血应及时到医院诊治，找到出血原因，否则会引起严重后果。

阴道出血不是个别现象，许多准妈妈在孕期都曾遇到过，而且一些人的阴道出血还会持续整个孕期。如果医生排除各种疾病的可能，就可以认为出血原因是受精卵着床的生理反应，大部分的准妈妈在孕3个月以后，胎盘功能开始健全，这种出血便会停止。

## 引发出血的异常妊娠

**（1）宫外孕。**受精卵在子宫腔外的输卵管或卵巢、盆腔等其他部位着床，使胚胎不能充分发育，造成中途流产而阴道出血。

**（2）自然流产。**早期流产(16周前)几乎全是由于受精卵有缺陷，导致胎儿发育异常造成的。经过B超检查、血液检查等确诊是自然流产时，医生会做出及时处理。

**（3）绒毛膜下血块。**多为少量出血，通过静养就能停止，对胎儿基本没有影响。一旦出现长期持续的大量出血，应立即在医生的指导下采取措施。

**（4）葡萄胎。**利用超声波检查，在妊娠5～6周时就能够准确诊断出葡萄胎，确诊后需要进行2～3次刮宫术，手术后要严格进行护理。

**（5）胎盘前置。**一般不会有问题，如果是反复地出血，就需要在医生的指导下进行处理了。

## 准妈妈疾病引起的出血

**（1）孕激素缺乏。**一般建议多休息，服用安胎药或注射黄体素。

**（2）子宫颈管息肉。**出现反复出血时才需要进行切除，不需要用保胎药。

**（3）子宫颈糜烂。**只要及时止血仍可正常妊娠下去，也可在医生的指导下，用一些外用的药物，生产后继续治疗。

## 外力刺激

怀孕后，腹腔内处于充血状态，因此会由于内诊、性生活、提重物等造成的刺激引起阴道出血，一般在短时间内就可以止住出血，注意休息即可。

## 出血的治疗和处理

（1）禁止性生活。（2）安定情绪，卧床休息。（3）在医生的指导下使用药物。（4）如果流血多，胚胎已经死亡，则应行清宫术，并且进行抗感染治疗。

# 第34天

胎教可以激发胎儿的潜能。

# 为什么要进行胎教

胎教虽不能创造奇迹，却可以激发胎儿内部潜能，让他在生命之初接受良好有益的教育。

胎教，是为了促进胎儿身心健康地发育成长，利用一定的方法和手段，通过母体给予有利胎儿大脑和神经系统功能尽早发育成熟的有益活动。良好的胎教有利于宝宝出生后的继续教育。

生活在妈妈子宫内的胎儿是个能听、能看，有各种感觉的小生命，对于外界的各种刺激十分敏感。器官和组织也正在迅速发育，并在功能上逐渐完善，能对各种外界刺激做出反应，从而具备了接受教育的基础，此时正是进行胎教的最好时机。如果准妈妈能不失时机地通过一些方法给予胎儿良性刺激，不仅可促进胎儿各种感觉器官和大脑的发育，还有利于今后形成良好性格。

医学研究表明，胎儿还在子宫内时，个人的性格和气质特点已开始萌芽，今后所表现出的个性，是快乐型、进攻型，还是忍让型，所有这些使每个人得以发展为互不相同的自我行为，很多都取决于胎儿在母体里所获得的信息。因此，准妈妈一定要抓住这个时机，对胎儿进行环境、音乐、语言、抚摩、情绪、运动、营养等广义上的胎教。

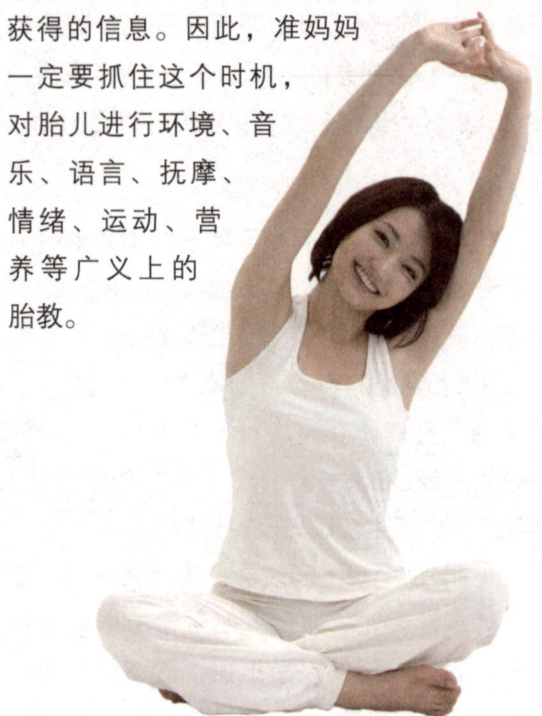

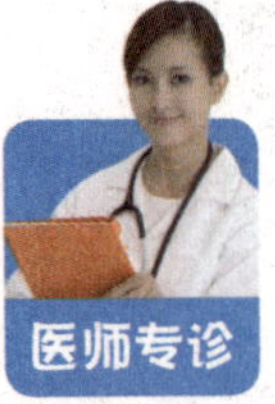

医师专诊

从确诊怀孕的第一天起，就应当树立“宁静养胎即教胎”的观点，在妊娠期间确保准妈妈的情绪乐观稳定，切忌发生大悲大怒，甚至吵架斗殴等不良行为。因为准妈妈的精神情绪不仅可以影响本人的食欲、睡眠、精力、体力等方面的状况，而且可以通过神经—体液的变化，影响胎儿的血液供给、心率、呼吸和胎动等许多方面发生变化。

孕期日历

受激素影响，准妈妈阴道的分泌物开始增多。

第35天

# 孕期阴道分泌物开始增多

怀孕后因为激素水平的升高会引起阴道分泌物逐渐增多，孕中期会进一步增多，孕7个月后分泌物特别多。这是正常的现象，准妈妈不必担心。

## 激素水平导致分泌物增加

妊娠期，受胎盘分泌的雌激素、孕激素的影响，阴道黏膜有充血、水肿现象，阴道皱襞增多，松软而有弹性，表面积增大，此时，阴道黏膜的通透性增高，渗液比非孕期明显增多，同时子宫颈管的腺体分泌增多，因此妊娠期阴道分泌物比非孕期明显增多，常呈白色糊状，无气味，这是孕期的正常现象，也是准妈妈身体的自我保护，一般不需要特殊的治疗。孕晚期分泌物特别多，主要是要达到通过润滑阴道使分娩更顺利的目的。

## 异常情况要注意

阴道分泌物增多会使菌群结构改变，导致细菌增生，阴道容易产生炎症。准妈妈在平时一定要注意清洁，一般用清水清洗阴道就可以了，不要用任何冲洗剂。如果白带不但多而且有臭味，呈豆渣样或灰黄色泡沫状，并伴外阴瘙痒，则属异常，应及时就诊。

## 平时注意清洁卫生

要注意清洁，清水清洗外阴；每天换内裤，选择透气性好、吸水性强及触感柔和的纯棉质内裤；少用透气性不好的卫生垫；不要使用阴道除臭剂和有香料的肥皂。

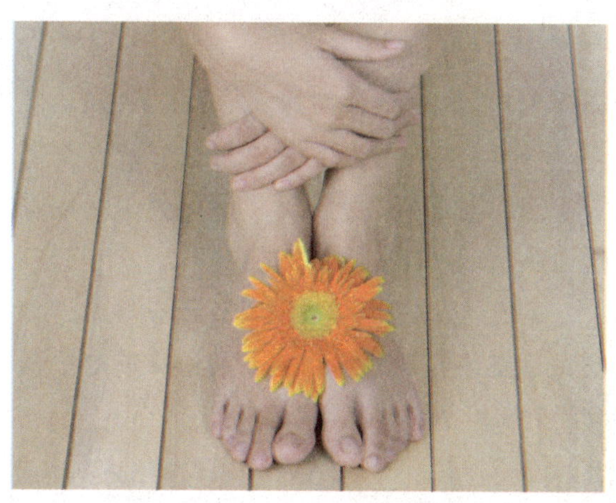

**准妈妈经验分享**

开车的准妈妈要注意，车内空气污染是一个比较普遍的问题，主要有：车内配件和生产材料放毒；车装空调连环送毒，应尽量避免在密封的条件下长时间使用空调；车内装饰有毒，一些含有有害物质的地胶、坐套垫、胶黏剂进入车内，这些装饰材料中含有的苯、甲醛、丙酮、二甲苯等有毒气体，必然会造成车内空气污染；空气芳香剂、防臭剂不仅会加速汽车面板的老化，而且它们还含有有毒气体甲醛，对人体的伤害很大。

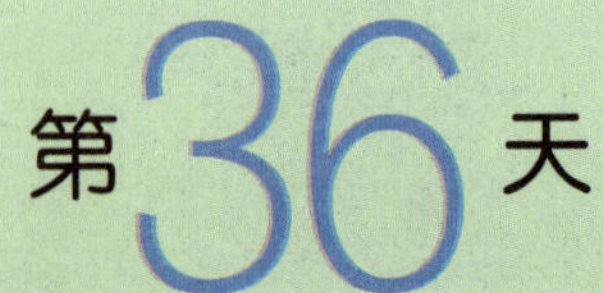

大部分准妈妈有明显的妊娠反应。

# 开始有妊娠反应了

大多数的妊娠反应是从妊娠4~7周开始的，反应的时间、症状、程度因人而异。一般表现为恶心、厌食、呕吐、挑食、头晕乏力，不能闻油烟味或异味等早孕反应。妊娠10周左右大部分准妈妈的症状减轻或消失，少数到孕3个月时症状消失。

## 头晕、头痛是常见的妊娠反应

在妊娠早期头昏和轻度头痛是较常见的妊娠反应，不必为此担忧，头痛有时也会因过于劳累和精神因素引起。准妈妈要尽可能让身体休息，注意睡午觉和保持安静。散散步，在室外晒晒太阳，呼吸新鲜空气也对身体有好处。

## 缓解妊娠反应

（1）保持精神愉快，不要太紧张、焦虑；保持室内的空气清新；注意休息，环境要安静，温度要适宜；运动要轻量，可以缓慢地散步，减轻恶心的感觉。

（2）饭菜要清淡、爽口、不油腻，避免吃太油腻或辛辣的食物。早晨起床前吃少量食物对减轻恶心也有帮助。

（3）吃含较多淀粉及糖分的食物，如饼干、面包、马铃薯等；多吃容易消化的食物，如烤面包、饼干、大米或小米稀饭等；多吃水果，增强食欲。吃饭时要细嚼慢咽，饭后可立即躺下休息。

（4）反应严重的准妈妈在医生指导下服用维生素$B_6$。

## 维生素$B_6$怎么补

维生素$B_6$可缓解孕吐，孕吐严重的准妈妈可在医生的指导下合理服用，一般怀孕的前两个月，每天服用10毫克即可，过多、过久地服用维生素$B_6$对准妈妈和胎儿都不利。

也可以多吃一些富含维生素$B_6$和锌的食物，如动物肝脏、鱼、蛋、豆类、谷物、葵花子、花生仁、核桃等。

## 准爸爸帮帮忙

当准妈妈怀孕后，准爸爸应尽可能地多做家务，尤其是当准妈妈有妊娠反应、感觉不适时，更要多干些家务活，如洗衣、做饭、买菜、照顾家中老人等。在准妈妈去医院做检查时，准爸爸最好陪着去，在医院里帮着挂个号、拿拿化验单，在路上注意安全等。

孕期日历

准妈妈要多补充水。

第37天

# 别让孕吐反应影响宝宝的营养

怀孕最初3个月，是受精卵分化最旺盛、胎儿各种器官形成的关键时刻，因此，孕吐期的饮食调理十分重要。

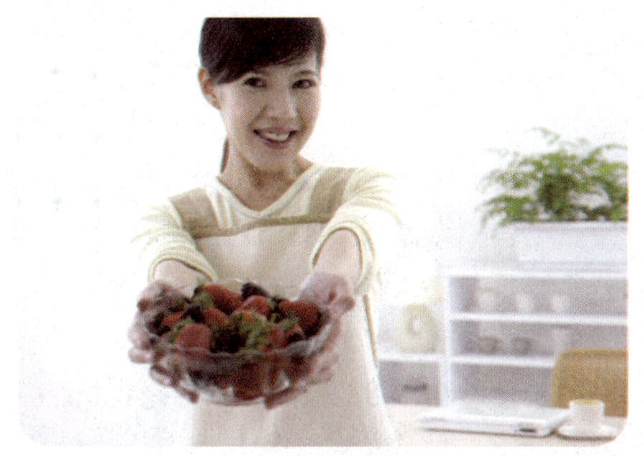

## 早餐不能少

孕吐反应多数在清晨空腹时较重，干食可减轻呕吐。如起床前，为了减轻呕吐，可先吃些烤面包干、馒头干、饼干等食品，然后躺半小时左右，再慢慢起床，可有效防止呕吐。

## 补充水分

水分补充对准妈妈很重要，但不要怕吐，吐了以后再喝，反复几次就不会再吐了。饮料里还可加少许食盐，以防呕吐造成低钠现象。

## 少食多餐

准妈妈的进食方法以少食多餐为好。每两到三小时进食一次，一天5~6餐，晚上反应较轻时，食量宜增加，食物要多样化，必要时睡前可适量加餐，以满足准妈妈与宝宝的营养需要。

## 食材要丰富

根据准妈妈的不同情况选择原料和烹调方法。多种食材可以满足准妈妈的多种需求。

## 增加含钙食物的摄入

增加富含钙质的食物的摄入，如多吃一些虾皮、腐竹、黄豆以及绿叶蔬菜等，并且保证每天500毫升牛奶的摄入量。

## 不必专门补充营养剂

除了一些孕吐现象比较严重的准妈妈需要补充营养剂外，一般情况的孕吐不需要补充营养剂。如果准妈妈呕吐现象比较严重，那么为了保证准妈妈及胎儿的健康，可以在医生的指导下适当地补充一些营养剂，如服用一些B族维生素和维生素C。

### 准妈妈经验分享

每次孕吐后用20%的苏打水漱口，以中和胃酸对牙齿的腐蚀。水果中含有发酵糖类物质，因此吃完水果后也要漱口。

第38天

音乐胎教可以从孕6月开始。

# 认识音乐胎教

孕6个月时胎儿听觉反应开始发育，音乐胎教可以从这时候开始。

通过不断地给胎儿传输优良的乐性声波，促使其脑神经元的轴突、树突及突触的发育，为优化后天的智力及发展音乐天赋奠定基础，称为音乐胎教。通过给准妈妈或胎儿听音乐，使他们精神放松、情绪愉快。平稳的旋律和节奏对胎儿大脑的发育是一个良好的刺激，能使胎儿情绪安宁，有利于胎儿发育。

医学专家的研究证实：音乐胎教可以使胎儿脑神经元增多，树突稠密，突触数目增加，甚至使原本无关的脑神经元相互连通。

神经元是神经系统的基本结构单位和机能单位。一个人智力的高低与脑神经元的发育关系十分密切。脑神经元表面有一大的分枝（轴突）和很多小的分枝（树突）；两个脑神经元之间依靠轴突、树突相接触而传递冲动（沟通信息），其接触的部位称为突触。突触越多，人越聪明。

音乐胎教的乐曲分为两类：一类是适宜准妈妈听的，以轻柔舒缓的E调和C调为主；另一类是让胎儿单独欣赏的。准妈妈听的胎教音乐，可用耳机听，也可以从扬声器里放出来听，音量不宜太大；胎儿听的胎教音乐，在频响、节奏以及情感特征等方面都有特殊的要求，要购买经过相关质量鉴定的产品。

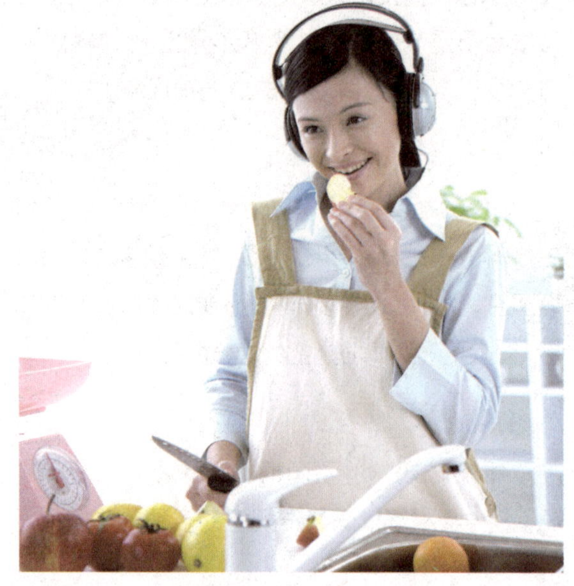

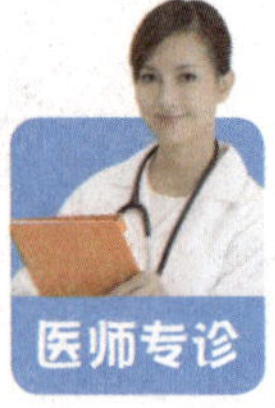

医师专诊

准爸妈在进行音乐胎教时，不妨将莫扎特的音乐作为胎教音乐的首选。研究表明：莫扎特所创作的音乐与人体神经有着独一无二的微妙感应，在胎儿期听过莫扎特音乐的宝宝，对声音、画面、气味的空间感觉更早、更准确，记忆外部刺激的能力也更强。

身在职场的准妈妈要明确自己的权利。

第39天

# 职场准妈妈有哪些权利

准妈妈怀孕后将受到劳动法的保护，在孕期、产期、哺乳期内享受特殊的权利。

## 在孕期、产期、哺乳期内，单位不得辞退怀孕女职工或降低其工资

《中华人民共和国劳动法》第二十九条：女职工在孕期、产期、哺乳期内，用人单位不得解除劳动合同。

《中华人民共和国妇女权益保障法》第二十七条：任何单位不得因结婚、怀孕、产假、哺乳等情形，降低女职工的工资，辞退女职工，单方解除劳动(聘用)合同或者服务协议。但是，女职工要求终止劳动(聘用)合同或者服务协议的除外。

## 孕期和哺乳期单位不得安排有危险的工作

《中华人民共和国劳动法》第六十一条：不得安排女职工在怀孕期间从事国家规定的第三级体力劳动强度的劳动和孕期禁忌从事的劳动。对怀孕七个月以上的女职工，不得安排其延长工作时间和夜班劳动。

## 产检假、产假、哺乳假

**产检假：**由开始妊娠至第6个月末，每月检查1次；由第7个月初至第8个月末，每月检查2次。最后1个月每周检查1次，有特殊疾病者不在此限。以上检查时间，不得视为请假，应算作劳动时间。

**产假：**女职工产假为98天，其中产前休假十五天。难产的，增加产假15天。多胞胎生育的，每多生1个婴儿，增加产假15天。晚婚晚育夫妻双方中有一方可申请加15~30天产假。

**哺乳假：**用人单位应当在每天的劳动时间内为哺乳期女职工安排1小时哺乳时间；女职工生育多胞胎的，每多哺乳1个婴儿每天增加1小时哺乳时间。女职工每班劳动时间内的两次哺乳时间，可以合并使用。哺乳时间和在本单位内哺乳往返途中的时间，算作劳动时间。

### 准妈妈经验分享

危险岗位包括：劳动强度高的工作，即重体力或连续长时间的工作；负重工作，即经常需要弯腰，或提、举超过15千克重物体的工作；高空作业，即经常要在1.5米以上空间作业的工作；高辐射、高污染的工作。

# 第40天

去医院做个检查以确定是否怀孕吧。

## 去医院检查，确认怀孕

到医院做验血或B超确认怀孕，在孕3个月时去医院进行产检建卡。

### 去医院验孕是必要的

虽然验孕试纸的结果基本是准确的，但还是不能排除因为时间、尿液的浓度、月经的准确度等因素造成的误差，所以准妈妈最好到医院检查，以确认怀孕。

去医院验孕还有一个重要原因，就是初次检查时，医生除了判断准妈妈是否怀孕以外，还会确认是否为正常的怀孕，如果出现一些特别明显的不利于怀孕的情况，医生可以及早地发现并给出相应的建议，以便及早采取相应措施。

### 验孕

孕40天时就诊，一般医生会问最后一次月经的时间，若超过28天，大部分会怀疑是否有怀孕的可能，可通过尿检或血检来确认怀孕。

当确认怀孕时，医生会更进一步了解有关夫妻双方的健康情形、双方的家族病史、是否药物过敏等问题，或进一步提醒准父母该注意的事项。

### 推算预产期

基本上，对于月经周期为28天的女性来说，从最后一次月经算起，直到预产期，整个孕期约为280天。所以，女性平时若是35天的排卵周期，那么以最后一次月经来潮日算起，预产期要再多加7天，即287天。正确算法是以最后一次月经来的第1天开始算起，而不是以排卵日或受精日算起。

### 注意事项

准妈妈要注意药物的服用和X射线的照射，事先一定要告知医生已有妊娠的可能性，也要注意不可以任意服用药物。

若有出血或是有茶色分泌物的出现，就要注意，有些人会误以为是下一次月经的来潮，最好尽早确认怀孕。

**准爸爸帮帮忙**

第一次产检，准爸爸最好和准妈妈一起去，再忙也要挤时间，以示对准妈妈的重视，也要帮助准妈妈挂号、排队，以免医院人多造成准妈妈的劳累和烦躁。

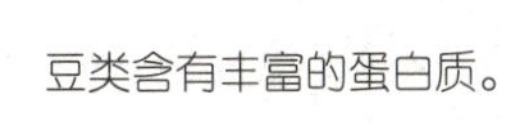


第41天

# 豆类食品有利于胎儿的大脑发育

豆类是重要的健脑食品，如果准妈妈能多吃些豆类食品，对胎儿大脑十分有益。

## 胎儿脑发育的关键期

胎儿的脑发育开始于胚胎的第3个月，此后脑细胞的增殖呈现出两个高峰。第一个高峰发生在妊娠3～6个月时；第二个高峰发生于妊娠后期，即妊娠7～9个月时。而第二个高峰期脑细胞的发育好坏，对人一生的智慧来说显得更为重要。

如果胚胎期营养不良，胎儿大脑细胞的总数最少可能只有正常胎儿的80%。因此如果在脑发育的这两个"关键时期"发生任何一种与脑有关的营养物质的缺乏，都将导致脑发育受阻，最终导致宝宝不够聪明。

## 豆类食品能促进胎儿的大脑发育

大豆中含量相当高的氨基酸和钙正好弥补米、面中这些营养物质的不足。又如脑中极为重要的营养物质谷氨酸、天冬氨酸、赖氨酸、精氨酸在大豆中的含量分别是米中含量的6、6、12、10倍，可见其含量之高，对健脑作用之大。

大豆中蛋白质含量约占40%，不仅含量高，而且多为适合人体智力活动需要的植物蛋白，也有利于健脑。

大豆脂肪含量也很高，约占20%，在这些脂肪中油酸、亚油酸、亚麻酸等优质不饱和脂肪酸又较多。

此外，每100克大豆中含钙240毫克，铁9.4毫克，磷570毫克，维生素$B_1$ 0.85毫克，维生素$B_2$ 0.30毫克，烟酸2.2毫克。这些营养物质都是智力活动所必需的。

所以，准妈妈宜多吃大豆和大豆制品，如豆豉、豆腐、豆浆、豆腐皮、腐竹、豆腐干等。

### 做好准爸爸

缓解烦躁的食谱：

**生地枣仁粥**

原料：生地30克，酸枣仁30克，粳米100克。

制作方法：枣仁研细，水煎取汁100毫升，生地水煎取汁100毫升。粳米洗净，煮成粥加入药汁，再煮沸。早晚温服。

注意事项：肠胃不适期间慎用。

营养功效：滋阴、清热、除烦，适用于阴虚所致妊娠心烦。

# 第42天

要给自己选择合适的内衣哦！

# 怀孕后怎么选内衣

一般在孕期每两个月为一个阶段，每个阶段至少准备两套内衣，以轻柔、吸水性好并易于清洗的纯棉制品为佳。

## 内裤的选择

选择透气性好、吸水性强及触感柔和的纯棉质内裤；新买的内衣内裤在穿着之前，最好先进行清洗；选择肥大一些的内裤，以不压迫腹部为宜，同时由于臀部增大，内裤也要包附性好，腹部要有一定的伸缩性；在孕后期准妈妈肚子比较大的时候，为了防止肚子着凉，最好选用能把肚子完全遮住的内裤；勤换内裤，洗净的衣裤不要放在阴暗角落晾干，应放在太阳底下暴晒；内裤的洗涤最好以中性肥皂单独清洗，不要和其他衣服一起洗。

另外，准妈妈可以选择孕妇专用内裤，这种内裤一般都有活动腰带的设计，方便准妈妈根据腹围的变化随时调整内裤的腰围大小。在妊娠晚期，准妈妈还可以选择有前腹加护的特殊孕妇内裤，这种内裤可以起到托腹带的功效，减轻准妈妈的身体负担。

## 胸罩的选择

选择舒适、吸汗、透气的纯棉质面料；色调应该选择明亮、轻快的，如白色、粉色、淡蓝色等；选用不压迫乳房的大号文胸，并选用宽肩带，以便有效拉起乳房重量；选择全罩杯包容性好的款式，最好有侧提，可以将乳房向内侧上方托起，防止外溢和下垂；根据乳房的变化情况，增大尺码；要单独清洗；在孕晚期，最好选择搭扣在前面的。

### 准妈妈经验分享

塑身内衣，即便在孕早期体形没变时也不能穿；有磁疗功能的内衣，有药疗作用的内衣，有按摩作用的内衣，具备理疗功能的远红外线内衣，含有精油的内衣，化纤内衣都不能穿。

增加自然分娩概率，可以从孕早期做起。

第43天

# 孕期早做准备能提高自然分娩率

准妈妈从孕早期就开始注意营养、控制体重、放松心情、重视产检等，有利于自然分娩率的提高。

## 合理营养，控制体重

怀孕期间准妈妈都很重视饮食营养，但是整个孕期体重增长最好别超过15千克，如果不注意控制体重，引起营养补充过多、脂肪摄入过多就会造成胎儿发育过大，分娩时无法顺利通过产道，降低自然分娩率。

## 加强锻炼，适当运动

准妈妈进行运动锻炼时，能使全身肌肉的血液循环得到改善，增强的腹肌能防止因腹壁松弛造成的胎位不正和难产；良好的体能会使准妈妈对产痛的承受能力增强。运动不仅锻炼了肌肉、关节和韧带，还可以缓解身体的疲劳和不适，使准妈妈的肌肉和骨盆、关节等得到锻炼，为日后的自然分娩打下良好的基础。

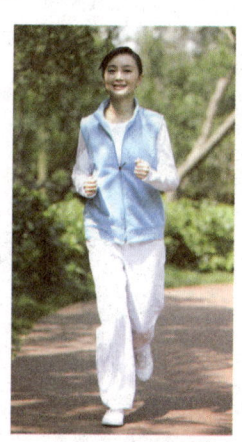

## 做好产检

对胎儿进行相应的检查，可以确切地掌握胎儿的发育情况，例如遇到胎位不正，在医生指导下可以采取膝胸卧位等方法矫正，从而不影响顺产。

对准妈妈进行检查，可以及时发现和治疗妊娠高血压综合征、妊娠期糖尿病等疾病，以利于自然分娩。

## 放松心情

对于打算顺产的准妈妈来说，要提前做好心理准备，多阅读一些这方面的书籍，了解顺产的过程和应对方法，要保持稳定的心情，相信自己能够顺产。

## 选择鼓励自然分娩的医院

选择鼓励自然分娩的医生和医院，这样就可以得到更多的专业支持，以帮助准妈妈更好地应对自然分娩。

## 高龄就不能自然生产吗

高龄准妈妈选择何种分娩方式，应根据准妈妈自身情况来定，如果准妈妈没有出现妊娠高血压综合征等并发症，分娩发生后宫缩良好，胎儿位置正常，最好选择阴道助产分娩。

# 第44天

要适当控制孕期体重的增长。

## 孕期长多少斤才合适

孕后的体重比孕前的体重增加10～13.5千克为宜，增加过多，会使身体发胖、胎儿过大，不利分娩；增量过少易营养不足造成低体重儿。

在怀孕期间增重以10～13.5千克为宜。在此范围内增重，宝宝出生时体重可在2.5～3.4千克，符合标准要求。在增加较迅速时，每周也不超过0.5千克。

### 增重的标准

一般来说，理想的孕期增重，是怀孕1～3个月增重2千克，4～7个月增加5千克，8～10个月增加5千克，总共约12千克。对于担心产后瘦身不容易的准妈妈，将体重尽量控制在理想增重范围内，未来要进行产后塑身，也不至于太辛苦。

### 如何控制体重

如果体重需要控制，也不要节食，应通过饮食调整来控制体重。饮食要规律、均衡；远离高脂肪、高糖、营养成分又少的食物，例如甜点、糖果、巧克力；多喝不含热量或热量很低的水，例如，矿泉水、茶、浓度低的果汁，牛奶不应该被当做饮料，而应该算作食物；每天坚持运动。

### 如何增加体重

体重过轻可导致准妈妈贫血、水肿、慢性高血压、子痫，胎儿体重过轻、生长迟缓等，这样的准妈妈要注意补充营养、均衡饮食。如果过轻，可咨询医生，补充相关的孕妇奶粉。

### 为什么怀孕早期体重会减轻

孕早期的妊娠反应会导致孕吐，紧张，没有胃口等情况而使体重有所下降，这是一种正常现象，不用担心，这不会危害胎儿的正常发育。

### 怎么量体重

要做到准确测量体重，应脱掉鞋子，只穿单衣裤，最好事前排空小便，只有相同条件下真实的体重相互比较，才有意义。

孕期日历 在孕期，准妈妈的发质会变好。

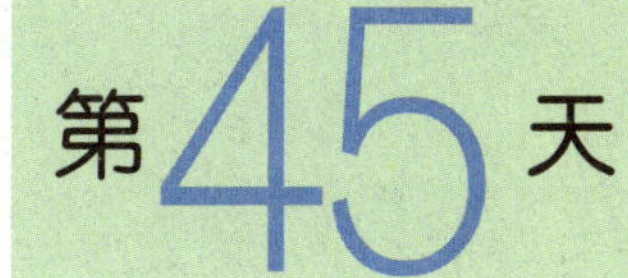

# 孕期怎么护理头发

受孕期激素分泌变化的影响，准妈妈的发质会变好，孕期正是养发、护发的好时机。在日常护理的时候要注意洗发用品、洗头姿势的选择以及一些护理常识的学习。

## 选择合适的发型

怀孕后应该选择易于梳理和护理的发型，当然短发是比较好的选择，但是爱美的准妈妈只要注意得当，也大可不必剪发。短发散热较快，可使准妈妈的体温不致过高；在洗发后比较容易干，不易患感冒；更容易清洗打理。

## 怎么洗头发

孕期对洗头没有限制，脏了就可以洗，选择柔和一点的洗发水，洗完后不要用吹风机吹，用干净的毛巾擦干即可。

短发的准妈妈头发比较好洗，可坐在高度刚好可以让膝盖弯成90° 的椅子上，头往前倾，慢慢地清洗。

长发的准妈妈最好坐在有靠背的椅子上，头向后仰，由家人帮忙冲洗。如有条件，最好用淋浴器站着洗。

准妈妈在洗头发时，可以顺便按摩头皮，并在擦干头发后，用梳子好好地梳理头发，这样既可以使头发保持光泽，又可以促进头部的血液循环及新陈代谢。

## 不要染烫头发

孕期或哺乳期的妈妈不适合烫发，因为染发和烫发药液里的各种成分可能经头皮吸收后进入体内，对胎儿造成影响，尤其在孕早期避免染烫头发。

## 洗发水的选择

准妈妈要选择适合自己发质且性质比较温和的洗发水。不要突然更换洗发水，以防皮肤过敏。

## 注意营养

多吃富含维生素B的食物，如小麦胚芽、糙米、动物肝脏、香菇、包心菜等，不仅有利于准妈妈的头发生长，还可以使胎儿的发质得到改善，变得浓密、乌黑，而且光泽、油亮。

**准妈妈经验分享**

怀孕的时候，可能会在脸上、隆起的腹部上、背上以及腿上等部位，长出一些粗黑的毛发。这是因为准妈妈体内激素水平的变化引起的，不是疾病，准妈妈不用担心。

蛋白质、脂肪等营养素对胎儿的大脑发育非常重要。

# 胎儿的大脑发育需要哪些营养物质

胎儿大脑发育需要的营养物质有：蛋白质、脂肪、维生素A、B族维生素、维生素C、维生素E、钙、碘等。

| 营养物质 | 对大脑的作用 | 食物推荐 |
|---|---|---|
| 蛋白质 | 含量占脑干总重量的30%～35%，是人的大脑复杂智力活动中不可缺少的基本物质，缺乏会引起胎儿大脑发育障碍，影响智能水平 | 肉、动物内脏、鱼、虾、蛋、乳类、豆类食品、谷类、坚果等 |
| 脂肪 | 占脑重的50%～60%，在大脑活动中起着不可替代的作用。其中对大脑发育最重要的脂质是不饱和脂肪酸、卵磷脂 | 食用油、核桃、鱼、虾、动物内脏等 |
| 糖类 | 是大脑活动能量的来源，具有刺激大脑的活动能力的作用 | 白糖、红糖、蜂蜜、甘蔗、萝卜、红薯、大枣、甜菜及水果 |
| 维生素A | 可以促进脑的发育，缺少会导致智力低下 | 动物肝脏、鱼、海产品、鸡蛋、牛奶 |
| B族维生素 | 通过帮助蛋白质代谢而促进脑部活动 | 芦笋、杏仁、肉、蛋、花生、牛奶、动物肝脏、五谷杂粮、绿叶蔬菜 |
| 维生素C | 在胎儿大脑发育期起到提高脑功能敏锐性的作用 | 樱桃、猕猴桃、西兰花、草莓、柿子、柠檬、西红柿、苦瓜等 |
| 维生素E | 具有保护细胞膜的作用，还能防止不饱和脂肪酸的过氧化 | 坚果、植物油、麦芽、谷物、新鲜绿叶蔬菜、动物内脏、豆类、蛋黄、瓜果、瘦肉、花生等 |
| 钙 | 具有保证大脑顽强工作以及抑制大脑产生的异常兴奋，使脑细胞避免有害刺激的作用 | 牛奶、乳酪、绿色蔬菜、大豆、小鱼干、芝麻等 |
| 碘 | 是胎儿神经系统发育的必要原料 | 碘盐及海带、海蜇、紫菜、苔条和淡菜等海产品 |

孕期日历

准妈妈洗澡时要注意控制水温。

第47天

# 准妈妈洗澡水温不要过高

怀孕后分泌物增多，洗澡不仅能保持皮肤清洁，增加身体的舒适度，更重要的是还能够预防尿路感染等疾病，但是洗澡也有讲究。

## 水温不要太高

洗澡的水温不要过高，控制在40℃以内为宜，过高的水温有可能会造成胎儿畸形及智力低下。最好用37℃左右的、与人体正常温度相等的温水。

## 时间不宜过长

洗澡的时间不宜太长，10分钟左右即可，头发可以和身体分开洗，这样不会因为消耗过多的体力而产生倦怠感。

## 洗浴用品的选择

洗浴用品尽量选用天然、中性、无刺激性、无浓烈香味、具保湿性的产品，以免其中的化学物质影响胎儿健康和准妈妈的敏感肌肤。

## 采用淋浴

用淋浴的方式洗澡，不要坐在澡盆里洗澡，否则易引发阴道炎、输卵管炎等疾病，甚至引发流产。最好不要到公共浴池洗澡，以防感染滴虫或发生霉菌性阴道炎，甚至被传染上其他疾病，影响胎儿健康。

## 注意防滑

浴室的地板最好铺上防滑垫，如果用浴缸，浴缸里也要铺上防滑垫；洗浴用品用完后随手放在固定处所，以防不小心踩到而摔倒；洗澡时动作不要太快、幅度不要太大。

## 空间不要密闭

密闭空间温度较高、氧气供应不足，易使准妈妈脑部供血不足而晕厥，使胎儿也缺氧；洗澡时不要将门从里面锁上，以免发生意外时影响救护。

## 洗澡后谨防感冒

洗完澡后，要立即擦干头发及身体，将衣服穿好后再走出浴室；涂抹润体霜时间不要过长，谨防感冒。

**准爸爸帮帮忙**

洗澡的时候放点轻柔的音乐，可以大大放松准妈妈的心情，让准妈妈在享受中体会到孕期的温暖。

# 第48天

准妈妈要避免接触噪声。

## 保护好胎儿的听力

胎儿是生活在母体内的，做好妊娠期母体的健康保护和分娩时的安全顺利生产，对保护胎儿的听力有积极作用。

准妈妈怀孕的第2～3个月（即胚胎的8～12周），是胎儿内耳发育形成的关键时期。这个时期母体受伤、患病、用药，都可能导致胎儿听力受损；分娩过程产程过长、难产、产伤也可使胎儿因缺氧窒息而导致先天性耳聋。

### 做好疾病的预防和治疗工作

一些传染病或发高烧致使内耳受到损害是造成儿童耳聋的常见原因。怀孕期间母体的抵抗力较弱，因此应注意预防疾病，尤其是病毒性疾病，如流行性感冒、腮腺炎、风疹等。对已患有梅毒、糖尿病、肾炎的准妈妈宜先积极治疗，待痊愈或病情稳定后再怀孕。

### 禁用耳毒性药物

许多耳毒性药物可以通过胎盘直接进入胎儿的血液循环，引起胎儿中毒，影响听力。若准妈妈早期怀孕时自己不知道怀孕了而又服用过某些药物，也应及时把情况反映给医生。

### 避免接触强烈噪声

准妈妈接触强烈噪声可对胎儿的听觉发育产生不良后果。因此，怀孕的女性应该避免接触超过中华人民共和国城市区域环境噪声标准（85~90分贝）的噪声。

### 避免受伤

按期做好产前检查，如发现有异常情况应及时采取有效措施，避免产程过长、难产、产伤给胎儿带来损伤以致耳聋。

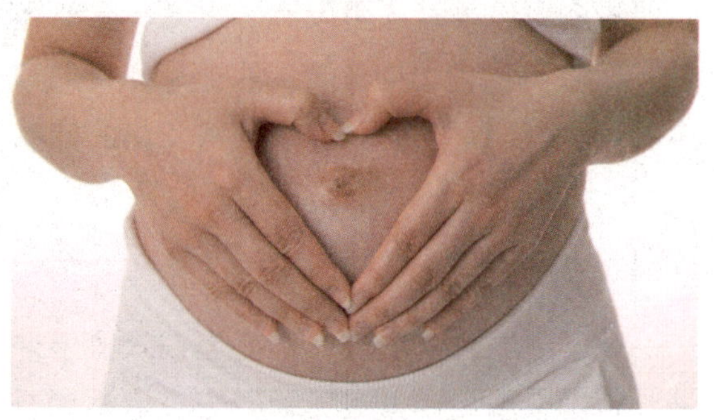

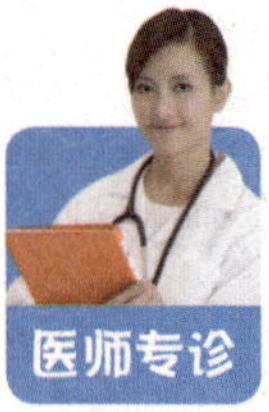


常见的耳毒性药物有：氨基糖苷类抗生素（链霉素、卡那霉素、新霉素、庆大霉素等）、大环内酯类抗生素（红霉素等）、抗癌药（长春新碱、2-硝基咪唑、顺氯氨铂）、水杨酸类解热镇痛药（阿司匹林等）、抗疟药（奎宁、氯奎等）、袢利尿剂（速尿、利尿酸）、抗肝素化制剂（保兰勃林）、铊化物制剂（反应停）等，其中氨基糖苷类抗生素的耳毒性在临床上最为常见。

在各种激素的作用下，准妈妈的乳房开始发生变化。

第49天

# 孕早期乳房会胀痛

孕早期在雌激素、孕激素、催产素和催乳激素的共同作用下，准妈妈的乳房会增大、变软，出现触痛和刺痛的感觉，少数准妈妈甚至会有乳汁分泌。

## 孕后乳房的变化

妊娠6～7周后乳房明显增大，乳晕颜色变深，乳头增大，呈暗褐色，乳房表面的血管清晰可见。妊娠后期，挤压乳房时可以得到数滴稀清的黄色液体，但正式分泌乳汁是在胎盘娩出后才开始的。

乳房胀痛，主要是由于身体激素水平上升，脂肪层增厚，血液充盈乳房，导致乳房胀大敏感而造成的。通常乳房胀痛，发生在怀孕初期，随着身体激素水平的稳定，这种情况会逐渐减轻。

## 缓解乳房肿胀

（1）可以采用热敷、按摩等方式来缓解乳房的不适感。每天用手轻柔地按摩乳房，促进乳腺发育。

（2）一定要选用松紧度适宜的、可调节的胸罩，最好是准妈妈专用的，既要很好地托起乳房，又要减轻乳房外部的压迫，并且随着乳房和胸围的增长，可以进行适当地调节。在睡觉或休息的时候，取下胸罩，这样有利于乳房的血液循环。

（3）要经常洗澡，保持乳房清洁，洗净手后再接触乳头。

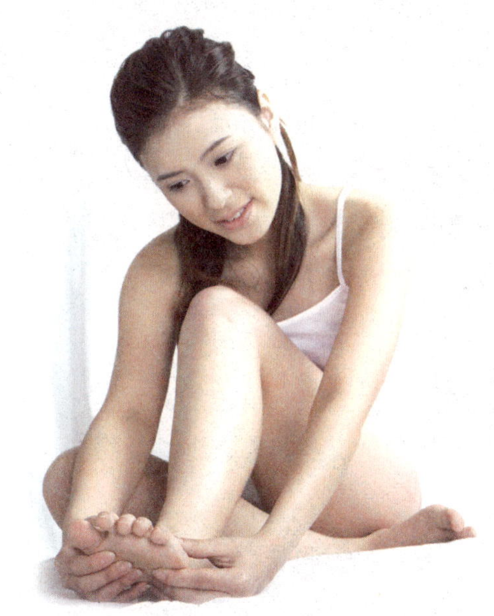

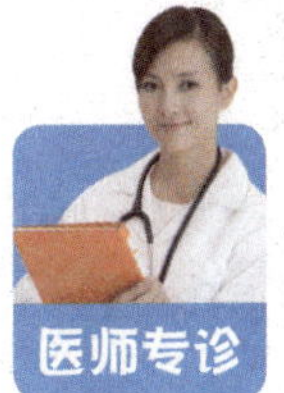


妊娠后体内发生一系列的生理性改变，有些准妈妈的乳头周围会长毛，这大都与体内皮质类固醇激素、雌激素和雄激素的水平变化有关。几乎所有的女性都有不同程度的乳毛生长问题，有的女性是乳头旁边簇生着几丛很细的绒毛；有的女性是有较长的、明显的汗毛分布在双乳之间。一般，孕期长的乳毛在生产后会逐步恢复，不需要拔除，也不建议拔除。

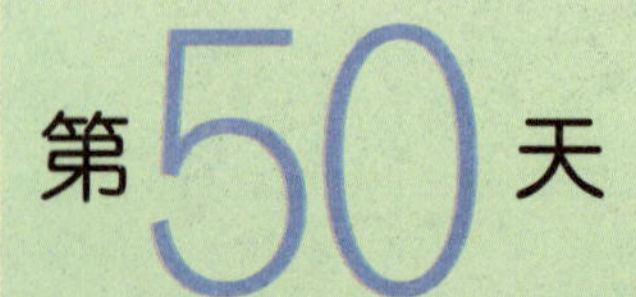

意外怀孕时，在综合考虑各种情况以后再决定要还是不要。

# 意外怀孕要还是不要

想要宝宝一定要做好充足的准备，但是如果小生命已经来临，留与不留，还要根据怀孕前后的情况而定。

如果能够排除孕前生活、饮食、用药等不良情况，并且检查无病理性的情况，准妈妈可继续妊娠，还应认真做好孕期保健和产前检查。不要盲目人工流产，不然将对准妈妈的身体造成不良的影响，对下次妊娠也会造成一定的影响。

如果孕前有影响妊娠的不良行为，要尽早咨询医生，选择合适的时间终止妊娠。

## 意外怀孕前吸烟、喝酒

如果丈夫偶尔喝酒、吸烟，要咨询相关医生，如果是长期酗酒或吸烟，最好终止妊娠。准妈妈本身吸烟、喝酒对妊娠的影响巨大。

## 吃避孕药期间意外怀孕

对于服用长效避孕药的女性，一旦避孕失败而怀孕，应尽快停止继续妊娠做人工流产。

## 带避孕环期间意外怀孕

带环怀孕后流产、胎儿畸形、胎盘早期剥离、宫内感染和出血等并发症的发生率均较高，会给胎儿和准妈妈带来不良后果。所以，应及时做人工流产，终止妊娠，以确保母体健康。

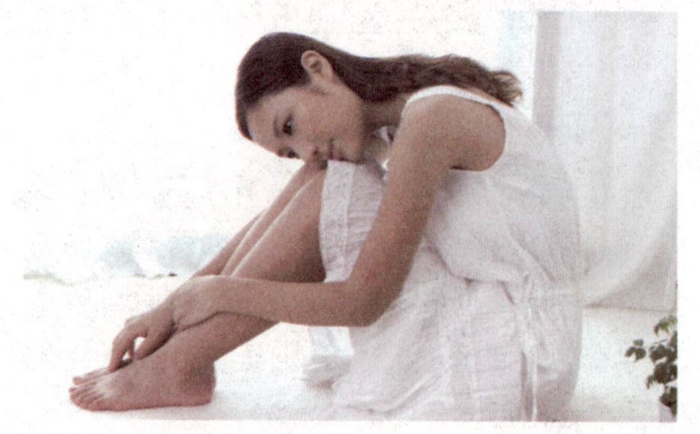

## 用药后意外怀孕

许多药物会影响精子与卵子的质量，或者导致胎儿畸形。对此应先估算受精日期，然后查看服药的时间、剂量；同时应仔细阅读药品说明书，确认是否属于孕妇慎用或禁止使用的药物等，才能估算对胎儿造成影响的大小。

## 怀孕前3个月或孕中接触放射性射线

咨询放射治疗医生的意见，医生会根据剂量的大小、准妈妈的年龄等，考虑是否终止妊娠。

## 准妈妈患有疾病

患有活动期乙肝、严重心脏病、水痘、急性风疹、胰腺炎等疾病的准妈妈，应及时到医院检查，在医生帮助下，根据实际情况选择是否继续妊娠。

孕产瑜伽对准妈妈很有益处。

第51天

# 准妈妈可以练一练瑜伽

孕产瑜伽比较舒缓，不仅有助于增强准妈妈的身体素质，控制身体的线条，还有助于准妈妈在产前保持平和的心态。

## 练习瑜伽的好处

通过瑜伽，准妈妈可以学习正确的呼吸技巧和放松方法，有利于顺产和配合生产；可以提高血液循环；促进消化功能，缓解孕期常见的不适症状；增强体力和肌肉张力，增强身体的平衡感，提高整个肌肉组织的柔韧度和灵活度，增强髋部、脊柱和腹部肌肉来支撑子宫里胎儿的重量；缓解腰酸、背疼等状况；有益于改善睡眠；缓解孕期紧张情绪，使准妈妈保持健康愉悦的状态；与成长中的胎儿建立更亲密的联系；加快产后恢复。

## 准妈妈练习瑜伽注意事项

怀孕头三个月不宜练习，最好从孕四个月开始练习，孕晚期尽量做一些舒缓的放松运动，产后最好在6周后及恶露完全结束后，才能逐步恢复瑜伽练习；在活动时应注意自我保护，避免摔跤、碰撞腹部；高龄准妈妈、习惯性流产或者有其他疾病史的准妈妈慎做；最好选择明亮、整洁、安静并且通风良好的房间；每次时间不宜过长；在家练习时，可以利用家具来保持平衡或得到支撑；要根据妊娠的情况选择适当的衣服；准妈妈最好不要赤脚练习瑜伽；选择有权威、有资历的专业机构进行指导和练习。

## 孕期不可以做的动作

后弯类动作；腹部着地的动作；有关腹部训练的动作；深度扭转类动作；迅速改变体位的动作；倒立；躺姿的动作在孕中期以后不宜；取站姿时不要外八站法；不要过度拉筋。

## 孕期宜常练的动作

“蹲”类的动作；多练习收阴；骨盆倾斜动作；靠墙做站姿的动作；扩胸运动；小腿伸展的动作。

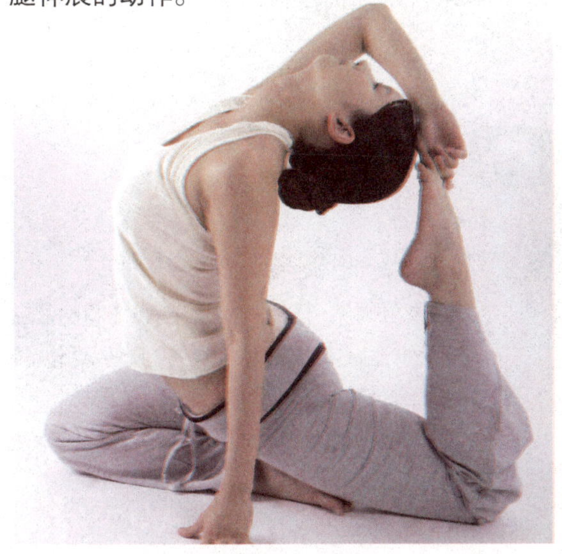

# 第52天

准妈妈最好不要化妆。

## 准妈妈可以化妆吗

在孕期，准妈妈最好少用化妆品，尽量不要浓妆艳抹。

随着怀孕月份的增加，准妈妈皮肤会变得干燥和粗糙，适当的皮肤保养是可以的，但应以淡妆为宜，因为准妈妈的皮肤比较敏感，如果使用过多化妆品，浓妆艳抹，会刺激皮肤，引起过敏。另外，化妆品中的有毒成分侵入人体后再通过胎盘，会伤害胎儿，以致发育不良，甚至致畸。

### 化妆品的选择

以无香料、低酒精、无刺激性霜剂或奶液为最佳，使用的化妆品避免含激素和铜、汞、铅等重金属，应选择品质好、有保证、成分单纯、以天然原料为主导的、性质温和的产品。要慎用祛斑霜、染发剂、脱毛剂、冷烫精、指甲油、香薰精油等美容产品。

### 使用化妆品的注意事项

每次卸妆，清洗一定要彻底，防止色素沉着；妆容不宜过重，特别是粉底；注意产品清洁，过期产品和别人的化妆品坚决不用；妊娠期不文眼线、眉毛，不绣红唇，不拔眉毛，改用修眉刀；妊娠期间不要因为孕斑的产生而使用美白产品；尽量不要涂抹口红，如有使用，喝水时进餐前应先抹去，防止有害物质通过口腔进入母体。

**准妈妈经验分享**

养颜食谱：

**银耳樱桃羹**

原料：银耳50克，樱桃30克，桂花和冰糖适量。

制作方法：将银耳用温水泡发，洗净，小火炖20~30分钟，加入樱桃、桂花和冰糖适量，调服。

注意事项：有溃疡症状者、上火者慎食；糖尿病者忌食。

营养功效：滋阴润肺，美颜润肤。

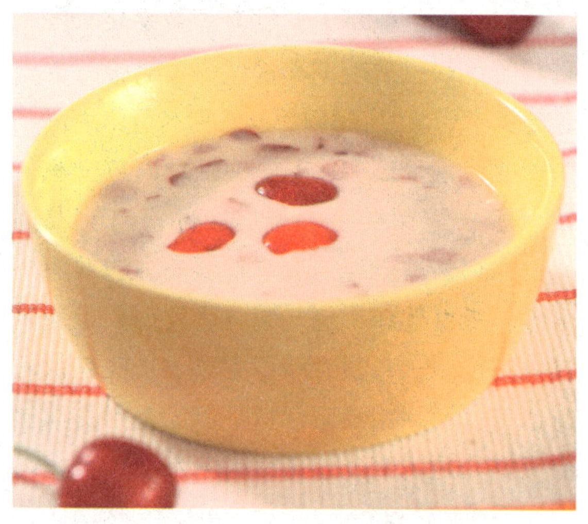

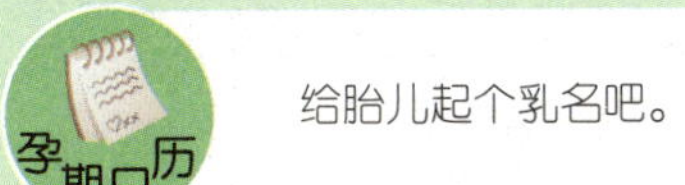


给胎儿起个乳名吧。

第53天

# 给胎儿起个名字

胎儿虽然还没有出生，给他起个名字，可使父母对他更为重视，和他“对话”更为方便。

经常呼唤胎儿的名字，能引起他的条件反射，一听到叫他的名字就知道是爸爸妈妈在和他讲话了。胎儿出生后，听到你呼唤他的名字，他会转头寻找声源，对爸爸妈妈感到熟悉，并与爸爸妈妈亲热。

当然，给胎儿起的名字要响亮一些，两个字一样，如“贝贝”“灵灵”“辉辉”等，这样容易叫容易听，也容易记住。

当爸爸妈妈轻声呼唤胎儿的名字时，他们必然会有一种温馨、亲昵的感情荡漾在心中，必然觉得胎儿已经成为家庭中不可缺少的一员——虽然他还没出生，虽然还不能见到他，但对他的身心发育和健康生长却是很有益的。

要经常用亲切的乳名呼唤胎儿，和他交流，这样可以更好地同胎儿进行感情的传递。

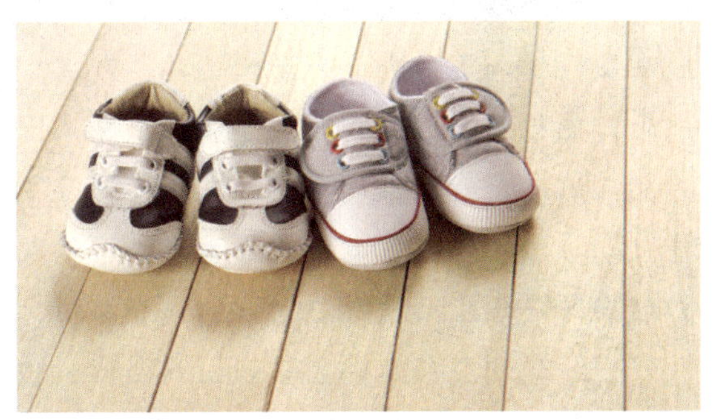

### 胎教小贴士

美国斯赛迪克夫妇的胎教方法：

1.经常用悦耳、快乐的声音唱歌给胎儿听。

2.多播放旋律优美、节奏明快的音乐，将幸福与爱的感觉传递给胎儿。

3.随时与胎儿交谈。从早上起床到晚上就寝，做了什么想着什么都跟胎儿说。

4.用富有感情和变化的声音讲故事给胎儿听，同时，要把故事转化成脑中的意象。自己必须先了解故事的内容，然后用丰富的想像力，把故事说给胎儿听。

5.多出外散步，无论见到什么，都可以讲述给胎儿听。

6.利用形象语言教育胎儿。

7.在婴儿出世以后，利用胎教材料慢慢唤起胎教时婴儿的记忆。

# 第54天

含咖啡因的食物最好不吃。

## 准妈妈远离含咖啡因的食物

准妈妈最好不要摄取含咖啡因的食物，如茶、咖啡、可乐、巧克力等，以免发生流产、胎儿体重过轻，或生出畸形儿的状况。

在怀孕期间，不要大量饮用咖啡、浓茶和可乐型饮料或含咖啡因的食品。这些饮料中大都含有较多的咖啡因，咖啡因能兴奋中枢神经，会加快胎儿心跳速率及新陈代谢速度，因此对胎儿有不良影响；咖啡因也会降低母体血液流入子宫的速度，使供给胎儿的血中氧气量与养分降低，影响胎儿的发育。此外，由于咖啡因有利尿的作用，使原本已经频尿的准妈妈更加不方便，同时会造成钙质从尿中流失，并影响铁质的吸收。容易刺激准妈妈的胃酸分泌，加重肠胃不适症状。

在妊娠期过量饮用含咖啡因的饮料，也有可能使胎儿发生腭裂、脊柱裂、无眼等畸形。

### 减少咖啡因的摄取

茶或咖啡不要泡太久，因为越浓的咖啡和茶或巧克力，所含的咖啡因就越多。

在购买饮料前注意看标示，若饮料含有咖啡因则不要喝。

尝试喝不含咖啡因的花草茶，或用水煮低咖啡因的咖啡，以尽量减少咖啡因的摄取量。

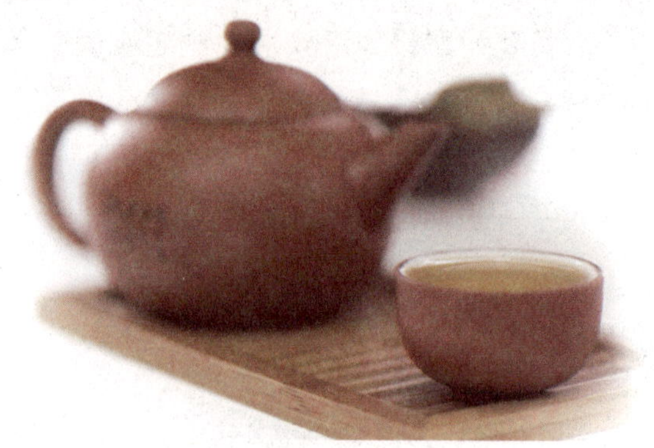

### 准妈妈经验分享

准妈妈要少吃烧烤食品，烧烤食物的性质偏向燥热，加之多种调味品的使用，如孜然、胡椒、辣椒等都属于热性食材，很是辛辣刺激，会大大刺激胃肠道的蠕动及消化液的分泌，有可能损伤消化道黏膜，还会影响体质的平衡，令人“上火”。

如果特别想吃烧烤，建议淋上点柠檬汁，它富含维生素C、柠檬酸、苹果酸以及奎宁酸等有机酸，能抑制致癌物对身体的侵害，还能抑制促进癌细胞生长的各种酶的活性。另外，烧烤时要多吃菜和水果，不仅降低热量，而且补充维生素，促进排便、降低胆固醇。

孕吐严重时，可在医生指导下服用维生素$B_6$。

第55天

# 抑制孕吐的维生素$B_6$该怎么补

适量增加维生素$B_6$的摄入，可以明显缓解准妈妈在孕早期出现的食欲不振、呕吐等早孕反应。

## 富含维生素$B_6$的食物

最好通过食物来补充维生素$B_6$，如大豆、花生、葵花子、香蕉、核桃、动物肝脏、蛋黄、鱼类等。维生素$B_6$在麦芽糖中含量最高，每天吃1～2勺麦芽糖不仅可以抑制妊娠呕吐，而且能使准妈妈精力充沛。

## 维生素$B_6$制剂

对于准妈妈来说，怀孕的前两个月，每天服用10毫克维生素$B_6$能够明显减轻呕吐等早孕反应。如果妊娠反应较重，则可以在医生的指导下加大维生素$B_6$的剂量，不应自己随意加大剂量，否则容易造成胎儿对维生素$B_6$的依赖。

维生素$B_6$要在酸性环境中才能比较稳定，叶酸则需要碱性的环境。所以，维生素$B_6$不能和叶酸一起服用，时间最好间隔半个小时以上。

## 维生素$B_6$还可以缓解压力

通过补充维生素$B_6$，还可以缓解准妈妈的精神紧张和抑郁。准妈妈在妊娠期间会发生的手足水肿、小腿痛等都可以通过服用维生素$B_6$缓解。维生素$B_6$还可以预防牙齿疾病。在胎儿5个月时，中枢神经系统迅猛发育，最需要维生素$B_6$。

### 准妈妈经验分享

缓解孕吐食饮：

**姜汁米汤**

取生姜汁5~7滴，加入米汤内，连续饮服。

**橙子煎汤**

橙子1个，洗净，切4瓣（带皮），加蜂蜜少许，煎汤取汁代茶饮。

**西瓜汁**

西瓜绞汁，连续饮服。

**雪梨浆**

大雪花梨1个，切薄片，水煮片刻，放凉后，不限时频饮。

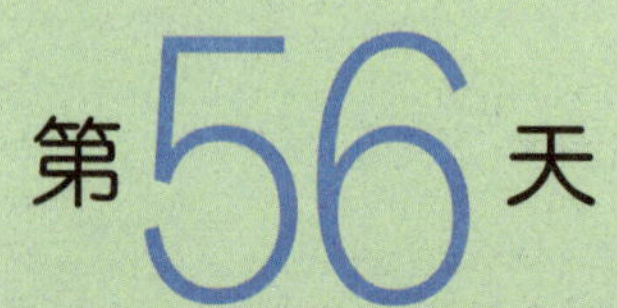

上班的准妈妈最好准备一条毛巾和若干呕吐袋。

# 上班时妊娠反应严重怎么办

在办公室里准备好毛巾、呕吐袋，尽量让自己的位子离洗手间近一些，以方便呕吐时尽快到达。

## 吃好工作餐

上班期间要注意补充水分，多喝水，上班前在包里带上几个水果，有条件的话也可以自己带些可口的饭菜作为工作餐。

## 吃点小零食

空腹易加重妊娠反应，上班时带些小食品，在不影响工作的情况下，随时吃一点。

## 放松心情

放松心情，注意控制自己的情绪，可以听听音乐，做做深呼吸、冥想等。否则，准妈妈焦虑、神经紧张，会释放出能使血压升高的激素，胎儿能够通过胎盘感受到这种激素，从而感知到妈妈很紧张，这对胎儿的生长是不利的。

## 工作有张有弛

集中精力工作是缓解妊娠反应的一种有效办法，每天都制定自己的工作计划，当然也要控制工作量。

工作之余，多和同事聊聊天，取得理解和帮助。

## 尽量避开刺激物

安排日常生活时，尽可能地避开易引发呕吐的刺激物。

## 穿舒服一点

穿宽松一点的衣服，看起来比较舒服；注意保暖，但是也不要过厚，以免孕吐时烦躁的情绪引起燥热；选择色调明快、柔和甜美的图案，有利于稳定情绪。

## 要有午睡

安排午睡，可以使准妈妈神经放松，消除劳累，恢复活力，既有利于下午的工作，又有利于胎儿的生长。

## 缓解孕吐食谱

### 绿豆粥

原料：绿豆50克，粳米250克，冰糖适量。

制作方法：将绿豆、粳米淘洗干净；沙锅内放入适量清水，放入洗净的绿豆、粳米，用旺火烧沸，转用文火熬成粥，然后加入冰糖，搅拌均匀即可。

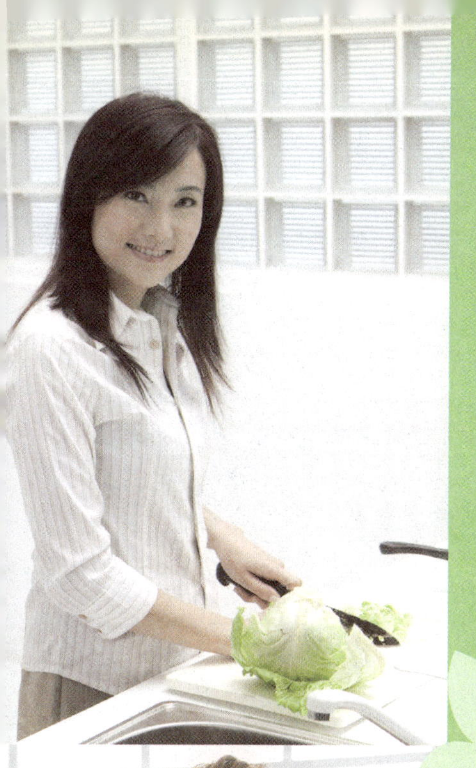

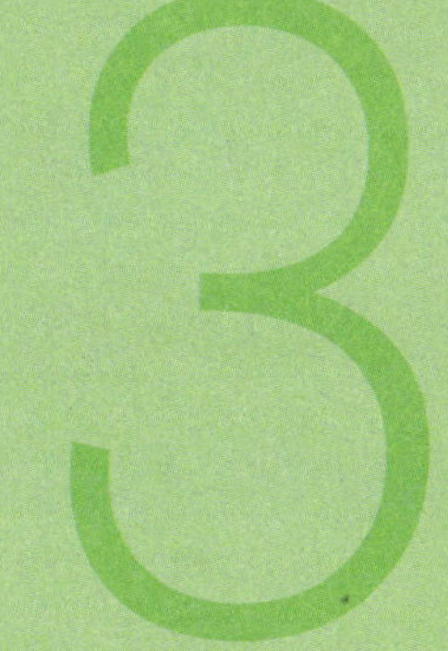

# 第3个月

DI-SAN GE YUE

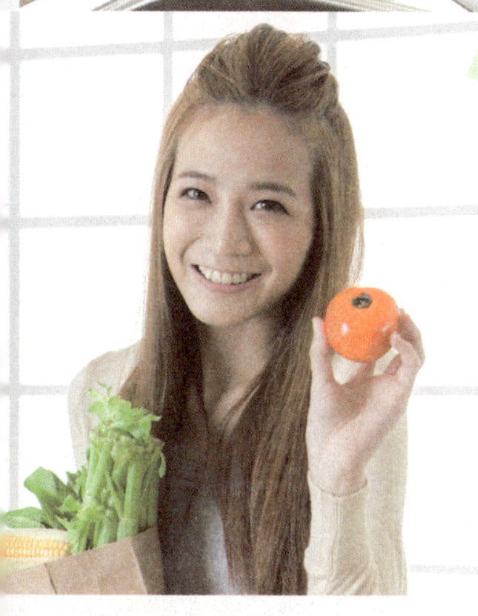

## 孕吐逐渐好转了

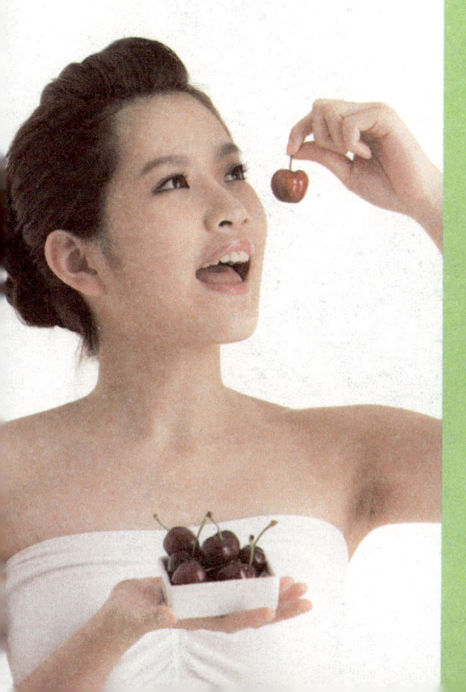

# 第57天

准妈妈不要睡过软的床。

## 准妈妈腰酸背痛最好睡硬床垫

硬床垫才能给身体坚实的支撑，缓解肩部和臀部的压力，有益于准妈妈的睡眠，能够缓解孕期的腰酸背痛。

妊娠期，腰酸背痛是一种生理性反应，一般在分娩后，腰椎前方负担减轻，体内激素恢复到孕前水平，症状就会慢慢消失。

### 床垫的选择

虽然软床垫柔软舒适，但会让准妈妈感觉更疲劳，侧卧时，脊柱会不同程度地向侧面弯曲，长期下去会使脊柱结构与形态发生异常，压迫神经，加重腰肌负担，从而增加了准妈妈腰痛与腿痛的发病率。而且太软的床不易翻身，对准妈妈和胎儿均不利。

睡硬板床当然也是不好的，睡硬板床会使准妈妈缺乏对身体的缓冲力，从而转侧过频，多梦易醒。

所以，不要选用过硬或过软的床垫，最好是睡棕垫床或者硬床上铺9厘米厚的棉垫为宜。理想的床垫应是感觉到身体贴着床垫，床垫与肩、腰、臀完全贴合，不留空隙，脊椎骨保持自然放松状态。

### 床上用品的选择

床上用品最好都是棉制品，不宜使用化纤混纺织物作被套及床单。

枕头以9厘米（平肩）高为宜。过高迫使颈部前屈而压迫颈动脉，使大脑血流量降低而引起准妈妈脑部缺氧。不要过软，以免起不到支撑颈部的作用。注意及时更换、晾晒枕头。

准妈妈切不可睡电热毯，以防造成胎儿畸形和大脑发育不良。

排骨架下面最好不要储藏被褥和其他杂物，这样会不利于通风排汗，而且物品也很容易受潮，排骨架还要定期检查，以免出现危险。

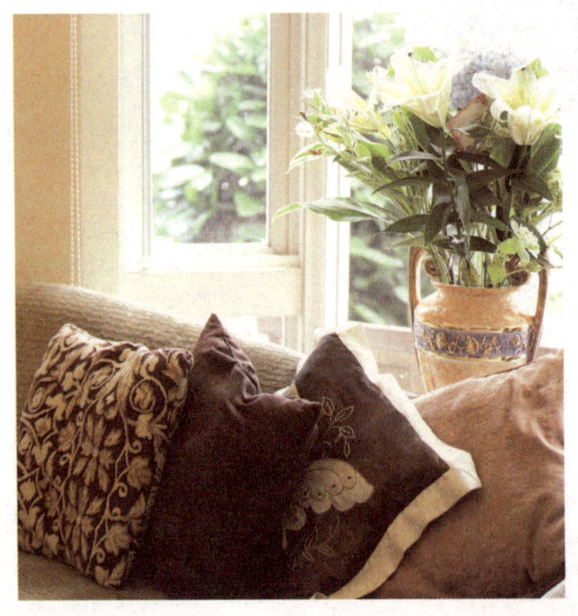

胎儿很喜欢听准妈妈讲故事。

第58天

# 胎儿最爱听绘声绘色的精彩故事

准妈妈或家人经常给胎儿讲故事，能给胎儿的大脑新皮质输入最初的语言信号，为宝宝后天的学习打下基础，能促进其出生以后在语言及智力方面的良好发育。

## 给宝宝讲故事是最好的语言胎教

怀孕20周时，胎儿的听觉功能已经完全建立，准妈妈的说话声不但可以传递给胎儿，而且胸腔的振动对胎儿也有一定影响。因此，准妈妈要特别注意自己说话的音调、语气和用词，以便给胎儿一个良好的刺激印记。语言胎教要求准爸爸准妈妈共同参与，因为男性的低音是比较容易传入子宫内的，久而久之，也不失为一种良性的声波刺激。准爸爸准妈妈要把胎儿当作一个懂事的宝宝，经常和他说话、聊天或唱歌谣给他听。这样，不仅能增加夫妻间的感情，还能把爸爸妈妈的爱传递给胎儿，对胎儿的情感发育具有莫大益处。

## 故事中有胎儿最需要的大量高质量的语言

准妈妈或准爸爸可选一首浅显的古诗、一首纯真的儿歌、一段动人的故事讲述给胎儿听。如此丰富、生动的语言，对胎儿是十分有益的。

将优雅的文学作品或诙谐有趣的儿童故事等以柔和的语言传达给胎儿，选一则你认为读来非常有意思、能够感到身心愉悦的儿童故事、童话或童诗，将作品中的人、事、物详细清楚地描述出来，让胎儿融入故事描绘的世界中。在念故事前，最好先将故事的内容在脑海中形成影像，以便比较生动地传达给胎儿。

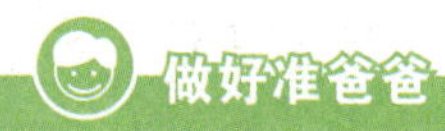


古诗一首：

**饮湖上初晴后雨**

苏轼

水光潋滟晴方好，山色空蒙雨亦奇。
欲把西湖比西子，淡妆浓抹总相宜。

# 第59天

准妈妈比较容易发生便秘。

# 孕期便秘怎么办

便秘是怀孕早期的一种普遍现象，是因为体内过高的激素使肠道肌肉松弛、消化能力下降，如果怀孕前已有便秘的问题，则怀孕后程度会加重。

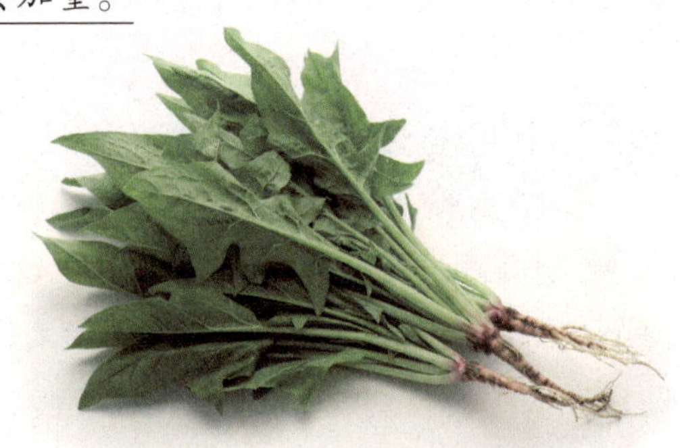

## 便秘是准妈妈的常见病

便秘是准妈妈的常见病和多发病之一。因为怀孕期间黄体素分泌增加、胃酸分泌减少，使胃肠道蠕动减缓，所以准妈妈更容易发生便秘。

一些准妈妈因为在饮食上过于精细，含渣的食物太少，加上活动量不够，也会造成排便困难。

在怀孕后期，胎儿和子宫日益增大，对直肠产生一种机械性压迫，也会引起便秘。

## 不要擅自用药

如果已发生便秘，切不可乱用泻药，特别是怀孕后期，非常容易引起早产或者流产。

## 便秘的防治

（1）多喝水，尤其每天起床后空腹饮一杯温开水，有刺激肠蠕动的作用。养成定时大便的习惯，保证每天排便一次，一有便意就要及时如厕。

（2）多吃富含纤维素的食物，多吃粗粮、杂粮，少吃精细米面，注意谷豆混着吃，营养价值更高。同时限制糖类和人工合成的食物的摄入。

（3）准妈妈要多吃含丰富纤维的蔬菜，如芹菜、韭菜、白菜、菠菜、丝瓜等，可增加肠道蠕动。

（4）适量的运动可增强准妈妈的腹肌收缩力，促进肠道蠕动，预防或减轻便秘。工作时要经常变换姿势，避免久坐或久站。

（5）可以适当摄入优质高蛋白质的食物，如瘦牛肉、瘦猪肉、蛋白粉、酸奶等，尤其是富含双歧杆菌等益生菌的酸奶，可改善胃肠内菌群，抑止腐败细菌的繁殖，使肠内环境干净。

（6）在医生指导下，适当服用有温和通便作用的药物，如果导、麻仁滋脾丸等。如果比较严重，可选用开塞露或甘油栓，但必须由医生指导进行。

锌对人体有重要作用。

第60天

# 补锌有利于胎儿的神经系统发育

缺锌的准妈妈要在医生指导下适量补锌，也可适当多吃含锌的食物。

如果妊娠早期缺锌，可干扰胎儿中枢神经系统的发育，严重的可造成中枢神经系统畸形；妊娠晚期缺锌，可使胎儿的神经系统发育异常。

锌是促进胎儿生长发育的重要元素之一，是体内物质代谢中很多酶的组成成分和活化剂。锌在核酸、蛋白质的生物合成中起到重要作用。锌参与糖类和维生素A的代谢过程。锌还具有维持胰腺、性腺、脑垂体、消化系统和皮肤正常功能的作用。锌也是胰岛素的成分之一，与胰岛素的活性有关。

孕早期的准妈妈每日宜摄入锌15毫克；孕中期、孕晚期准妈妈每日需摄入锌20毫克。

锌的来源广泛，但动物性食物和植物性食物的锌含量与吸收率有很大差异。牡蛎含锌量最高，每千克可达1克以上；动物性食品含锌量也较高，如牛肉、猪肉、羊肉及肝脏、蛋类每千克在20～50毫克；鱼类和其他海产品每千克在15毫克左右；牛奶及奶制品每千克在3～15毫克；豆类及谷类每千克在15～20毫克；而蔬菜和水果含锌较低，一般每千克在10毫克以下。过细的食品加工过程可导致锌大量丢失，例如将小麦加工成精面粉去掉了约80%的锌。

目前含锌药物主要有硫酸锌、氧化锌和葡萄糖酸锌等，但人体对药物性锌的吸收率较低，仅为10%左右，所以补锌时以不超过正常人每日需要量（成人为15毫克）的10倍为限，即每日不超过150毫克。

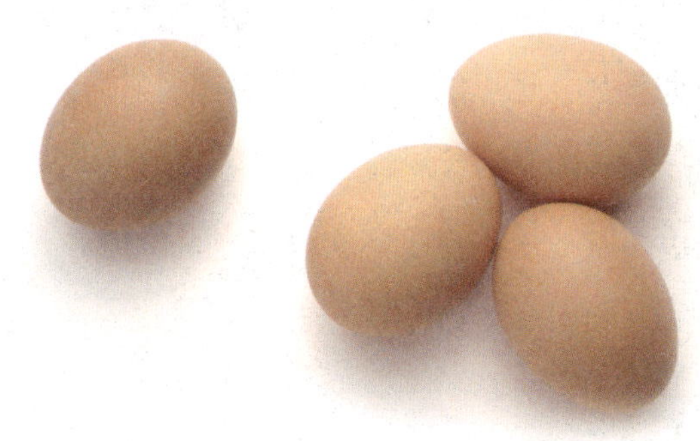

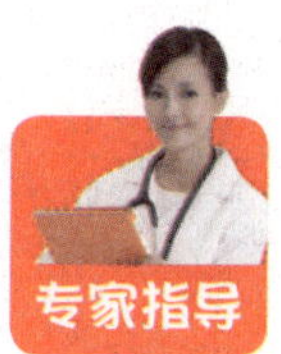


怀孕18周以内的准妈妈最好不做B超，尤其是在怀孕早期。因为怀孕2个月内若过多做B超，可使胚胎细胞分裂与人脑成形受到影响。过多做B超，会抑制胎儿生长发育，产生畸胎或死胎。当然若是怀疑为畸胎、需要进行检查者则属例外。

# 第61天

孕期日历　少吃易产气食物，以免加重孕早期胀气。

## 如何缓解孕期胀气

准妈妈胀气最明显的时期，通常发生在孕早期，是由体内激素分泌水平改变而产生的。

怀孕之后，准妈妈胃部排酸能力较差，胃酸相对过高，体内黄体素逐渐增高，而黄体素会使肠的蠕动能力变差，排泄功能自然也受影响，此时就会出现胀气和便秘的症状。

孕早期胀气多可自行缓解，如果准妈妈本身就有肠胃方面的疾病，孕期胀气的时间会持续比较久，持续到怀孕四五个月。

### 少吃产气食物

胃胀气、消化不良的准妈妈要避免食用产气食物，要少食多餐、细嚼慢咽，要多补充纤维素、多喝温开水。在饮食上除了要控制蛋白质和脂肪摄入量，烹调时添加一些大蒜和姜片，也可以减少腹胀气体的产生。

### 少量多餐

一天吃6～8餐，不要一下吃太多食物。

### 适当按摩

缓解孕期胀气的按摩方式：温热手掌后，从右上腹部开始，采用顺时针方向，以右上、左上、左下、右下的顺序循环按摩10～20圈，每天可进行2～3次。最好在吃完饭一小时以后做，还要注意按摩时要力度不要过大，并稍微避开腹部中央的子宫位置，以免强烈刺激子宫造成流产。

### 补充水分

补充足量水分，防止大便干结。准妈妈每天至少要喝1500毫升的水，充足的水分能促进排便，最好每天排一次大便。

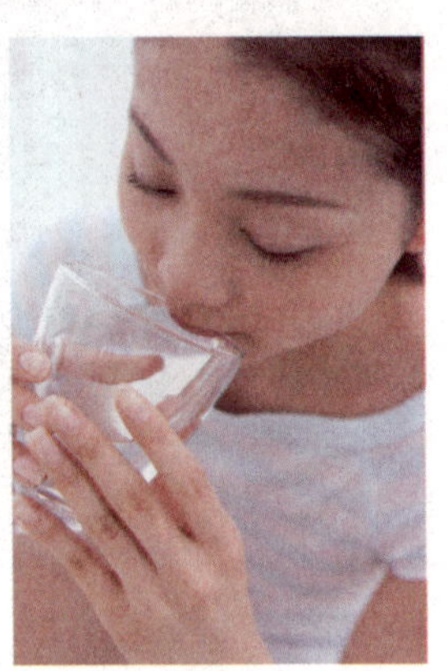

### 准爸爸帮帮忙

废品也可以利用，准爸爸可以和准妈妈一起做个简单的手工——废拖鞋变花瓶。不穿的废拖鞋，可以把鞋底比鞋面长的部分剪去，这样就剩一个漏斗状的半截拖鞋；用家里的废旧花布或旧衣服，沿着这半截拖鞋包好、缝住；再延鞋帮缝上一条蕾丝花边，漂亮的花瓶就做好了，里面插上干花，既可以摆放，也可以挂墙上。

准妈妈要避免患感冒，更要避免发高烧。

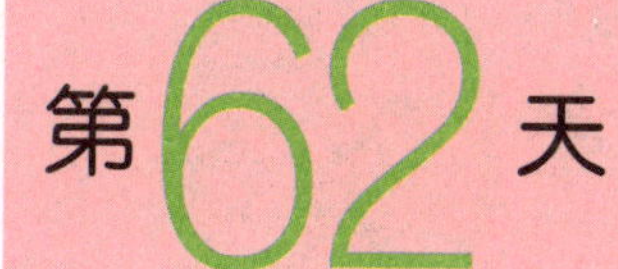


# 准妈妈感冒、高烧要及时处理

孕早期是胚胎发育器官形成的初期，也是最敏感的时期，准妈妈一旦患感冒或高烧，一定要及时处理。

处于孕早期的准妈妈身体抵抗力较弱，很容易受到这些细菌、病菌的感染。流感和不当用药都可能影响到胎儿的生长发育，出现低能、弱智、早产、流产等。如果在怀孕早期发高烧，婴儿患脊柱裂的危险性也会有所增高，高烧还会使细胞里的蛋白质变性，导致畸形、流产甚至死胎。

## 准妈妈患感冒怎么办

准妈妈在怀孕期间对待感冒的原则还是应以预防为主，加强体质锻炼，控制感染，尽量不要去人多的地方。如果患了感冒，也不要紧张，应多休息，多饮水，多吃清淡易消化的食物，避免滥用药物。一般的感冒症状较轻，如流清涕、打喷嚏，对胎儿影响不大，也不必服药，休息几天就会好的。若患流行性感冒，且症状较重，则对胎儿影响较大，此间服药对胎儿也有较大风险，必须在医生指导下用药。

## 准妈妈高烧怎么办

准妈妈的体温如果持续过高，超过38℃以上，可能会影响胎儿成长，造成流产。如果是一般性的感冒引起的发烧，对胎儿不会有太大的影响。但如果是感染性的高烧，对胎儿的影响就比较大了，应尽快降温，可在额部、颈部放冰块或服药降温，但一定要在医生指导下进行，避免乱用阿司匹林之类的退热药。

另外，发烧超过39℃，要排除肾盂肾炎的可能；久咳不愈，要排除肺炎的可能。

## 预防最重要

勤洗手；经常做搓手动作；用冷水洗脸洗鼻；常用盐水漱口；尽量不去公共场所；经常开窗透气；注意收看天气预报，及时增减衣物；多喝白开水；避免在空调房间久待。

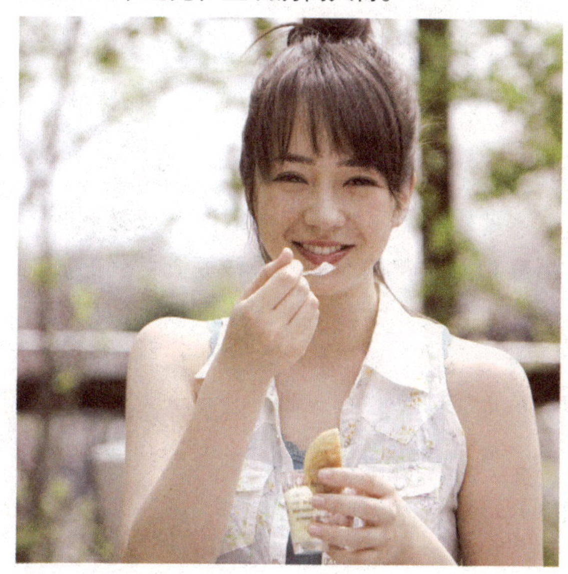

# 第63天

当身体出现头痛、尿频等不适时，准妈妈不要太过担心。

## 孕期哪些不适是正常现象

孕期由于体内激素的变化和身体处于特别压迫下，往往会出现一些不适症状，有些是正常的生理变化，不要担心。

### 头痛

与准妈妈体内水分的滞留及精神因素有关，有些准妈妈在妊娠中晚期，症状会减轻或消失。如果在妊娠晚期头痛，可能是妊高征引起的。

应避免过多摄取含盐、碱的食物，注意休息及调整情绪。

### 腰酸背痛

妊娠时因受激素的影响，关节韧带松弛，子宫增大，压迫盆腔组织与神经，准妈妈常会感到腰酸背痛。

散步和适度的运动可预防腰背疼痛，要注意充分休息，穿低跟鞋，不要长时间站立。

### 尿频

准妈妈子宫慢慢变大时，造成骨盆腔内器官相对位置的改变，导致膀胱承受的压力增加，使其容量减少，即便有很少的尿也会使准妈妈产生尿意，进而发生尿频。到了孕期的第4个月，由于子宫出了骨盆腔进入腹腔，膀胱所受压力减轻，因此症状就会慢慢地减缓。

### 多汗

这是因为妊娠期血中皮质醇增加，肾上腺皮质功能处于亢进状态，再加上准妈妈基础体温增高，植物神经功能改变，引起血管舒缩功能不稳定，皮肤血流量增加，于是出汗增多。

多补充水分、多吃水果，避免过度劳累，勤洗澡、勤换衣，不要多吹电扇或长时间待在空调房间。

### 牙龈出血

有些准妈妈在孕早期，出现牙龈红肿、出血、疼痛等表现，是由于怀孕后雌激素和孕激素增多，牙齿毛细血管充血、扩张、脆性增大所致。注意口腔卫生，多吃富含高蛋白、维生素C、钙的食物和新鲜蔬菜、水果。

### 小腿痉挛

孕中晚期，有些准妈妈会出现腿肚子抽筋的现象，这多是因为缺钙或受凉。另外，准妈妈的腹部体积增大，加重了腿部肌肉的负担，也可能会导致抽筋。

在睡前进行足部按摩，或将腿抬高一些就寝也可预防腿部抽筋；不要穿高跟鞋走路，注意不要过于疲劳；注意在医生指导下补钙。

准妈妈可以给胎儿讲个故事。

第64天

# 怎么给胎儿讲故事

准妈妈必须充满感情地对胎儿讲话或讲故事，发出的声音要欢快、明朗、柔和，最好带着笑声，这样容易感染胎儿。

## 讲的内容要熟悉

向胎儿叙述的事物要是自己熟悉的、能理解的，而且要声情并茂、绘声绘色地讲，就像托儿所里的阿姨对两岁左右的孩子讲话一样。讲话结束时，不要忘记对胎儿说："你真是一个聪明的孩子，妈妈讲的故事你都听懂了。"使胎儿具有自信，并喜欢听妈妈说的话。

## 讲的要形象

准爸妈要把每一页的画面细细地讲给胎儿听。胎儿虽然不能看到画册上画的形象或外界事物的形象，但准妈妈用眼看到的东西，胎儿可以用脑"看"到即感受到。准妈妈看东西时受到的视觉刺激，通过生动的语言描述就视觉化了，胎儿也就能感受到了。

## 形象与声音相结合

先在头脑中把所讲的内容形象化，像看到影视的画面一样，然后用动听的声音将头脑中的画面讲给胎儿听。例如，讲《小猫钓鱼》的故事时，要声情并茂地描绘小猫兴冲冲去钓鱼和后来在河边三心二意的样子，有声有色地讲述河边美丽的花草和翩翩飞舞的蝴蝶，栩栩如生地表现小猫又想抓蝴蝶又想钓鱼的心情，惟妙惟肖地流露小猫最后一条小鱼也没有钓到的懊丧感觉。这样，你就和胎儿一起进入了小猫活动的世界，小猫遇到的种种事物及其个性特点，也就通过形象和声音输入到胎儿的头脑里了。

## 把形象和情感融合起来

如你到公园里散步，就用这样的心情把所见所闻讲给胎儿听：儿童乐园里的小朋友们玩得多么高兴呀，他们在笑，他们在跳，小宝贝，你看见了吗?你听到了吗?等你长大了，妈妈带你到这里来和小朋友玩，一起笑，一起跳。

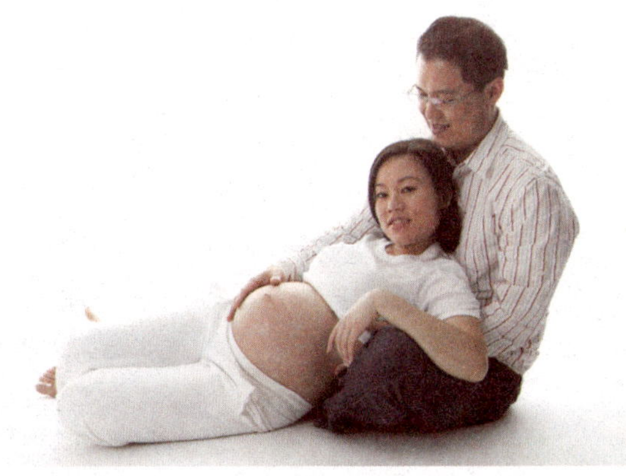

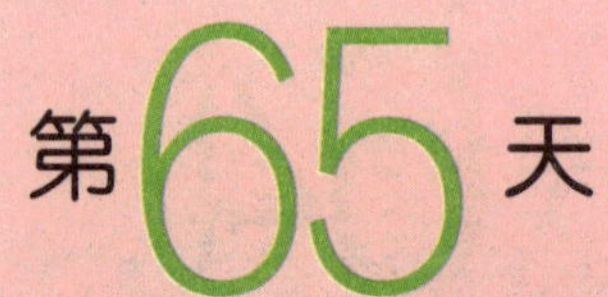

准妈妈的情绪也会影响胎儿的发育。

# 准妈妈情绪不好，宝宝易患兔唇

孕早期，如果准妈妈受到惊吓、恐惧、忧伤、悲愤等严重刺激，或其他原因造成的精神过度紧张，易导致胎儿患兔唇。

孕7～10周，是胚胎腭部和脏器发育的关键时期，如果在这个时期胚胎受到一些不利因素的影响，如准妈妈情绪极度不安、抑郁、夫妻之间经常争吵等，会使其唇、腭发育受到障碍，就会产生唇裂或腭裂畸形。

妊娠早期受震惊、恐吓会使准妈妈精神紧张，造成皮质激素分泌增加，准妈妈情绪不好时还会分泌出一些有害激素，通过胎盘传递给胎儿。同时还可导致血管收缩，血流加快、加强，直接危及胎儿。

## 准爸爸多照顾准妈妈的情绪

妊娠期间，丈夫应承担更多的责任，处理好夫妻之间的一些矛盾，与妻子共同承担压力，避免给予妻子不良的刺激，以保证妻子的情绪与心理处于最佳状态，使妻子与胎儿进行最佳的信息沟通与情感交流。夫妻双方应互相尊重，互相理解，耐心倾听对方的意见，理智地、心平气和地对待彼此间的分歧。

## 影响唇腭裂的其他因素

家族遗传；准妈妈的不良生活习惯；高龄怀孕；准妈妈在孕期前3个月营养缺乏，特别是维生素和叶酸缺乏；孕期用药不慎，服用阿司匹林、皮质激素等药物；准妈妈摄取维生素A过量；接触放射线及有毒物质；准妈妈患风疹等病毒感染性疾病。

### 准妈妈经验分享

缓解烦躁的食谱：

**地黄枣仁粥**

**原料：**生地30克，酸枣仁30克，粳米100克。

**制作方法：**酸枣仁研细，水煎取汁100毫升，生地水煎取汁100毫升。粳米洗净，煮成粥加入药汁，再煮沸。早晚温服。

**注意事项：**肠胃有问题时慎用。

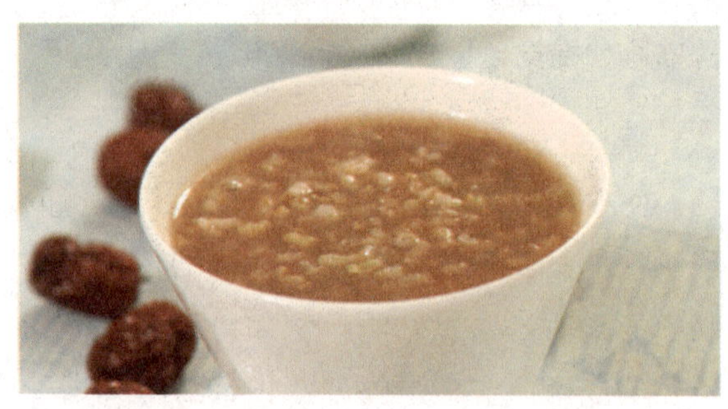

**营养功效：**滋阴、清热、除烦，适用于阴虚所致妊娠心烦。

孕期日历

核桃对于准妈妈来说是一款优质零食。

第66天

# 多吃核桃有利于胎儿大脑发育

核桃仁不仅外形与人脑极为相似，而且核桃仁的营养结构与人脑的需求极为符合，并且很容易被人体吸收。

核桃仁含不饱和脂肪酸、磷脂、蛋白质等多种营养素，可补充准妈妈所需脂肪，核桃仁的营养成分对于胎儿的脑发育非常有利。准妈妈可每天吃2～3个核桃。

## 含大量脂肪和蛋白质

核桃中含有大量的脂肪和蛋白质，它们是大脑最好的营养物质，常吃核桃仁对大脑神经及周围神经系统有益。

## 含有健脑物质赖氨酸

核桃的蛋白质中还含有一种对人体极为有益的物质——赖氨酸。它是健脑的重要物质，能够给予大脑神经所需的营养，有助于提升孩子的智力，增强记忆力。

## 含有维生素B和维生素E

核桃含有丰富的维生素B和维生素E。B族维生素是重要的神经营养物质，参与机体内蛋白质、脂肪、糖的代谢，能使脑细胞的兴奋和抑制处于平衡状态。而维生素E具有防止脑细胞衰老的功效，从而增强记忆力、强健大脑。

## 含有健脑作用的卵磷脂

核桃中的卵磷脂，对脑神经有良好保健作用。它可以提高大脑活力，加快脑部神经细胞之间的信息传递，从而使神经系统顺畅地传递信息，达到安定神经、增强记忆和提高学习效率的目的。

因此为了宝宝的聪明健康，准妈妈宜常吃核桃仁。

准妈妈经验分享

### 虎皮核桃仁

原料：核桃仁500克，白糖125克，香油500克，精盐3克。

制作方法：将核桃仁用开水烫一下，用竹签挑去内衣皮，再用清水冲洗干净；锅内加入白糖和清水，投入核桃仁用小火煨，至糖汁黏稠并包在核桃仁上，离火；锅内放入香油，用旺火烧至四成热时，将核桃仁倒入，改用小火炸至金黄色捞出，冷却后即可。

营养功效：含有丰富的蛋白质、脂肪、碳水化合物、铁、锌、维生素$B_1$、维生素$B_2$、烟酸的含量最丰富。对于孕早期宝宝脑的发育有良好的作用。

# 第67天

孕期日历

准妈妈要避免给腹部增加压力的动作。

## 孕期要避免频繁弯腰、伸腰

随着月龄的增加，胎儿的体重对准妈妈的脊椎压力逐渐加大，准妈妈要尽可能地避免须俯身弯腰的动作，以免给脊椎造成过大的负担。

准妈妈擦、抹家具，扫地、拖地，洗晾衣服时，要注意不可劳累，不要长时间弯腰压迫到腹部，或剧烈伸腰，拉扯到腹部。到孕晚期更不可弯腰干活，拖地板不可用力过猛。

如果准妈妈需要从地面捡拾起什么东西，不要直接弯腰，那样会压迫腹部，对胎儿不好。正确的俯身动作是慢慢地轻轻向前，首先屈膝并把全身的重量分配到膝盖上，然后落腰下蹲，将东西捡起放在膝上，再起立将东西拾起。放东西也是一样，先屈膝，然后落腰下蹲，放下东西后，双手扶腿慢慢起立。

### 缓解腰痛的食谱

#### 鸡肝粥

原料：鸡肝100～150克，粳米100克，葱、生姜、黄酒、香油、精盐、味精各适量。

制作方法：鸡肝洗净后，切成小块，备用；葱择洗干净，切成碎末；生姜去皮，洗净，切成碎末；清水适量，加入鸡肝，上火煮，将沸时，撇去浮沫，沸后，加粳米、姜末、黄酒，改文火熬煮，米烂时，再加入精盐、味精、葱末、香油调味，即可服食。

营养功效：补肝益肾，健脾和胃。含有丰富的蛋白质、脂肪、碳水化合物、铁、钙、磷、维生素A、维生素$B_1$、维生素$B_2$、烟酸、维生素C等物质。

#### 花生粥

原料：花生仁45克，山药30克，粳米100克，冰糖适量。

制作方法：分别将花生仁及山药捣碎后与粳米同煮为粥，待粥熟，加入冰糖调匀即可。

营养功效：滋补肝肾，预防贫血。

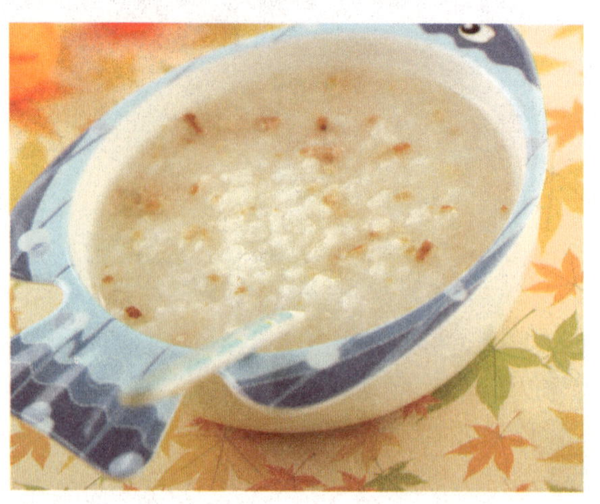

准妈妈可适当清洁一下舌苔。

第68天

# 怎么去除准妈妈口腔中的异味

怀孕后舌苔常较厚而腻，加上准妈妈一般刷牙时又不敢太用力，以免引发恶心加重呕吐不适，这种情况下准妈妈常出现口腔有异味的情况。

准妈妈常见的口中异味的原因有：孕早期的孕吐；口干舌燥，唾液的分泌量减少，引起口中细菌过度生长；牙齿疾病，如牙龈炎；喜欢吃气味较为强烈的食物，如大蒜、洋葱、咖啡、辣椒等。可以通过以下几种方式来消除口中异味。

## 重视怀孕期口腔卫生

掌握口腔保健的方法，坚持每日两次有效刷牙。有证据表明，如果能完全保持口腔卫生，牙龈炎症将很难产生。对于容易感染蛀牙的准妈妈，可以适当用一些局部使用的氟化物，如氟化物漱口液、氟化物涂膜等。

## 定期口腔检查

口腔疾病往往引发口中异味，定期检查，及早防治蛀牙、牙周炎、牙龈炎。孕前就要进行口腔检查，孕中如需治疗，在孕中期进行最佳。

## 增加营养摄入，保持营养平衡

除了充足的蛋白质外，维生素A、维生素D、维生素C和一些无机物如钙、磷摄入也十分重要。怀孕期间增加摄入营养物质，不仅可以使母体组织对损伤的修复能力增强，对胎儿的牙齿发育也很有帮助。

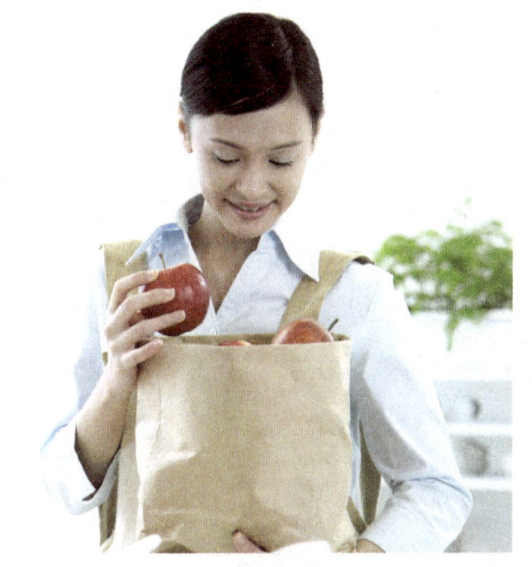

## 清洁舌苔

清洁舌苔既去除了口腔异味，又可恢复舌头味蕾对于味道的正确感觉，而不至于对食物口味越吃越重。但要注意力度，以免引起呕吐，造成腹部收缩而影响到胎儿。

## 常漱口、喝水

多喝白开水，既可去除口中异味，也可加快体内血液循环。多咀嚼，细嚼慢咽，促进唾液的分泌。

## 保持肠胃功能良好

不要吃太多味重、辛辣、生冷的食物，以免增大胃肠道负担，造成口中异味。

# 第69天

孕期日历　优美的古诗能给人以美的感受。

## 古诗欣赏

古诗词有着深厚的文化内涵，是对胎儿很好的文化熏陶。

### 小 池

杨万里

泉眼无声惜细流，
树荫照水爱晴柔。
小荷才露尖尖角，
早有蜻蜓立上头。

### 春 晓

孟浩然

春眠不觉晓，
处处闻啼鸟。
夜来风雨声，
花落知多少？

### 静夜思

李白

床前明月光，
疑是地上霜。
举头望明月，
低头思故乡。

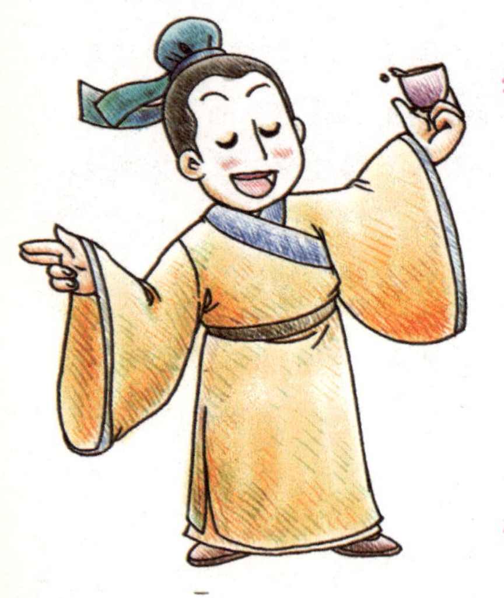

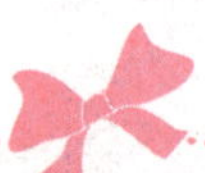

### 望庐山瀑布

李白

日照香炉生紫烟，
遥看瀑布挂前川。
飞流直下三千尺，
疑是银河落九天。

### 绝句

杜甫

迟日江山丽，
春风花草香。
泥融飞燕子，
沙暖睡鸳鸯。

准妈妈尽量避免开车。

第70天

# 开车上下班的准妈妈应注意什么

开车上下班的准妈妈要注意开车的时间不宜太长，开车一定要系上安全带，并注意避免车速过快。

## 孕早期和晚期尽量不开车

孕早期的准妈妈由于体内激素的变化，心理状态不稳定，神经比平时更敏感，注意力容易分散，也容易产生困倦、疲劳，对于需要高度集中精神的开车来说是不适合的。

孕晚期避免开车，也不要乘飞机出行或搭乘震动较大的交通工具出行。准妈妈驾车时习惯前倾的姿势，容易使子宫受到压迫，产生腹部压力，特别是在怀孕初期和怀孕七八个月时，最容易导致流产或早产。

## 注意车内空气

尤其要注意经常开窗通风。车内开放空调时，多习惯关紧门窗，空气难以流通，会积攒很多细菌，因此，最好通过开窗通风来降温，同时还能促进空气流通。

## 时间不宜过长、速度不宜过快

坐的时间过久，会使准妈妈骨盆和子宫的血液循环不好，开车时长期处于震动和摇晃之中，对准妈妈来说过于疲劳，可能会引起不正常的胎动和腹痛。每次不宜超过1个小时。

速度过快，遇到紧急刹车时，方向盘容易冲撞腹部，引起破水。

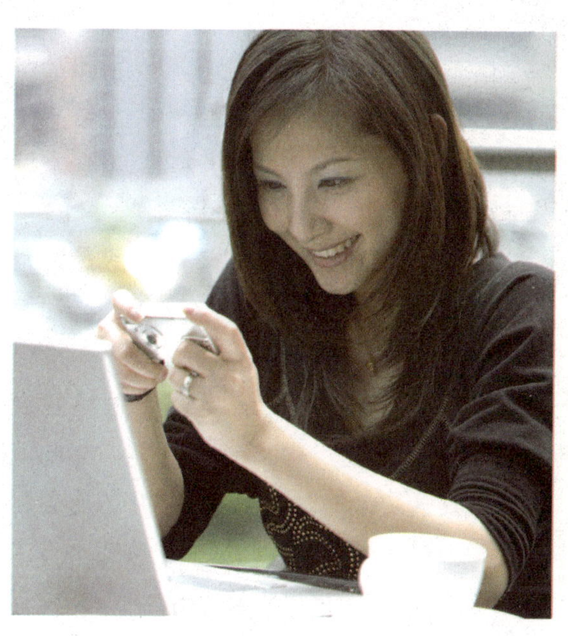

## 系好安全带

安全带斜角部分应该压过胸部的中间，并尽量靠近臀部的下方，而腿部安全带则必须在隆起的腹部下面跨过大腿，不要压迫到隆起的肚子。身体姿势要尽量坐正，以免安全带滑落压到胎儿。

在孕期，准妈妈最好能酌情以步代车，如果总是坐在车里，较少活动，容易下肢水肿、发胖，将来分娩时也可能会发生一定的困难，适当活动还是有必要的。

# 第71天

孕期日历

酸儿辣女的说法并不科学。

## 孕期口味发生改变正常吗

孕早期，准妈妈的口味一般会发生变化，爱吃原来不爱吃的食物，原来爱吃的食物又不喜欢了，准爸爸要理解她的这种生理反应，尽量满足她的要求，不要责怪她挑剔、娇气。

由于体内雌激素和孕激素变化的缘故，使准妈妈味蕾敏感度下降，她们往往会感觉食物淡而无味，导致胃口的改变。有些准妈妈还会出现嗅觉变得特别敏锐的情形。

准爸爸和家人应在饮食调理上多顾及准妈妈口味的改变，尽量满足妻子对酸、甜、苦、辣、咸、淡各种口味的需求。

准妈妈胃口改变以后，许多准妈妈变得“爱吃”起来，这并没多大关系，想吃就吃，但是食物最好以清淡、易消化的为主，营养物质需合理均衡。每次摄取食物不可太多，防止过饱，可以少吃多餐，也可用水果、牛奶、蛋类、点心来代替正餐，用增加摄入的次数来弥补量的不足，以保证身体所必需的热量和营养。

### 真的是酸儿辣女吗

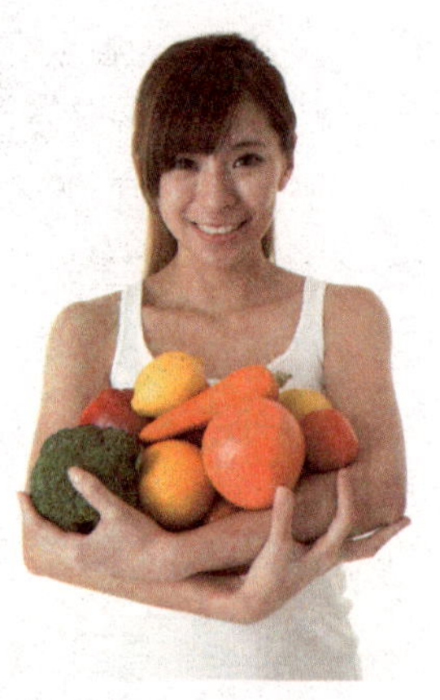

准妈妈出现食欲下降、对气味敏感、嗜酸或嗜辣，甚至想吃些平时并不喜欢吃的食物，均属于正常的妊娠生理反应，原因是孕后内分泌发生了改变，胎盘分泌绒毛膜促性腺激素会抑制胃酸分泌，使胃酸分泌量减少，从而降低了消化酶的活性，影响食欲与消化功能，与胎儿性别无关。所以传统观念所认为的“酸儿辣女”是没有科学道理的。

### 准妈妈经验分享

缓解孕吐食谱：

**砂仁蒸鲫鱼**

原料：鲫鱼1条（约450克），砂仁6克，生姜15克，精盐适量，淀粉、花生油各少许。

制作方法：将鲫鱼去鳞、鳃、内脏，洗净后沥干水，备用；将砂仁研末，生姜剁成细末，用花生油和精盐拌匀，放入鱼腹中；用淀粉封鱼腹切口，放置鱼盘内，盖严隔水蒸熟即可。

营养功效：具有健脾开胃、利湿止呕的功效。适用于脾胃虚弱所致的妊娠呕吐。

孕期日历

准妈妈使用手机要谨慎。

第72天

# 准妈妈如何健康使用手机

手机在工作状态中会产生一定的电磁辐射，使正在发育的胚胎受到损害。特别是在汽车里接通手机时，电磁辐射强度会突然增大好多倍，因此孕期最好尽量少使用手机。

手机严重的电磁辐射对胎儿有致畸作用，手机还能引起内分泌紊乱，影响泌乳。因此，准妈妈不要常用手机，以免影响胎儿健康成长和准妈妈分泌乳液，分娩后给哺乳造成困难。如必须要用，应尽量缩短通话时间，使用次数和时间越少越好。

## 接通时尽可能让手机远离身体

使用手机时，尽可能让手机远离身体，让手机与大脑相距15厘米以上，也可选用免持听筒或无线蓝牙耳机，这时电磁波强度只有一般手机的百分之一。有座机的时候最好改用座机通话。

## 接通以后再放耳朵边

拨号时手机的电磁波最强，等到手机接通后再拿到耳朵旁会减少80%～90%的辐射量。在行进的车内或收讯不良的地方，手机会自动增加发射功率以增强信号，所以最好避免在这些情况下拨打手机。

## 尽量长话短说

在身体组织能承受电磁波影响的时间内通话完，如果需要长时间通话，最好转用有线电话。也可以尽量选择以短信传递讯息。

## 平时手机不要贴身放

尤其睡觉时不要把手机放在枕头下及床头柜。手机带在身上时，不要把手机挂在胸前，或者靠近腹部，因待机状态下的手机也有辐射，或可选购可吸收电磁波的手机配件。

## 远离正充电的手机

手机的充电器在充电时，周围会产生很强的电磁波，能杀死人体内的免疫细胞，所以，准妈妈应远离手机充电插座30厘米以上，切忌放在床边。

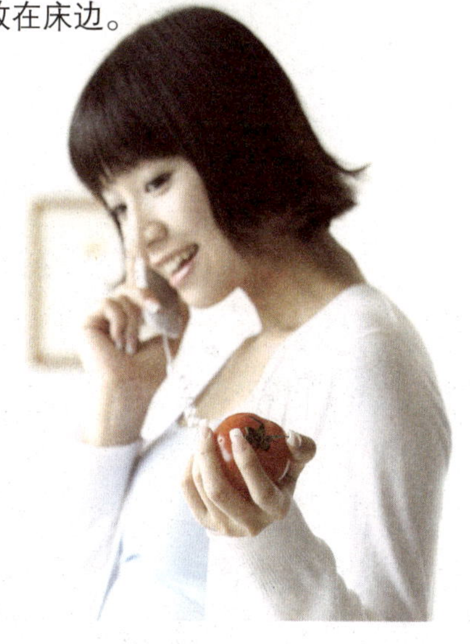

# 第73天

孕期日历

胎儿也爱听寓言故事。

## 讲故事——后悔莫及的大公鸡

给胎儿讲讲大公鸡的故事吧，他一定爱听。

很久很久以前，大公鸡有一对有力的翅膀，飞起来赛过燕子，还有一双强壮的腿，跑起来赛过鸵鸟，再加上漂亮的羽毛，动物们对公鸡十分尊敬。人们在目睹过公鸡的华丽和本事后，纷纷将公鸡称为“神鸟”，用好吃的、好喝的将大公鸡供奉起来。慢慢地，大公鸡再也不飞了，也不跑了，只是每天昂首挺胸，迈着方步，向森林中的小动物们炫耀自己的威名。一天，一只小麻雀说：“大公鸡，你真漂亮，但是你现在还飞得起来吗？”大公鸡听了傲慢地说：“哼，我过去飞起来赛过燕子！现在，主人为我准备好了吃的喝的，我何必还要飞呢？”小麻雀又问：“大公鸡，你现在还跑得快吗？”大公鸡把眼一瞪：“这有什么，过去我跑起来赛过鸵鸟，现在不需要东跑西跑去找食了，我何不好好休息呢？”这时候，一只狐狸从草丛中蹦了出来：“这么肥的大公鸡，正好做我的晚餐。”大公鸡看到狐狸，它拼命地扑腾着，就是飞不起来，它又拼命地蹬着两条腿，可是就是跑得不快！尽管它用出了全身的力气，但还是很快就被狐狸捉住了。直到这时，大公鸡才后悔自己不该贪图享乐和安逸，把自己仅有的一点本事都丢光了，遭遇到如此的下场！

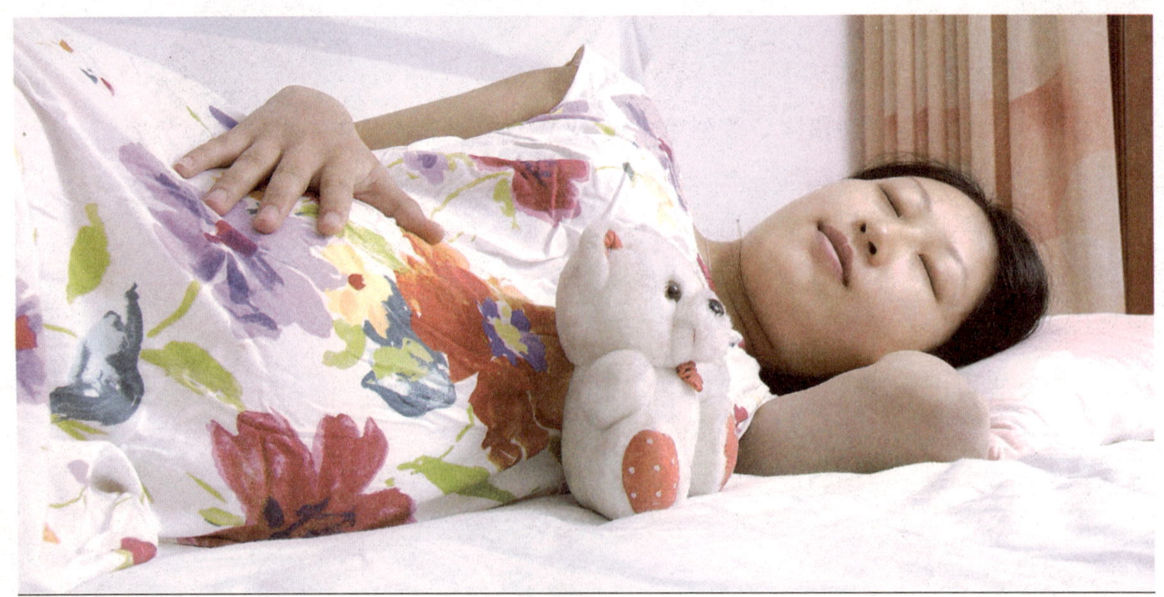

准妈妈要保持牙齿清洁，防止炎症。

第74天

# 怎样防治妊娠牙龈炎

怀孕后雌激素和孕激素增多，牙齿毛细血管充血、扩张、脆性增大，唾液分泌量少，对口腔的冲刷作用下降，易引发牙龈炎。

## 勤刷牙

除了早晚要刷牙，孕后每次进食后都应刷牙。使用软毛牙刷，顺牙缝刷牙，清除食物残渣，尽量不碰伤牙龈。每次孕吐后用20%的苏打水漱口，中和胃酸对牙齿的腐蚀。

## 多吃富含维生素C和钙的食物

多食含维生素C多的新鲜水果和蔬菜，或适当补充维生素C片剂，以降低毛细血管壁的通透性。补钙有利于牙齿的健康。

## 食物要软、易于消化

挑选质软、不需多嚼、易于消化、忌辛辣的食物，减轻牙龈负担，避免损伤牙龈。经常叩动上下牙齿，增加口腔唾液的分泌，其中一些物质具有杀菌和洁齿的作用。

## 如有炎症，及时就医

如牙龈继续出血，应及早到正规口腔医院，由专科医生检查诊治。如果有必须拔掉的牙齿，宜在妊娠3～7周之间进行，避免引发流产和早产。切勿滥用抗生素药物，以免影响胎儿。

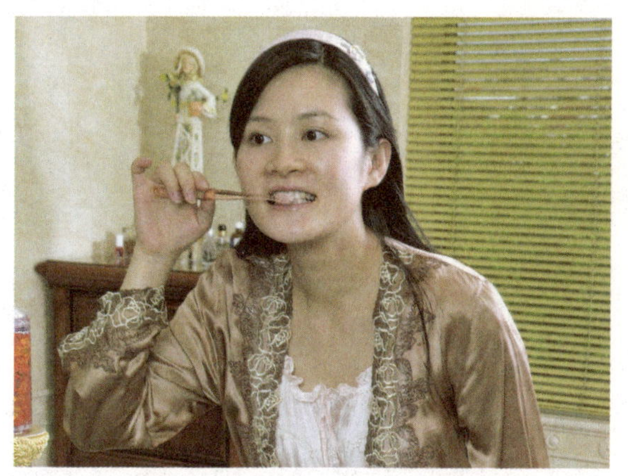

**准妈妈经验分享**

生吃蔬菜可以预防牙龈出血，日常饮食中，多吃生菜也有一定的功效。生菜中含大量维生素C，最能清理内热，防止牙龈出血。而且生菜可以生吃，更能完整地保留维生素C，例如，西式沙拉或伴吃各类肉松，都非常理想。

# 第75天

孕期日历　准妈妈可以多吃些安胎食品。

## 多吃安胎食物，平安度过危险期

孕早期易出现先兆流产症状，食疗是最好的保胎、安胎方法。

孕早期是预防流产的关键时期，常见安胎食品有蜂蜜、鱼类、黄豆芽、鸡蛋、冬瓜、海带、苹果、南瓜、葵花子、芹菜、土豆、核桃、芝麻、动物肝脏、其他一些略酸的水果等。

维生素E也有助于安胎保健，富含维生素E的食物有大豆、牛奶、谷皮类食物等。

### 安胎食谱

#### 黄瓜银耳汤

原料：鲜嫩黄瓜100克，水发银耳50克，精盐、味精、胡椒粉、香油和水适量。

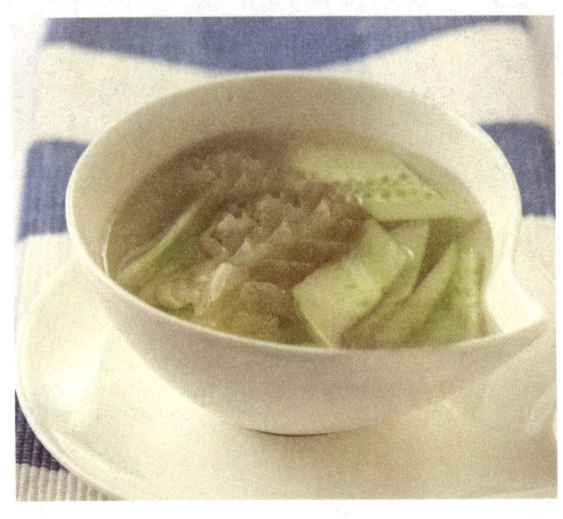

制作方法：锅置火上，加入适量水；将黄瓜洗净切成1厘米见方的薄片放盘内；银耳择洗干净；水烧开后将银耳、精盐、胡椒粉入锅煮沸，再放入黄瓜片，见开后淋入香油即可。

营养功效：银耳脆嫩、黄瓜清香、味美适口。汤内含有丰富的蛋白质、碳水化合物、纤维素、钙、铁、维生素$B_2$及烟酸等。有滋补健身、润肺养胃、强壮身体和安胎的作用。

#### 枣杞鸡汤

原料：大红枣10个，枸杞子30克，童子鸡1只（500克）。

制作方法：将鸡去毛及内脏，洗净，与枣、枸杞子同炖至鸡烂熟，吃鸡喝汤，食时可入精盐少许。

营养功效：养血止痛安胎，适用于血虚妊娠腹痛。

在怀孕36周以前，若有不利于继续怀孕的征兆出现就必须安胎。当有流产征兆时，除了卧床休息安胎之外，可以请医生视准妈妈的个人体质，给予适当的安胎药。

孕期日历

准妈妈不宜戴隐形眼镜。

第76天

# 戴隐形眼镜的妈妈该换框架了

孕期准妈妈最好不要佩戴隐形眼镜，改用普通眼镜，以免增加眼部的干涩感和异物感，避免引发角膜炎和结膜炎。

准妈妈在妊娠期间因体重改变，造成眼角膜出现各种变化，应绝对禁止戴隐形眼镜，否则会引起角膜发炎、溃疡。

## 角膜组织易受损

由于准妈妈的内分泌系统发生很大变化，角膜组织会发生轻度水肿，使角膜厚度增加，而隐形眼镜本身就会阻隔空气，尤其是怀孕末期，容易造成角膜透气性差，此时更容易因为缺氧而使角膜变肿。

## 导致上皮剥落

同时，准妈妈角膜的曲度也会随着怀孕月龄及个人体质而改变，使近视的度数增加。如果坚持戴隐形眼镜，容易因为不适造成眼球新生血管膜生长或长到角膜周围，甚至导致上皮剥落。此时，一旦隐形眼镜不洁滋生细菌，将会因为感染造成角膜发炎、溃疡，甚至失明。

## 加重眼部的妊娠并发症

一些妊娠并发症也会造成眼睛的变化，如妊娠高血压会导致视网膜血管收缩，进而产生视网膜病变，甚至出血及剥离，对视力产生极大的威胁，必须及时给予治疗。一般新妈妈大约要在产后两周，视网膜病变才会渐渐消退。因此，准妈妈不宜戴隐形眼镜。

如果准妈妈发现眼部不适，首先取下隐形眼镜，改戴框架眼镜，去医院检查一下，确定何种类型炎症，不要随便用药，治疗一定要在眼科医生的指导下进行。

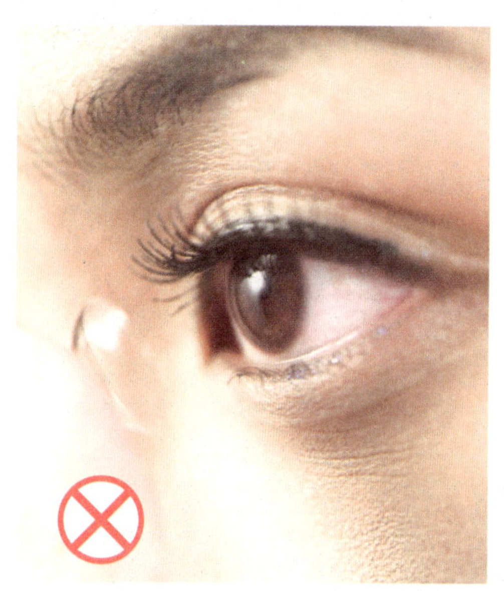

# 第77天

职场准妈妈可根据自身情况来决定何时停止工作。

# 职场准妈妈何时停止工作比较好

由于准妈妈的个体差异比较大，变化因素也比较大，何时停止工作，主要取决于准妈妈自己的身体状况。

究竟什么时候停止正常工作，开始休息好呢?这要区别情况，因人而异。一般说来，准妈妈健康状况良好，产前检查一切正常，所从事的又不是重体力或环境恶劣或条件差的工作，可以到预产期前2周左右再停止工作，在家休息待产，甚至也可以照常工作直到预产期。若工作较轻，即使工作到出现临产征兆也不算晚。

但是，如果准妈妈患有较严重的疾病，或产前检查发现有显著异常，或有重要妊娠并发症，则应提前休息。何时开始休息要听从医生的意见。

## 停止工作或缩短工作时间的情况

有早产征兆或是怀了双胞胎；有高血压或是先兆子痫；如果宫颈无力，最近有过流产预兆；如果胎儿生长出现问题。

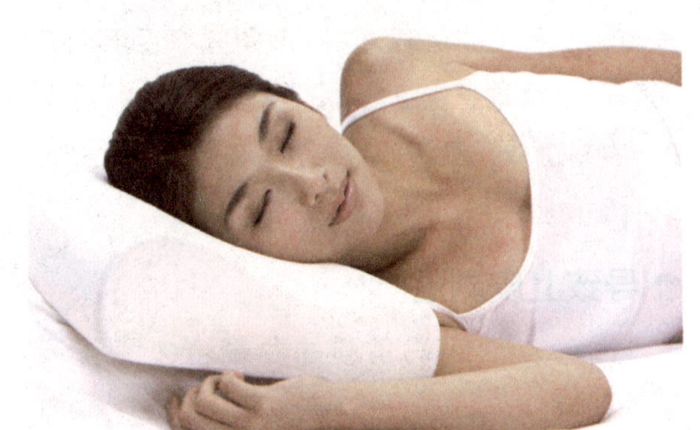

## 准妈妈经验分享

音乐对心理、精神、睡眠、记忆都有很大的促进作用，此外，有一些个性比较强的音乐还能够刺激身体自然分泌一种叫内啡肽的东西让身体缓解疼痛感。准妈妈可以经常听一些舒缓的音乐来舒缓身心。

宜选择节奏相对缓慢，表达意境平缓，内容积极向上的乐曲放松心情，一般大型交响诗和组曲还有中国民族乐器的独奏曲都是比较不错的选择，如班得瑞的轻音乐系列、巴赫的《幻想曲和赋曲》、小提琴协奏曲《梁祝》《江南好》《春江花月夜》等。

可以选择旋律比较欢快的音乐来消除抑郁的情绪。这类音乐的旋律一般比较流畅，节奏也大都比较明快，可以起到很好的振奋精神的作用，如《步步高》《喜洋洋》、贝多芬的《田园交响曲》、柴可夫斯基的芭蕾舞剧《胡桃夹子》等。

准妈妈可以适当饮用孕妇奶粉。

第78天

# 准妈妈需要喝孕妇奶粉吗

孕妇奶粉一般来说都强化了维生素、矿物质，营养搭配合理，有条件的准妈妈可以适当饮用。

## 孕妇奶粉的作用

为准妈妈量身打造，补充孕期营养的各种需求，可以补充叶酸，缓解孕期不适，促进胎儿大脑发育。

## 什么时候喝、怎么喝

从孕前三个月开始喝孕妇奶粉，可以提高体内营养元素的水平，有利于受孕和怀孕。

一般来说，孕妇奶粉的产品说明上都会建议准妈妈每天喝1～2杯。准妈妈不要擅自增加饮用量，否则容易造成某些营养元素摄入量超标，反而对健康有害，最好在营养专家或医生的指导下做一些恰当的增减。孕妇奶粉的配方只是针对大多数准妈妈的，如果是贫血、缺钙严重的准妈妈，还应该针对身体状况，按照医生的诊断，补充铁剂和钙等。

## 如何选购孕妇奶粉

看清楚每种品牌所含有的成分，了解各种奶粉的特点，根据自身的需要来选择合适的奶粉。比如喜食大鱼大肉的准妈妈最好选择低脂配方奶粉，防止脂肪摄入过多而造成体重过重；对于孕吐反应强烈或是胃口不好、营养不够的准妈妈，则建议选择高脂奶粉，以保证充足的热能，以及胎儿发育所必需的营养。

## 孕妇奶粉和鲜奶哪个好

从营养成分来讲，孕妇奶粉优于鲜奶。目前，市售的鲜奶大多只强化了维生素A、维生素D和一些钙质等营养成分，而孕妇奶粉几乎强化了准妈妈所需的各种维生素和矿物质。孕妇奶粉是根据准妈妈孕期特殊的生理需要而特别配制的，能全面满足孕期的营养需求，比鲜奶更适合准妈妈饮用。

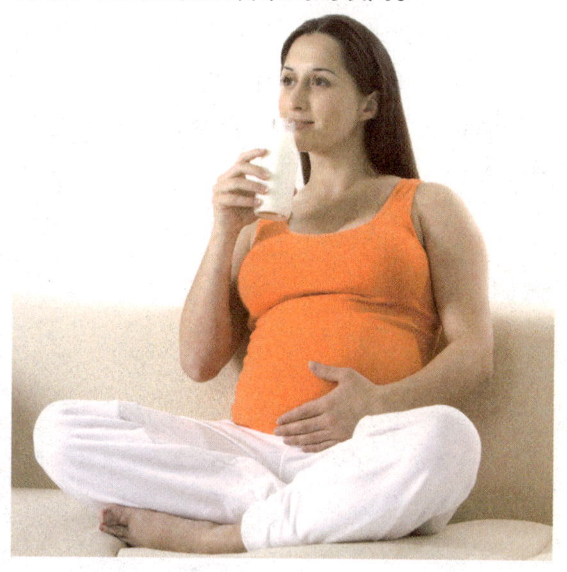

第79天

准妈妈会经常感到疲倦。

# 准妈妈怎么减轻孕早期的疲倦感

随着胎儿的发育，准妈妈的负担逐渐加重，疲倦感也越来越强烈，此时要调整好心情，做些自己喜欢的事情，注意多休息。

## 和好朋友约会

约个信得过的有过生育经验的女性朋友，把所有的想法都统统倒给她，获取她的理解和支持。

## 吃美食

和最好、最亲密的朋友一起到喜欢的餐厅大吃一顿，一边吃一边海阔天空地聊。

## 睡个好觉

也许确定怀孕之后准妈妈都没有睡过好觉，但其实准妈妈应该饱睡一夜了，睡到自然醒。抛开所有的不安与激动、焦虑与恐惧，想象腹中胎儿的模样，轻轻抚摸着肚子跟他讲话，讲讲准妈妈的温柔，以及准爸爸的帅气。

## 听音乐

当然音乐也是帮助准妈妈进入梦乡的好办法，放放婚礼上的录音，听听熟悉的电影音乐，在回味中让自己慢慢地平静下来。

## 记日记

通过日记把一天中发生的事情以及准妈妈的想法倾诉出来，当然，更可以通过日记记录准妈妈对宝宝无尽的爱。

## 散步

散步是很适合准妈妈的运动。每天早、晚室外散步1～2次，既能锻炼身体，又可呼吸室外的新鲜空气。通过散步产生的适度疲劳，能帮助睡眠，还可以变换心情，消除烦躁和郁闷。

### 准妈妈经验分享

缓解疲劳的食谱：

**猪肾粥**

原料：猪肾1副，粳米100克，葱花、姜丝、精盐、味精各适量。

制作方法：先将猪肾切开，去除筋膜，用水冲洗净，切成细块备用；把粳米洗净，与猪肾一起入锅，加清水适量，同煮；待粥熟后，放入洗净的葱花、姜丝，搅匀后再放入精盐、味精调味即成。

营养功效：强肾健骨，消除疼痛，减轻疲倦感。

豆类和豆制品对准妈妈和胎儿都有好处。

第80天

# 胎儿健脑食谱推荐

假期的时候，准爸爸可以为准妈妈做几道菜，既能让准妈妈感受到关爱，又能促进胎儿的大脑发育。

### 黄豆芝麻粥

原料：黄豆100克，芝麻20克。

制作方法：黄豆洗后水中浸泡半天，芝麻炒焦研粉（可买现成的芝麻粉，超市有卖）。先用黄豆煮粥，可加高汤（超市销售的袋装高汤亦可），粥滚后再加入芝麻粉、盐调味即可。

营养功效：润肠通便，还有利于胎儿大脑发育。

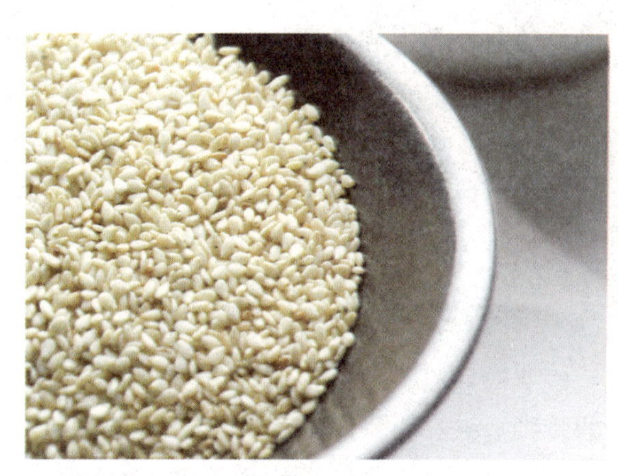

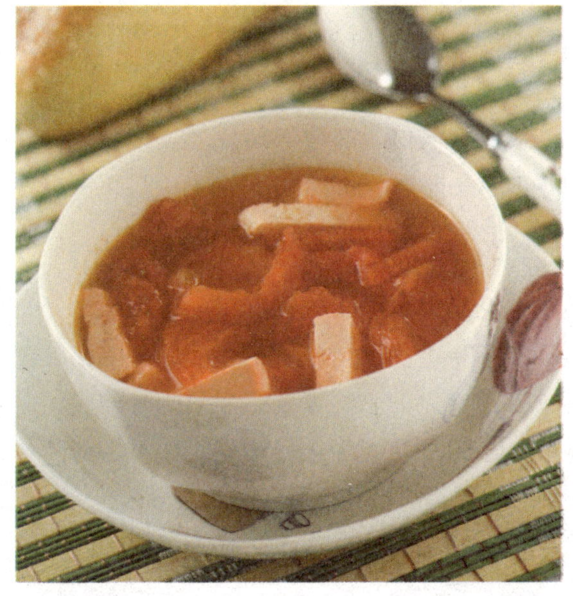

### 番茄烧豆腐

原料：番茄250克，豆腐2块，油75毫升，糖（最好是白糖）少许，酱油少许。

制作方法：1.先用开水把番茄烫一下，去皮，切成厚片。把豆腐切成3厘米左右的长方块。2.锅置火上，油热，放番茄片小炒片刻，随即把切好的豆腐放入，加酱油、白糖滚几滚，待豆腐炒透即好。

营养功效：番茄含有大量的维生素C，对于骨、齿、血管、肌肉组织的生长发育极为重要，并能刺激食欲，增加对疾病的抵抗能力。豆腐的营养价值也十分高，含有人体所必需的8种氨基酸，有助于胎儿大脑发育。

# 第81天

食补是最佳的补钙方式。

## 准妈妈怎么补钙

整个孕期，准妈妈都需要补钙，孕中期、晚期更要及时补钙，尤其在小腿出现抽筋现象时。

### 孕期补充钙要适量

对于钙质的摄取，孕中期以每天1000毫克为宜，孕晚期每天1200毫克为宜。怀孕期间只要摄取富含钙质的食物，应该很容易达到以上标准。

### 食补最重要

准妈妈在饮食中应有意安排富含钙质的食物摄入，特别是早期孕吐反应剧烈的准妈妈更要加强。含钙较多且易吸收的食物有小鱼、虾皮、牛奶、奶制品、芝麻酱、豆腐等。

### 多晒太阳

阳光照射可在体内产生维生素D，有利于人体对钙的吸收。准妈妈最好选择在上午或午后晒太阳，正午的阳光容易晒伤皮肤。

### 补钙的同时注意补磷

如果磷摄入不足，钙磷比例不适当，尽管补充了足够的钙，钙的吸收和沉积并无明显增加。海产品中磷的含量十分丰富，如海带、虾、蛤蜊、鱼类等，另外蛋黄、肉松、动物肝脏等也含有丰富的磷。

### 补钙补铁不要同时进行

铁对钙的吸收有一定的抑制作用，同样钙对铁的吸收也不利，如果准妈妈有缺铁性贫血，那么补钙与补铁的时间最好隔开。

### 食盐不要摄入过量

摄入食盐过多会增加钙从尿中的流失量。成人摄入5克盐/日，尿中的含钙量不变，若增加5克，则尿中的钙量会有显著增加。

### 喝骨头汤补钙的效果并不理想

骨头中的钙不容易溶解在汤中，也不容易被人体的肠胃吸收，而喝了过多骨头汤，反而可能因为油腻，引起不适。

### 食补不足时要补充钙剂

准妈妈可服用钙剂和维生素D，最好在医生指导下服用。补钙最佳时间应是在睡觉前、两餐之间。注意要距离睡觉有一段的时间，最好是晚饭后休息半小时即可，因为血钙浓度在后半夜和早晨最低，最适合补钙。

准爸妈讲故事时要尽量做到绘声绘色。

第82天

# 讲故事——兔子的尾巴

准爸爸准妈妈要绘声绘色地讲给胎儿听，告诉胎儿兔子长什么样、乌龟长什么样。

很久很久以前，兔子长着长长的、毛茸茸的尾巴，它们走到哪里都要炫耀一下自己美丽的尾巴。

一天，兔子在小河边玩，看见对岸长着一片又青又嫩的草，很想过去饱餐一顿。可是自己又不会游泳，这怎么办呢?

兔子正为难的时候，忽然听见水里传来咕噜咕噜的声响，原来是一只乌龟在晒太阳。兔子眼珠一转，有了主意，就探头问乌龟："乌龟妈妈，听说你的儿女很多，你们是一个大家族吧？"

乌龟一听，很高兴，连连点头说："是，是啊！"

兔子说："我们的家族才大呢，要不我们比比看？"

乌龟说："好啊。"

"那你把你的儿女都叫来，从河这边排到河那边，两个一行，浮在水面上，我们从这边跳过去数，有一对算一对。"

乌龟就把自己的儿女都叫来，整整齐齐排成两列，浮在水面上。

兔子从龟壳上跳着过去，一边跳一边数："一对、两对……"快到对岸了，兔子得意地说："傻瓜！我可骗了你们！"

不料，它得意得太早，长尾巴还拖在水里。乌龟知道自己上当了，就一口把它的尾巴咬断了。从此，兔子家族就都成了短尾巴。

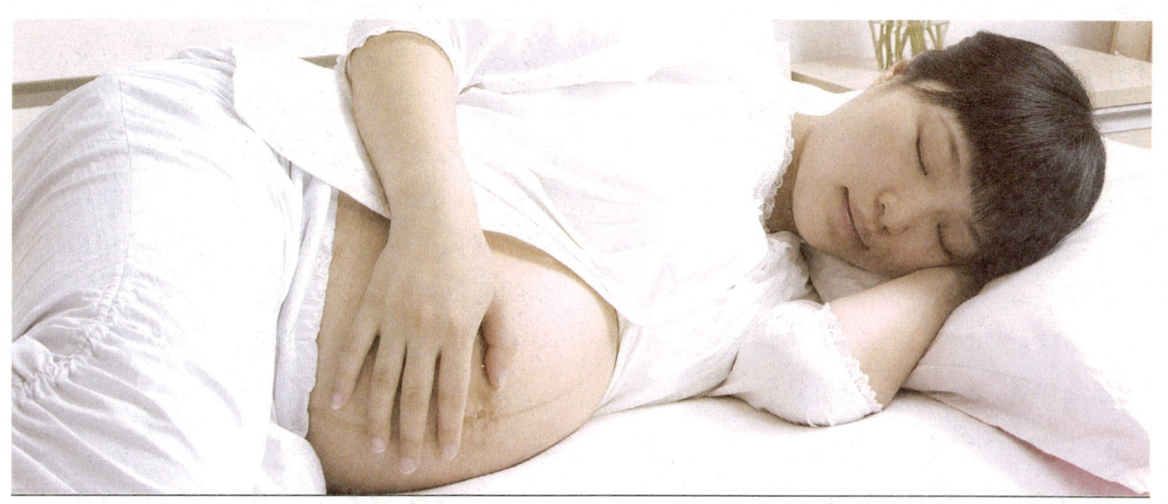

第83天

孕期满3个月时，准妈妈要进行产检了。

# 第一次正式产检

孕3个月的时候，已进入相对稳定的阶段，一般的医院会给准妈妈做正式的产检并建立产检档案。

## 体格检查

测量体重和血压。

身体各部位检查。

医师会针对准妈妈的甲状腺、乳房、骨盆腔来做检查。

## 进行问诊

一般要问年龄、职业（是否接触有毒物质）、末次月经、推算预产期，月经史、以往生产经历、有无难产、剖宫产、产后出血等，以往是否做过手术、得过什么病（有无高血压、心脏病、肝肾病史）等，以及早孕反应、是否感染病毒、用药史、有无阴道流血、有无心慌气短、有无下肢浮肿、有无头痛等。

## 听胎儿心跳

医师运用多普勒胎心仪来听宝宝的心跳。

## 验尿

主要是验准妈妈的糖尿及蛋白尿，以判断准妈妈本身是否已有糖尿病或耐糖不佳，是否患有分泌胰岛素的代谢性疾病，肾脏功能健全与否，以及是否有子痫前症等。

## 抽血

主要进行血型和血清检查，以排除血红蛋白（检视准妈妈贫血程度）、肝功、肾功及梅毒、乙肝、艾滋病等，以备生产时输血，并为胎儿可能的宫内死亡、新生儿核黄疸或新生儿溶血症等情况做准备。检查的项目比较多，抽血量大，最好不要吃早饭。

## 测量宫高和腹围

可大致推算胎儿周数和大小。

## TORCH检查

为了保险起见，即便准妈妈不饲养小猫小狗，也要做弓形虫的检查。

## 胎儿颈部透明带检查

准妈妈可以在孕期11～14周做此项检查，这是早期的唐氏筛查手段，即可早期得知胎儿是否为罹患唐氏症的高危险群。主要是以超声波来看胎儿颈部透明带的厚度，如果厚度大于2.5（或3）以上，胎儿罹患唐氏症的概率就会较高，这时医师会建议准妈妈再做一次羊膜穿刺，看看染色体异常与否。

要建产检档案啦。

第84天

# 该建产检档案了

一般是准妈妈选择在哪家医院生产，就在哪家医院建立档案，以便整个怀孕期间和生产之后的保健有一个可跟踪查询的记录。

第一次到医院正式产检后，在医院购买全国通用的《母子健康手册》就可以了，该手册对从妊娠至分娩，再到宝宝7岁上小学前的检查都会记录的，这就是我们所说的孕期保健卡了，怀孕期间，需要到正规医院建立孕期保健卡。

## 需要携带的证件

各地医院或许有些差异，准妈妈在建档之前应先咨询一下医院，需要带哪些证件，一般需要携带身份证及复印件、曾经检查的化验单、生育保险证（可以后补，在没补齐之前，不能享受生育保险）、计划生育服务证（准生证，可以后补）等。

## 每次产检都要携带

产前检查：在怀孕的第4～6个月，准妈妈需要4周检查一次；第7～9个月，需要2周检查一次；第10个月，需要每周检查一次。每次产前检查，准妈妈都要携带《母子健康手册》并出示给医生，以便医生为准妈妈填写检查情况。

## 分娩时也要携带

住院分娩时一定携带并出示《母子健康手册》，医生会帮准妈妈填写分娩记录。

## 宝宝的预防接种也需要

准妈妈户口所在地的街道医院保健科或社区服务中心将为宝宝进行系统保健和预防接种。

建好档后，有一个编码，用于查找，要记住自己的档案编码，并在挂号纸上写上自己的编码，便于护士查找你的档案。

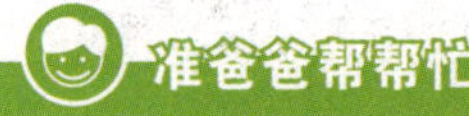


准妈妈到医院建档的时候，准爸爸要事先了解好建档需要的证件、物品、建档的大致流程、医院的基本规定等，以免去了医院耽误时间。准爸爸更要陪准妈妈一起去医院，因为建档前要进行一系列的检查，准妈妈一个人很难处理得当。

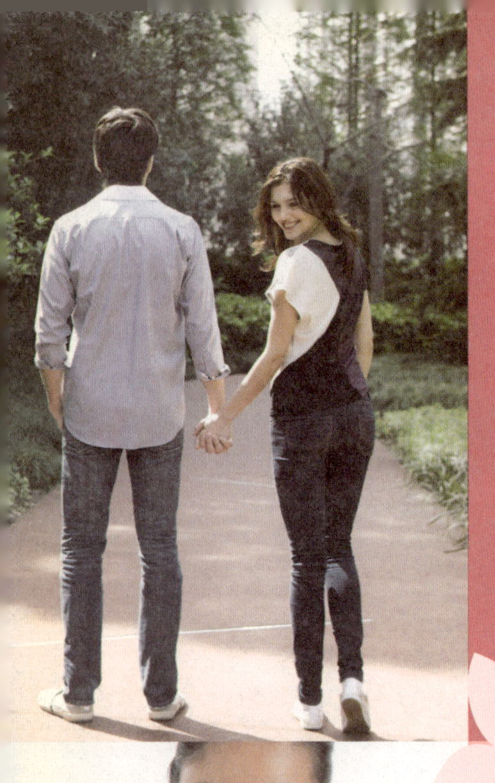

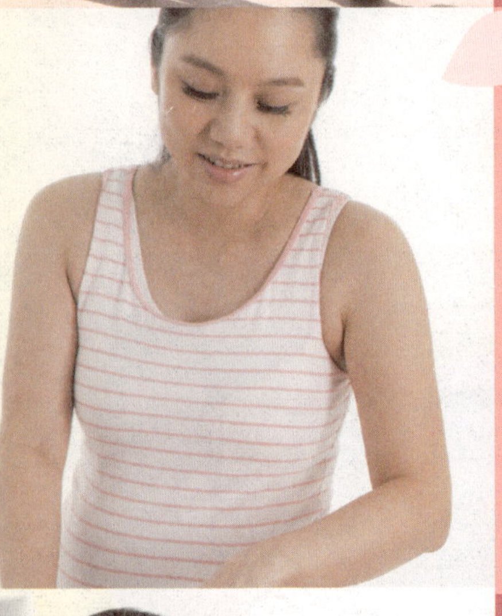

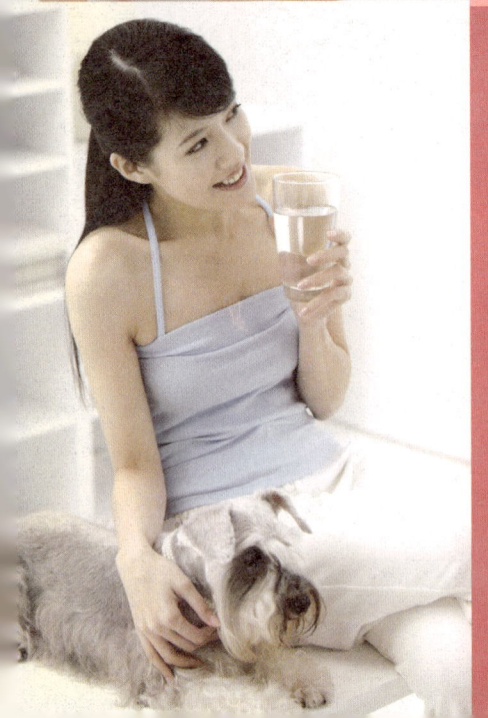

# 第4个月

DI-SI GE YUE

4

# 宝宝成形了，准妈妈告别孕早期

孕期日历

准妈妈听音乐要专注。

第85天

# 准妈妈听音乐要集中注意力

准妈妈专注地听音乐，才能做好音乐胎教。

不管是欣赏专为准妈妈制作的胎教音乐，还是为胎儿制作的胎教音乐，准妈妈都必须集中注意力。毕竟音乐胎教的效果要通过母体才能作用于胎儿，所以准妈妈在听音乐时要摒除杂念，入情入境，将自己完全沉浸于音乐所表达的意境和节奏中，然后随音乐充分发挥想象，想象带着爱意与宝宝一同徜徉在美丽的大自然中。如果准妈妈心不在焉、胡思乱想或是做一些与音乐胎教无关的事，都不能收到预期效果。

## 根据心境选择胎教音乐

大多数人认为准妈妈听的音乐应该以轻柔的为主，实际上，胎教音乐应该更加多元化一些。因为不同的旋律、不同的节奏对应了不同的心境，也会带给胎儿不一样的感受和影响。

**早晨睡醒后：** 早晨睡醒，懒懒的，此时听一听约纳森的《杜鹃圆舞曲》，让胎儿也跟着妈妈从慵懒的睡眠中慢慢醒来。

**愤怒时，要发脾气时：** 准妈妈有情绪要发泄时，听一听贝多芬的F大调第六交响曲《田园》吧，在细腻的乐曲中享受宁静，慢慢地心绪就平静下来了。

**心情烦躁时：** 准妈妈心里总觉得焦躁不安，别想其他的，打开音响，听听德沃夏克的E小调第九交响曲《自新大陆》第二乐章，让音乐抚平你焦躁的心情。

**与胎儿对话时：** 还有什么能比勃拉姆斯的《摇篮曲》更能体现妈妈无限的爱呢？在这样的乐曲中与胎儿甜蜜地对话吧！

**运动时：** 准妈妈运动时可以来点音乐助助兴，让你在运动中感受无限活力。

**悲伤时：** 准妈妈若遇到不愉快的事情，别沉浸在悲伤的情绪中，听听约翰·施特劳斯的《维也纳森林中的故事》，让静谧的森林安慰你。

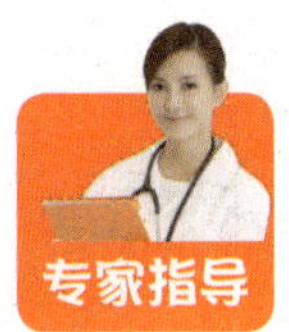

专家指导

国外专家认为，让胎儿在一段时间内反复多次听同一首曲子很有好处，不仅能使胎儿熟悉音乐，对音乐产生兴趣，而且还能使胎儿记住乐曲，最好在一段时间里放同一旋律的音乐，以免胎儿因旋律变化太大而出现不适应的情况。

准爸妈进行性生活时，记得使用避孕套。

# 孕期性生活要使用避孕套

怀孕后，准妈妈心理和生理都会出现一些变化，导致夫妻生活也出现某些变化，在妊娠期间，夫妻双方要对性生活进行调适，既要使妻子高兴地度过妊娠期，又不致使丈夫感到失落。

## 孕期的性生活都要使用避孕套

一方面是因为精液中含有前列腺素，由阴道吸收后可能引起子宫收缩，造成早产。另一方面，避孕套也可防止准爸爸将一些病菌传染给准妈妈。

## 孕期的性生活

为了安全度过孕产期，建议在孕早期及孕晚期和产后6周停止性生活。

怀孕头三个月过性生活会刺激子宫收缩易发生流产，孕晚期性生活时对腹部压迫易引起早产，还易造成感染，危及母儿，应避免。孕中期，进入稳定期以后，只要准妈妈身体状态良好，是可以适度进行性生活的，但应注意动作轻柔，次数不宜过多，也要减少对准妈妈乳房、乳头和生殖器官的刺激。

## 孕期性生活方法

怀孕后性生活的原则一定要记住，首先不能压迫或撞击肚子，再者不要给子宫以直接、强烈的刺激。

当准妈妈子宫还没有明显增大的时候，同房时仍可取正常位，即男在上女在下的体位，但不要压迫准妈妈的肚子，且男性的生殖器不要插入过深。肚子越来越大以后，千万别压到肚子，可采取前侧位、侧卧位或前坐位，动作不要过于激烈。到怀孕偏后期的时候，也可取后侧位同房。

怀孕为探索其他的示爱方式提供了一个绝好的机会，准爸妈可以通过单纯的接吻、拥抱、抚摸或共浴来表达相互的感情。

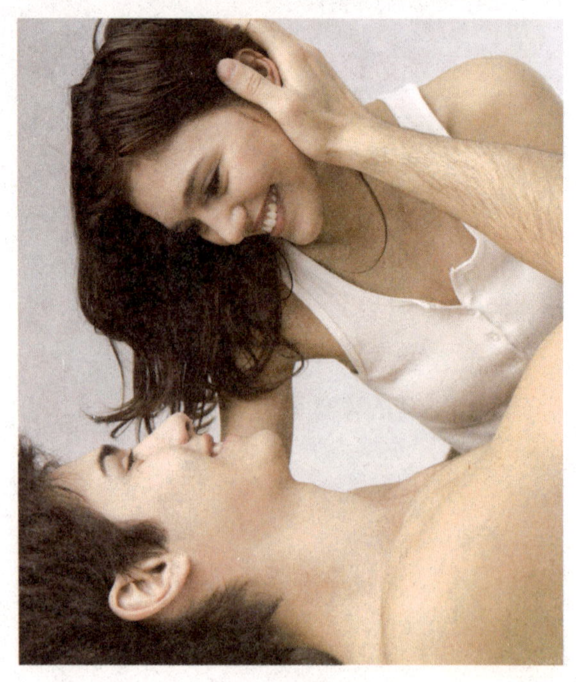

孕中期胎儿比较稳定，但准妈妈也不要掉以轻心。

# 第87天

## 孕中期出现不明分泌物要警惕

孕中期是比较稳定的阶段，流产概率减小，孕早期和孕晚期不宜的运动、旅游、性生活等都可以进行，但是也不要掉以轻心，尤其要重视不明分泌物。

### 白带异常

准妈妈体内雌激素随着妊娠的进展逐渐增多，促进子宫颈和子宫内膜腺体的分泌，特别是到妊娠后期白带增多，这是正常生理现象，但是如果白带呈脓样，或有难闻的气味，混有豆腐渣样的东西，外阴部瘙痒，此时要立即就医，检查是否患了阴道炎。

对于孕期出现的霉菌性阴道炎必须进行治疗，否则胎儿通过产道时就有可能受到感染，如患上鹅口疮等，医生一般会采用阴道里局部用药的方法，以保证胎儿的安全。

### 黑褐色分泌物

当白带混有血色或呈黑褐色时要立即就医。一般孕中期不会出现先兆流产，出现黑褐色分泌物多与胎盘低置，孕期疾病，如子宫息肉、孕前宫颈糜烂，过度劳累等有关，注意就医和休息即可。

### 羊水

羊水是浅黄色水状物，有黏性。孕中晚期会出现羊水外流的情况，如果只是少量的羊水外流，并且之后再无此类情况，可能是因为过度劳累导致，要注意休息。如果不放心可以去医院做个B超，观察一下胎儿的情况。如果羊水外流过多，同时出现腰疼、肚子疼等情况，或者有血性分泌物的出现，就要考虑是不是早产的症状，及早到医院做检查。

### 加强自我护理

每天用温开水清洗外阴2～3次，不要用任何冲洗器，不要冲洗阴道内部；要用专用浴巾和水盆；不要穿太紧的衣物，勤换内裤，洗净的内裤要在日光下晾晒；改变如厕后擦拭方向，由前往后擦拭为宜；用卫生纸代替护垫，如用护垫，1～2小时换一次。

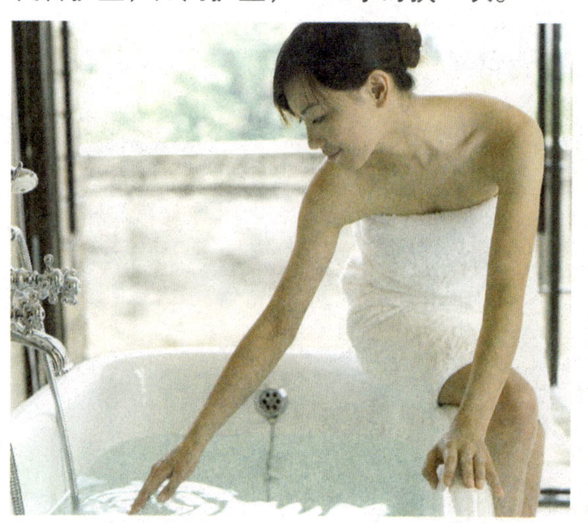

第88天

准妈妈散步要讲究适宜、适度。

# 准妈妈每天散步多长时间最好

散步有利于血液循环和神经调节，可安定准妈妈的神经系统，放松紧张与焦虑的心态，振奋精神，散步时间不宜过长，以身体不感到疲劳为原则。

妊娠各个阶段的准妈妈都可以散步，这是一项对于准妈妈来说最好的运动，它可以帮助准妈妈保持体重，稳定情绪，增进食欲和提高睡眠质量，保持肌肉健康，有利于顺利分娩，又不会给膝盖和脚踝造成冲击。散步是孕期最安全的活动方式，如果准妈妈不经常运动，这也是最容易开始的一种运动。

对于准妈妈来说，每天散步时间的总和在1～2小时之间比较好，准妈妈也可根据自己的感觉来调整，以不疲劳为宜。散步时间以每天早上起床后和晚饭后最佳，散步时行走要缓慢，以免身体振动幅度过大，孕早期和孕晚期尤需注意。

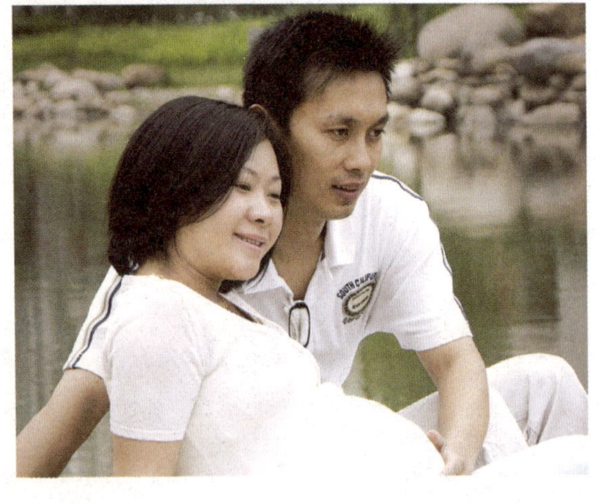

## 不常运动的准妈妈怎样散步

如果准妈妈怀孕前很少运动，刚开始散步时可以先慢慢走，然后逐渐增加至20～30分钟的快步走；也可以先快走几分钟，再慢走几分钟，交替进行。最好一周练习3次以上。另外准妈妈散步时最好顺便做一做骨盆底肌肉练习。

## 散步时要注意

准妈妈在孕晚期做散步运动不宜时间过长，以身体不感到疲劳为原则，刚开始时最好步子放慢一些；尽量避开有坡度或台阶的地方，特别是在妊娠晚期，以免摔倒；应选择风和日丽的天气，雾、雨、风及天气骤变不宜外出，以免发生感冒；最好选在清晨；散步地点宜选在林荫道、公园等空气新鲜、人少的地方；要避开空气污浊的地方，如闹市区、集市以及交通要道，这些地方空气中的汽车尾气含量很高，过多吸入不利于胎儿的大脑发育。

散步时最好请准爸爸陪同，这样可以增加夫妻间的交流，培养准爸爸对胎儿的感情。散步时，要穿宽松舒适的衣服和鞋。

怀孕后，你的子宫会发生一定程度的右旋，因此采取左侧卧姿比较好。

# 准妈妈左侧卧胎儿更健康

准妈妈从怀孕4个月起子宫会逐渐增大，睡眠以左侧卧位为宜，每天的睡眠时间应不少于10小时。

## 左侧卧有利母子健康

准妈妈睡眠的姿势与母子健康关系十分密切。一般准妈妈不宜长时间仰卧或右侧卧，更不要趴着睡，最好是采用左侧卧位为宜。准妈妈睡眠左侧位，可使子宫不压迫脊柱边的大血管，使得下肢大静脉血管正常回流到心脏，因而可预防水肿发生；可增加子宫胎盘的血液循环，改善胎儿缺氧状态；使全身肌肉放松，减低腹压，减少骨骼肌中的血容量，使盆腔血量相应增加。睡觉时上面的腿向前弯曲接触到床，这样腹部也能贴到床面，感觉稳定，舒适。另外，准妈妈睡觉时可用枕头将脚部垫高。

如果长时间左侧卧位不习惯，平卧时可在右侧臀部垫以毛毯、枕头或棉被等，使骨盆向左倾斜，同样也能起到左侧卧位的效果。

## 右侧卧和仰卧

对妊娠晚期的准妈妈来说，仰卧位是不宜选择的睡眠姿势，应以左侧卧位好。当然，在一夜睡眠中，躺卧的姿势不可能固定不变，大约需要翻身20次，所以，左侧卧位和右侧卧位可以相互交替。

右侧卧，对胎儿发育也不利。因为怀孕后子宫往往有不同程度的向右旋转，如果经常取右侧位卧，可使子宫进一步向右旋转，从而使营养子宫的血管受到牵拉，影响胎儿的血液供应，造成胎儿缺氧，不利于生长发育，严重时可引起胎儿窒息，甚至死亡。

仰睡，对身体也不好。仰卧时，易引发准妈妈患“仰卧位低血压综合征”；仰卧时增大的子宫还会压迫骨盆入口处的输尿管，影响排尿量，加重痔疮症状。

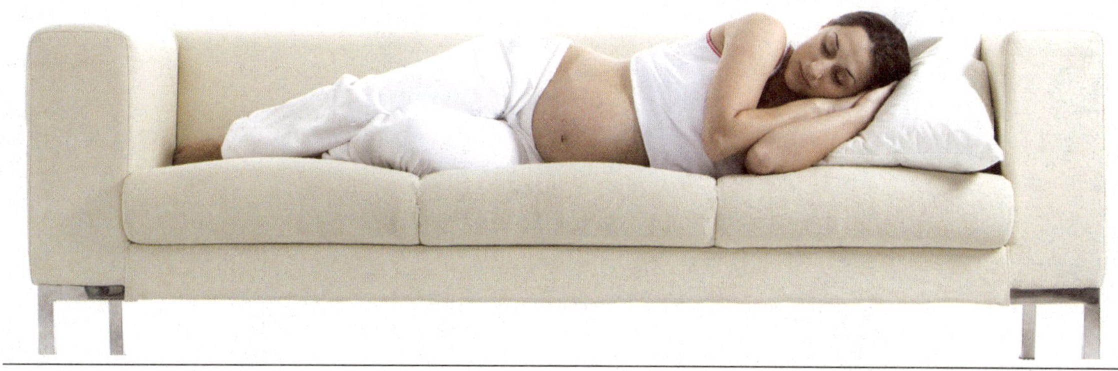

第90天

孕期日历

孕期适当运动对准妈妈和胎儿都有益处。

# 孕期锻炼可提高宝宝智商

准妈妈的身体为胎儿提供生长的环境，准妈妈加强锻炼，在提高自身身体素质的同时，有利于胎儿的智商发展。

准妈妈做运动，有利于胎儿的发育。运动能促进血液循环，增加胎儿氧的供给和废物的排出，能刺激胎儿的大脑、感觉器官、平衡器官以及循环和呼吸功能的发育，但是要注意妊娠期间运动要在医生的指导下进行。

## 孕期运动对准妈妈的健康很重要

能够增强准妈妈的心脏功能，还可减缓腰痛、脚痛、下肢浮肿、心跳气短、呼吸困难等症状；增强肌肉力量，能防止因腹壁松弛造成的胎位不正和难产，还有利于自然分娩；增强骨骼力量，防止牙齿松动和骨质软化等症状；提高抵抗力，减少疾病的发生；可以控制孕期体重，不至于使体重增加过多。

## 选择合适的运动方式

适合准妈妈的运动：散步、简单的伸展操、简单的慢舞、游泳（最好选择温水游泳池，以免着凉）。

不适合准妈妈的运动：快速跑步、需大力跳跃等震动力很大的运动（如网球、羽毛球等需要快速移动的运动），所有的竞技运动（包括骑马、跆拳道等）。

准妈妈经验分享

准妈妈多活动踝骨和脚尖儿的关节。由于胎儿的发育，准妈妈体重日益增加，这就增加了脚部的负担，因此准妈妈有必要注意经常做脚部运动。

脚步练习操：脚心不离开地面，脚尖尽量往上翘，呼吸一次把脚放平。同样的动作要反复几遍。坐在椅子上把腿搭起来，将上面腿的脚尖和脚腕慢慢地上下活动，然后换另一条腿重复。

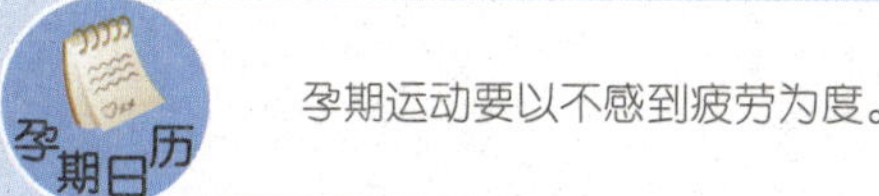


孕期运动要以不感到疲劳为度。

第91天

# 孕期运动要注意什么

在妊娠期，母体为适应胎儿生长发育，各系统均发生了一定的变化。因此，妊娠期的运动与平常不同，应特别注意安全。

## 以有氧运动为宜

准妈妈运动应当以有氧运动为主，散步是最好的运动，可以促进小腿及脚的肌肉收缩，促进血液循环，减轻下肢水肿，减轻便秘，增进食欲，锻炼体力，活动关节和肌肉，有利于分娩。但准妈妈散步的时间不能太长，以不感到疲劳为宜。

## 注意运动前后体温

准妈妈运动时要注意体温，怀孕期间准妈妈体温过高对胎儿是有害的，运动之后体温会上升更多，准妈妈在锻炼时不妨带个温度计，以便随时监测自己体温的变化。准妈妈在运动时或运动后，只要体温保持在38℃以下，就证明活动量没有超标。

## 警惕不适状况

运动时心率不能过快，尽量不超过最大心率。最大心率=(220-年龄)×60%。运动中如出现晕眩、恶心或疲劳等情况，应立即停止运动；如发生腹痛或阴道出血等情况，要及时上医院检查。

## 运动注意的小细节

还应注意，着装宜宽松舒适，鞋要合脚轻便，要戴合适的乳罩，不要空腹运动；运动量要适中，不要过累；注意运动姿势的正确；运动中及时补充水分，防止虚脱；注意保暖，以免着凉；最好在空气清新、绿树成荫的场所锻炼，这对母体和胎儿的身心健康均有裨益。

## 根据妊娠情况调整运动

妊娠期的早期和晚期，应避免剧烈运动，注意选择轻稳的动作，如散步，上、下较平缓的阶梯等。

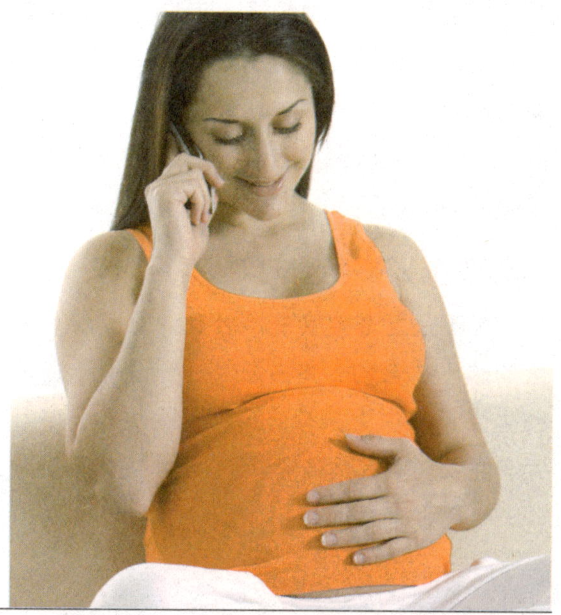

# 第92天

粗粮和杂粮对准妈妈很有好处。

## 孕期怎么吃有助于提高免疫力

孕期膳食合理搭配，营养均衡，饮食结构多样化，满足准妈妈的各种营养需求才能提高准妈妈的免疫力。

准妈妈要想提高免疫力，就要养成良好的饮食习惯、均衡饮食、定时定量、少量多餐、忌生冷辛辣食品。主食不要单调，将米、面和杂粮搭配食用。副食要全面多样，荤素搭配；要多吃些富含多种营养素的食物，如猪肝、瘦肉、蛋类、海产品、鱼虾、乳制品、豆制品等，并且要多吃些新鲜绿色叶菜和水果，以提供足够的维生素和矿物质。

从妊娠中期起，可适当服些钙片、鱼肝油，但不可过量。

### 适当补硒

硒是营养元素中的微量元素，具有抗氧化、抗癌、增添免疫力的功能，怀孕期间更需要有足够摄取量，才能在免疫功能上发挥最大作用。富含硒的食物有洋葱、西红柿、花椰菜、小麦胚芽、小麦麸皮。

### 红枣能提高免疫力

红枣是营养丰富的滋补品，它除含有丰富的碳水化合物、蛋白质外，还含有丰富的维生素和矿物质，对准妈妈和胎儿的健康都大有益处。尤其是维生素C，它可增强准妈妈的抵抗力，还可促进准妈妈对铁质的吸收。

### 糖分的摄入要控制

摄入过多的糖分会削弱人体的免疫力，使准妈妈机体的抗病力降低，易受细菌、病毒感染，不利于优生。

### 多吃海鱼

海鱼含多种不饱和脂肪酸，能阻断人体对香烟的反应，并能增强身体的免疫力。海鱼也是补脑佳品。

### 多吃番茄

番茄含有多种抗氧化强效因子，如番茄红素、胡萝卜素、维生素E和维生素C，可提高免疫力。

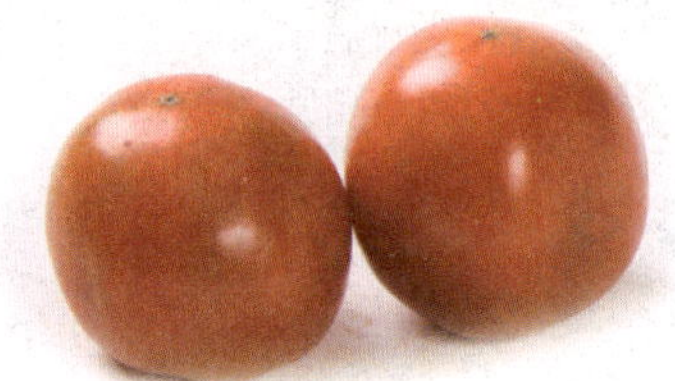

### 益生菌好处多

益生菌可以促进体内菌群平衡，让身体更健康，是对人体有益的细菌。

准妈妈要预防贫血。

# 第93天

## 准妈妈贫血对宝宝危害大

孕期为了保证胎儿生长与分娩，铁的需要量增加，易出现缺铁性贫血；怀孕后，体内参与循环的血液需大量增加，易出现生理性妊娠贫血。这两种贫血都要及时治疗，以免对胎儿造成不良的影响。

准妈妈严重贫血，会引起胎儿宫内发育迟缓、早产，甚至死胎；有的可引起妊娠高血压综合征；分娩时易出现宫缩无力和大出血等异常状况，产后恢复慢。此外还影响母乳分泌等。

妊娠期贫血的症状是头晕、心悸、站立时眩晕，指甲或眼皮内侧发白等，但孕期出现这些症状往往被忽视。因此，孕期坚持定期做产前检查，以便尽早发现。

### 缺铁性贫血

如果血色素在100克以上，可通过食物解决贫血，如动物肝脏、瘦肉、红枣等。

如果血色素低于100克则在食补的基础上增加药物，如硫酸亚铁片等，服药后如出现恶心、呕吐等不良反应，可以停药2～3天；铁剂服用时间需持续1个月以上。

加强营养对于贫血极为重要。准妈妈应该多吃一些动物肝脏、蛋、瘦肉、蔬菜，以补充适量的蛋白质、叶酸、维生素C等造血物质。牛肉、豆类以及胡萝卜、马铃薯也含有造血必需的叶酸。

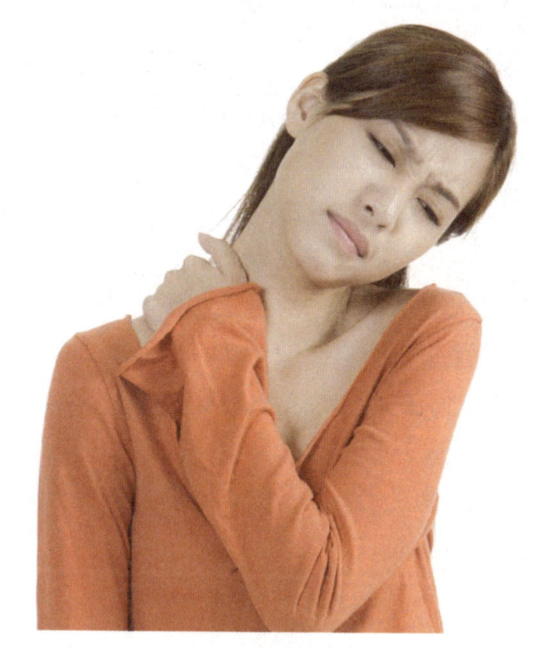

### 生理性妊娠贫血

贫血的预防应从多方面入手：合理膳食不偏食，积极治疗早期妊娠孕吐、消化性溃疡、慢性胃肠炎等，去除可能的病因。

贫血的治疗：要根据贫血种类有针对性地补充铁元素、叶酸、维生素$B_{12}$等。一般贫血者可口服补血铁剂；严重的要进行输血治疗；如明确诊断再生障碍性贫血，必须住院治疗。孕期贫血易致机体抵抗力低下，要特别注意预防感染。

# 第94天

孕期日历　不妨帮助胎儿进行运动锻炼。

# 帮助胎儿运动锻炼

运动胎教是对胎儿进行“宫内锻炼”，以促进胎儿四肢运动的训练方法。

## 胎儿运动锻炼好处多

可以激发胎儿运动的积极性，促进胎儿身心发育，但运动量一定要适当。现代医学已经证明，胎动的强弱和胎动的频率可以预示胎儿在母体内的健康状况。有人曾对胎动强者和胎动弱者进行观察，他们发现宫内活动强者出生后其动作的协调性和反应的灵敏度上均优于出生前胎动弱者。凡是在母体内受过运动训练的宝宝出生后翻身、爬行、坐立、行走及跳跃等动作都明显地早于一般的宝宝。因此说胎儿的运动训练确实不失为一种积极有效的胎教手段。

## 帮助胎儿进行锻炼

准妈妈仰卧，全身放松，先用手在腹部来回抚摩，然后用手指轻按腹部的不同部位，并观察胎儿有何反应。开始时动作宜轻，时间宜短，等过了几周，胎儿逐渐适应之时，就会做出一些积极反应。这时可稍加一点运动量。

有些准妈妈对胎儿进行运动训练表示担心，认为锻炼会伤害胎儿，其实这种担心是多余的，胎儿在4个月时胎盘已经很牢固了，胎儿此时在母体内具有较大的空间，而且环绕着胎儿的羊水对于外来的作用力具有缓冲的作用，可以保护胎儿。所以准妈妈对胎儿进行运动训练时并不会直接碰到胎儿，这一点准妈妈大可放心，进行适当的胎儿运动训练是不会伤害胎儿的。

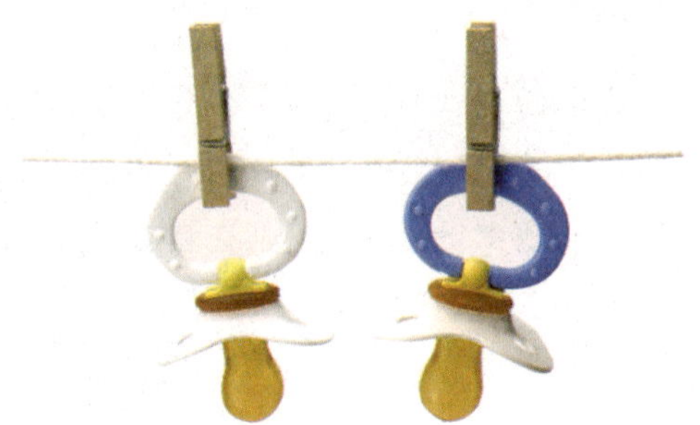

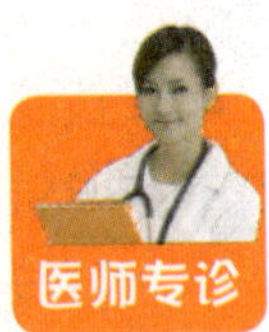

医师专诊

由于准妈妈支撑过重的体重，腿部肌肉负担增重，腿部常出现抽筋、疼痛，多发生于妊娠中后期，与缺钙和受凉也有关。一旦发生抽筋，立即站在地面上蹬直患肢；或是坐着，将患肢蹬在墙上，蹬直；或请身边亲友将患肢拉直。总之，使小腿蹬直、肌肉绷紧，再加上局部按摩小腿肌肉和大脚趾，即可缓解疼痛甚至使疼痛立即消失。

# 唐氏综合征筛查

胎儿颈部透明带检查是初期的唐氏筛查，一般在怀孕16～18周之间通过血清检查来对唐氏综合征进行筛查。

唐氏筛查是一种通过抽取准妈妈血清、检测母体血清中甲型胎儿蛋白和绒毛膜促性腺激素的浓度，并结合准妈妈的预产期、年龄、体重和采血时的孕周等，计算生出唐氏儿的危险系数的检测方法。

一般抽血后一周内准妈妈即可拿到筛查结果。当验血筛查值大于1/270（国际标准）为高危人群，正常值是1/700左右。

## 唐氏筛查很必要

这项筛检除了预测胎儿染色体异常的概率之外，还能检测胎儿神经管缺损的可能性大小。假使胎儿的神经管有缺陷，甲型胎儿蛋白的数值会比较高。同时，甲型胎儿蛋白的浓度与超声波检测，可分别用于怀孕早期与中期了解胎儿神经管是否发育正常，在两者的结合下，筛检出胎儿有神经管异常的概率可达九成，而单就染色体异常的部分，其筛检率约有65%。

## 正确对待结果

唐筛检查只能帮助判断胎儿患有唐氏综合征的机会有多大，但不能明确胎儿是否患上唐氏综合征。也就是说抽血化验指数偏高时，怀有“唐”宝宝的机会较高，但并不代表宝宝一定有问题。如结果为高危也不必惊慌，因为还要进一步做羊膜穿刺和胎儿染色体检查才能明确诊断。

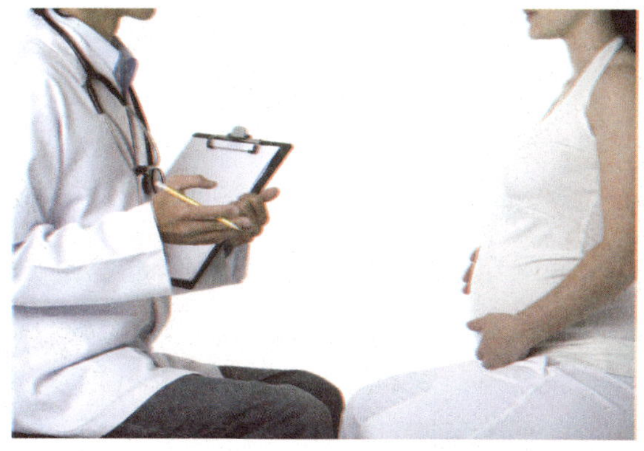

### 准妈妈经验分享

高龄准妈妈要做的针对性产检：胎儿颈部透明带检查，目的是检查胎儿是否有染色体异常，特别是唐氏综合征；母血唐氏综合征筛查，目的是检查胎儿是否为唐氏综合征儿；羊膜穿刺，目的主要是检查胎儿各种染色体异常，如神经管缺损等；绒毛膜取样，目的是进行细胞遗传诊断，基因分析及先天生化代谢疾病分析。

准妈妈比一般女性更容易发生生殖系统感染。

# 孕期应警惕生殖系统感染

怀孕期间阴道分泌物明显增加，阴道的酸碱平衡被破坏，很容易造成生殖系统感染，其中以霉菌性阴道炎最为常见。

由于激素的作用，准妈妈的阴道分泌物增多、外阴潮湿，很容易滋生细菌。同时，准妈妈抵抗力也下降了，比常人更易外感细菌，造成阴道炎、尿道感染等。

## 阴道炎

主要分为滴虫性阴道炎和霉菌性阴道炎，孕期最常见的是霉菌性阴道炎。如果准妈妈自行用药物冲洗阴道，往往由于不知深浅，很易引起先兆流产或流产。患了阴道炎，最好在医生指导下，对症选用清热燥湿、止痒的中药煎汤坐浴，尽量不要冲洗。

准妈妈应勤换、勤晒内衣，少吃辛辣刺激的食物。

## 尿道感染

妊娠期泌尿系统的张力全面降低，准妈妈受雌激素、孕激素的影响，肾盂及输尿管呈扩张状态，蠕动减慢，使尿液排出减慢，积得多，存得久，易于细菌繁殖，增加尿路感染发病率。

多饮水增加尿量，可起到冲洗膀胱的作用，同时有利于细菌及炎症分泌物的及时排出；增加营养，增强体质；节制性生活，尤其是怀孕后前3个月、产前3个月，应尽量避免性生活，性生活前男女双方均应清洗性器官及外阴部；坚持每天用温水清洗外阴部，勤换洗内裤。

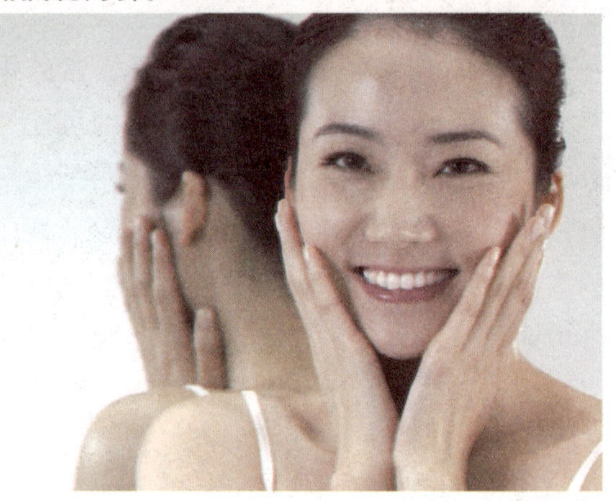

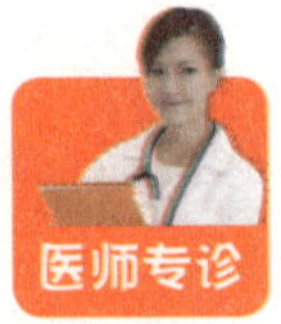


阴道检查不会造成感染而引起流产，因为医生检查时使用的手套、器械是经过严格消毒的，不会因检查而干扰正常的妊娠，胎儿绝不会因阴道检查而流产。阴道检查有利于保障怀孕和分娩的安全。除非有特殊情况，一般都要做此项检查。

# 如何缓解孕期腹泻

孕期腹泻不可轻视，必须在医生指导下寻找病因和进行治疗。

## 孕早期腹泻多由其他疾病引起

孕早期，如果准妈妈患有盆腔炎，炎症波及直肠，就会刺激直肠而发生腹泻，此时要积极治疗，在医生指导下用药，以防止造成胎儿畸形。同时要注意加强孕期营养，以免发生营养不良性贫血及流产等。妊娠早期还要避免慢性腹泻，以免体内钙、磷、钠、钾等失衡。

## 孕中晚期腹泻多是饮食不当

准妈妈若孕中晚期发生腹泻，多是由饮食不当引起的。除了不洁饮食可引起腹泻以外，准妈妈若进食过多的冷食，如冰淇淋、西瓜等，或者含脂肪太多的食物，如肥肉、油炸食品等，也可能引起腹泻。因此准妈妈应食用新鲜无变质食物，对冷冻食品、油腻食品应适可而止。

## 饮食缓解腹泻

如果出现腹泻，准妈妈应食清淡食物、多喝水，补足体内因腹泻丢失的水分和电解质，尤其是钾离子，可喝米汤、果汁；不要开空调，注意保暖；腹泻时尽量不喝牛奶，禁食咖啡、肥肉、粗纤维多的蔬菜、生冷水果和冷冻食品；将苹果蒸熟，去皮食用有止泻作用；不要擅自用药，医生一般会开黄连素或思密达止泻，但是抗生素不要用，如甲硝唑、磺胺类、四环素类等。

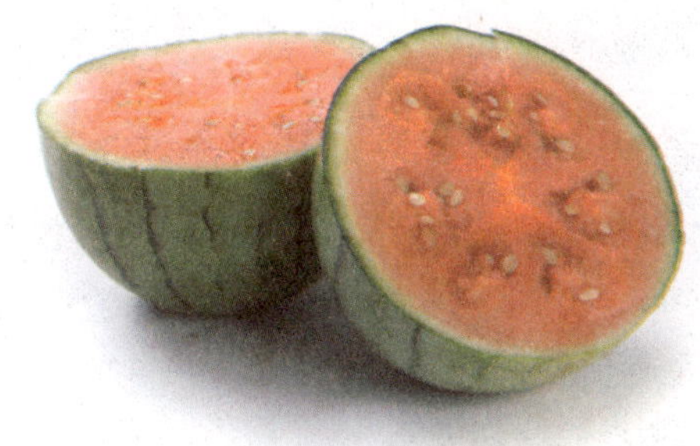

### 准妈妈经验分享

腹泻的食疗：

**白扁豆粥**

**原料：** 炒扁豆60克（或鲜扁豆120克），粳米100克，红糖适量。

**制作方法：** 先将白扁豆用温水浸泡一夜，再与粳米、红糖同煮为粥。可供夏秋季节早、晚餐食用，每天分2～3次温服。

**注意事项：** 白扁豆宜与粳米煮粥，健脾之力更强。

**营养功效：** 健脾养胃，清暑止泻。适用于孕中期脾胃虚弱，食少呃逆，慢性腹泻，暑湿泻痢，夏季烦渴。

不要因为尿频而减少饮水量，更不要憋尿。

# 如何缓解孕期尿频现象

准妈妈尿频在妊娠早期和晚期较多见，是正常现象，准妈妈不可以因为尿频而减少饮水量。

## 可以调整饮水时间

在白天保证水分摄入，控制盐分，为避免在夜间频繁起床上厕所，可以从傍晚时就减少喝水，最好在临睡前1~2小时内不要喝水。

准妈妈每天至少要保证1500毫升的饮水量，才能满足身体的需求，也包括牛奶、汤粥或果汁等，不要怕尿频而不喝水。

## 有了尿意应及时排尿

切不可憋尿。如果憋尿时间太长，会影响膀胱的功能，以至于最后不能自行排尿，造成尿潴留。排尿时身体向前倾，可以彻底排空膀胱，相对减少排尿次数。

## 坚持锻炼骨盆底肌肉和会阴肌肉

骨盆放松练习：四肢跪下呈爬行姿态，背部伸直，收缩臀部肌肉，将骨盆推向腹部。并弓起背，持续几秒钟后放松。这有助于预防压力性尿失禁。注意做这个动作时要量力而行，不可勉强。

做会阴肌肉收缩运动，如此不仅可收缩骨盆肌肉，以控制排尿，也可减少生产时产道的撕裂伤。

## 避免感染

注意保持外阴部的清洁，保持内裤干爽通气，避免因不注意卫生导致尿路感染。养成便后由前往后擦的习惯，避免将肛门附近的污物带入前阴。

进入到孕后期，准妈妈的排尿次数明显增多，1~2小时排尿一次，甚至更短。这是正常的生理现象，准妈妈不必担心。

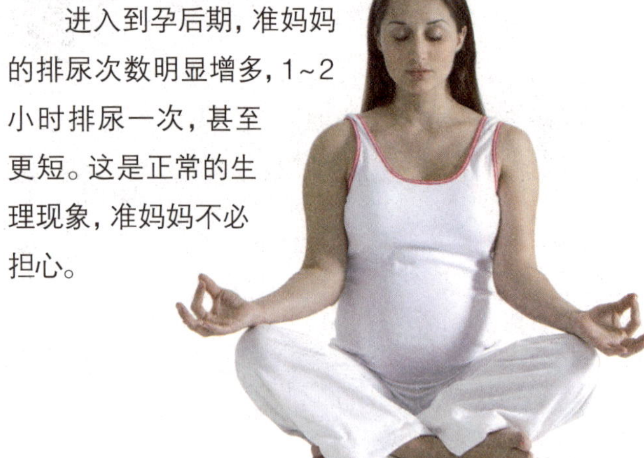

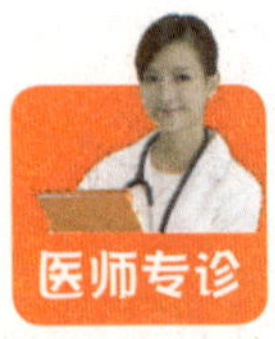


在孕后期，如果准妈妈有大笑、咳嗽或打喷嚏等增大腹压的活动则会出现尿失禁，这是常见的生理现象，是由腹部压力增大所致，不要过于紧张。

如果准妈妈频繁头痛，一定要注意看医生。

# 孕期频繁头痛要注意

频繁出现头痛，尤其在孕中晚期，要警惕患有妊娠高血压综合征、低血压、贫血等疾病。

孕早期，准妈妈会出现一些头痛、头晕的症状，这主要是因为怀孕后体内变化不定的激素引起的。过于劳累和精神因素也会引起头痛，一般在妊娠中期后，症状会减轻或消失。准妈妈不必担忧，要尽可能让身体休息，注意睡午觉和保持安静，散散步，在室外晒晒太阳、呼吸新鲜空气即可缓解。准妈妈头痛的时候，可以在头上敷热毛巾，能有效缓解。

## 妊娠高血压综合征引发头痛

头痛严重或伴有浮肿，很可能是妊娠高血压综合征。应尽早就医治疗，否则很容易发生抽搐、昏迷，危及准妈妈及胎儿的生命。同时，在饮食中应注意避免摄取过多的盐和碱性食物，注意休息、调整情绪。

## 低血压引发头痛

低血压准妈妈常常会感到头痛、头晕、乏力；有些准妈妈长时间仰卧，会出现头痛、出汗、心跳加剧、气喘厉害，甚至呼吸困难，这就是仰卧位低血压综合征。低血压准妈妈要注意饮食，经常做运动，以调节神经系统、增强心血管功能，进而改善低血压。

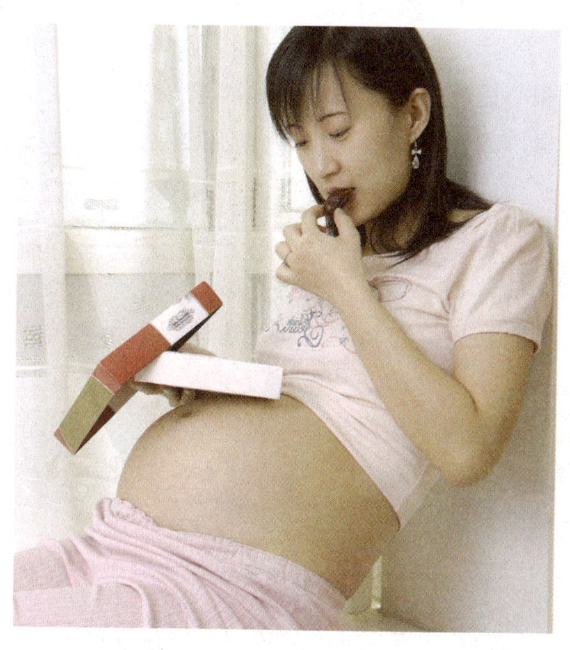

## 贫血引发头痛

如果准妈妈频繁头晕、头痛，常有疲倦感，就要到医院检查是否患有贫血。准妈妈如果出现贫血，应及时通过调整饮食补充铁质，必要时可在医生指导下服用铁剂补铁。

## 其他疾病引发头痛

常见的引发头痛的疾病还有颈椎病、感冒、龋齿和中耳炎、脑内疾病等，应注意检查和治疗。

# 第100天

胎儿4个月时，大脑内控制本能、欲望和心理状态的部分已经形成。

## 情绪胎教对宝宝性格的影响

胎儿在母体孕育的过程中，个人的性格以及气质特点就已经开始萌芽，胎儿在子宫中，不仅有感觉，而且会对母亲细微的情绪变化做出敏感的反应。

胎儿在4个月时，大脑内控制本能、欲望和心理状态的间脑或旧皮质部分已经形成，当准妈妈情绪不稳定时，血液中的激素就会产生变化，经胎盘进入胎儿血液、间脑中，刺激间脑，就会使胎儿的行动产生变化。如果胎儿在子宫中感受到温暖、和谐、慈爱的气氛，胎儿将得到同化，意识到生活的美好和欢乐，可逐渐奠定热爱生活、活泼外向、果断自信等优良性格的基础。反之，胎儿会觉得痛苦，将来性格可能会偏向孤僻、懦弱、自卑多疑等。

家庭成员特别是丈夫要多体贴妻子，为了腹中胎儿安全和形成良好的性格基础，要避免让准妈妈做较重的家务活动，减少准妈妈的负担，让准妈妈时刻处于心境平静、开朗的状态下，让准妈妈的身体维持良好的状态，这样就能让胎儿在舒适的环境下健康、顺利地成长。

胎儿生长在子宫里，看似与外界隔绝，其实，准妈妈的一举一动对胎儿都有影响，包括情绪也是如此。研究发现，胎儿长到6个月以后，神经系统已发育到相当程度，能听到声音，并能做出各种反应，如胎动增加，心跳加快等。准妈妈与胎儿的神经系统本身并没什么联系，但准妈妈受到精神刺激后，自主神经系统活动加剧，内分泌也发生变化，释放出来的乙酰胆碱等化学物质和某些激素可以经过血液由胎盘进入胎儿体内，影响胎儿的正常生长发育。

例如当准妈妈的情绪兴奋、轻松愉快时，通过神经—体液系统的调节，血液中增加了一些使胎动有规律、活跃的化学物质，增强了胎儿的生命力。

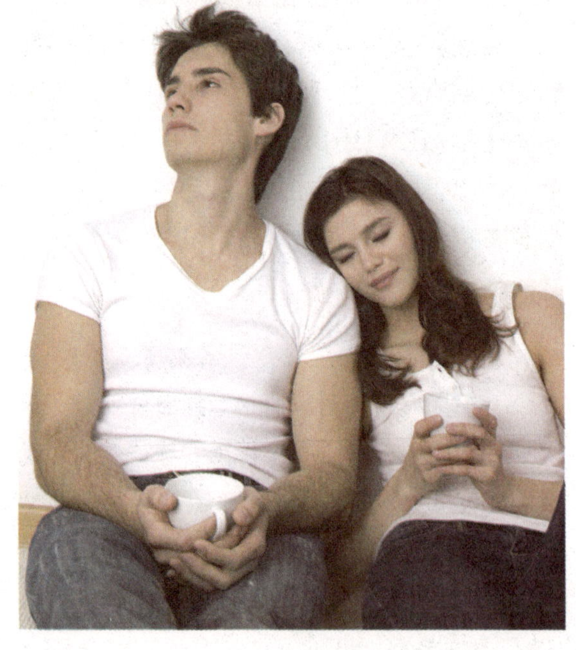

孕期日历

准妈妈最好抽出一点时间午睡。

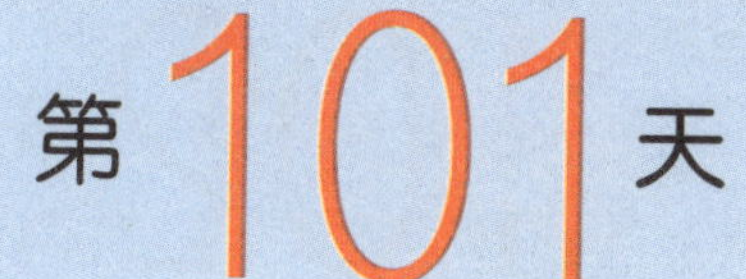


# 准妈妈要有午睡时间

睡午觉主要是可以使准妈妈神经放松，消除劳累，恢复活力，既有利于下午的工作，又有利于胎儿的生长。

## 准妈妈要睡午觉

怀孕期间准妈妈受激素水平的影响，比平时更容易感到疲劳，因此能午睡最好。

午睡时间长短可因人而异，因时而异，半个小时到一个小时，甚至时间再长一点均可，但也不宜过长，以不超过2小时为宜，否则会使晚上睡不着。总之以休息好为主，平常准妈妈感到劳累时，也可以躺下休息一会儿。如果会睡很久，午餐就要大大地减量，不只是水果，全体热量摄取都要减少才行。

## 午睡要放松

准妈妈午睡时，可把双脚架在一个坐垫上，抬高双腿，全身放松。最好取左侧卧位。如果长时间左侧卧位不习惯，平卧时可在右侧臀部垫以毛毯、枕头或棉被等，使骨盆向左侧倾斜，同样也能起到左侧卧位的效果，以身体感到舒适为原则。

## 保证睡眠时间

常人一般每日需要8小时睡眠，而怀孕期间的睡眠要比平时多1小时左右，每日的睡眠时间不能少于8小时，这更有利于准妈妈的休息和身体健康。

最好是晚上10点入睡，早上7点多起床，下午1点多开始午睡，睡1～2小时。午饭后休息一下再睡。总之以休息好为主，平常准妈妈感到劳累时，也可以躺下休息一会儿。

**准妈妈经验分享**

失眠的食疗：

**牛肉桂圆汤**

**原料：**桂圆肉100克，牛肉200克，盐适量。

**制作方法：**牛肉、桂圆肉洗净，备用；将材料放入煲中，再放入牛肉、桂圆肉，注入清水，煲上2小时，加盐调味即成。

**营养功效：**桂圆肉有补心安神作用。此汤是失眠人士的最佳食疗汤。

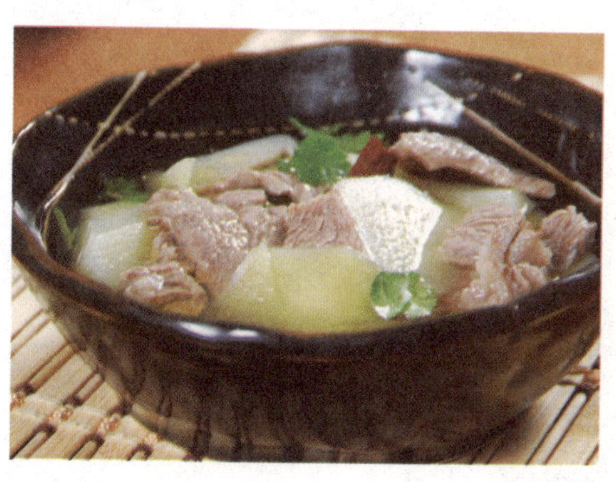

# 第102天

钙和磷有助于胎儿骨骼发育。

## 补钙、补磷有利于胎儿的骨骼发育

缺钙和缺磷的准妈妈要注意进行适量的补充，当然也不能过量补充。

钙是构成骨骼和牙齿的重要成分，也是宝宝骨骼发育所必需的物质，如果准妈妈身体内钙充足，可促进胎儿骨骼及牙齿的生长发育。缺钙可导致准妈妈小腿抽搐及宝宝软骨病或小儿佝偻病。准妈妈严重缺钙，可致骨质软化、骨盆畸形而诱发难产。

胎儿的乳牙胚在妊娠6周开始发育，妊娠4～5个月时恒牙胚开始发育。这一过程较长，直至乳前牙根完全形成约需2年的时间，而恒前牙根约需10年才能发育完全。所以，孕期钙的摄取与乳牙的发育及钙化关系密切。妊娠期间准妈妈每天需补钙1000毫克。

食物中钙的丰富来源是奶和奶制品，其不仅钙含量丰富，而且吸收率高，发酵的酸奶更利于钙的吸收，是准妈妈最理想的钙源；虾皮、鱼类（特别是带骨头的小鱼）和芝麻酱含钙也特别丰富；蔬菜和豆类含钙量

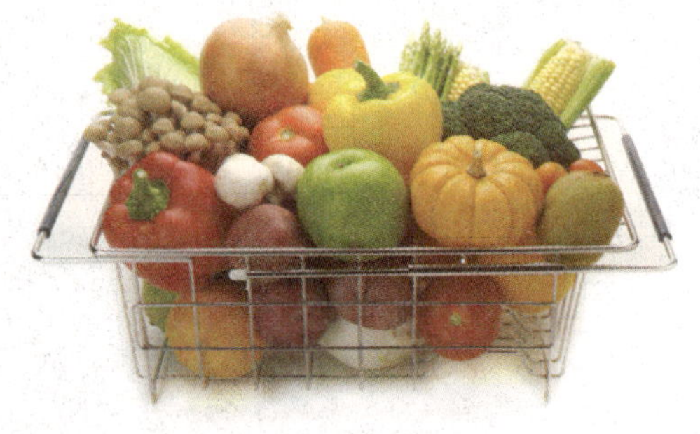

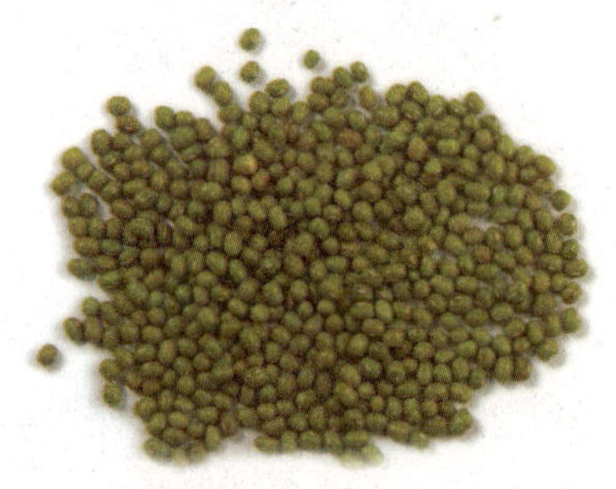

虽较多，但吸收较差；硬水中也含有相当量的钙。

磷和钙一样，也是构筑骨骼和牙齿的重要矿物质。磷约占人体重的1%，成人体内含有600～900克的磷，是人体含量较多的元素之一。磷不但是构成人体的成分，而且参与生命活动中非常重要的代谢过程。人体内总磷量的85%～90%存在于骨骼和牙齿中。磷和钙结合形成磷酸钙，是构成骨骼和牙齿的重要成分，其中钙与磷的比值约为2∶1。磷广泛存在于动植物食品中，豆类、坚果类、蔬菜、水果中都含有磷；动物性食品如蛋、乳、肉、鱼和禽类中磷含量都比较高；鱼脑中含有丰富的脑磷脂和卵磷脂，是补脑佳品，准妈妈不妨多吃一些鱼，这对准妈妈本人和胎儿都是有好处的。人体一般不会出现磷缺乏。

孕期日历

一些准妈妈的脸上和身上会出现色素沉着。

# 第103天

## 减少黄褐斑和妊娠纹

怀孕以后，准妈妈会逐渐发现不仅面部出现了黑褐色的斑点或斑块，而且腹部、乳房、大腿等部位也会相继出现色素沉着和妊娠纹，这是妊娠带来的正常生理变化。

### 黄褐斑

一些准妈妈在妊娠4个月后，脸上出现茶褐色斑，分布于鼻梁、双颊，也可见于前额部，这是由于孕期脑垂体分泌的促黑色素细胞激素增加，以及大量孕激素、雌激素致使皮肤中的黑色素细胞的功能增强的原因，属于妊娠期生理性变化，不必担心，也不需要治疗。

减少黄褐斑：多吃猕猴桃，其中富含的维生素C能有效预防色素沉淀；避免摄取过多的甜食及油炸食品；不要用化妆品来掩饰；避免强烈的直晒，外出应戴遮阳帽；保持充足的睡眠。

### 妊娠纹

怀孕时，皮肤扩张的速度赶不上子宫扩大及母体生长的速度而形成妊娠纹，主要出现在下腹部、大腿、臀部、胸部或背部。

减少妊娠纹：孕期合理控制体重增长速度；均衡营养，避免摄取过多的甜食及油炸物，改善皮肤的肤质；适当按摩，增加皮肤弹性；游泳对于恢复皮肤弹性也很有好处，可以借助水的阻力进行皮肤按摩，促进新陈代谢，消耗多余脂肪；使用托腹带，可以承担腹部的重力负担，减缓皮肤过度地延展拉扯；预防妊娠纹的保健品要在医生指导下服用，否则误食激素类药物，还会造成类似的萎缩纹。

准妈妈经验分享

黄褐斑的食疗：

**莲子美容羹**

原料：莲子30克，芡实30克，薏苡仁50克。

制作方法：莲子、芡实、薏苡仁先各用清水浸泡20分钟，一起小火炖20分钟，用蜂蜜调服。

注意事项：莲子皮薄如纸，剥除很费时间。若将莲子先洗一下，然后放入开水中，加入适量老碱，搅拌均匀后稍闷片刻，用力揉搓，即可很快去除莲子皮。

营养功效：健脾、美白。

# 第104天

B超是一种很好的检测手段。

## B超检查你了解吗

B超检查一般是在孕3个月以后开始采用，因为超声波对胎龄越大的胎儿影响越小。对准妈妈来说，整个孕期需要做几次B超，需听从医生意见，不必有过多的顾虑。

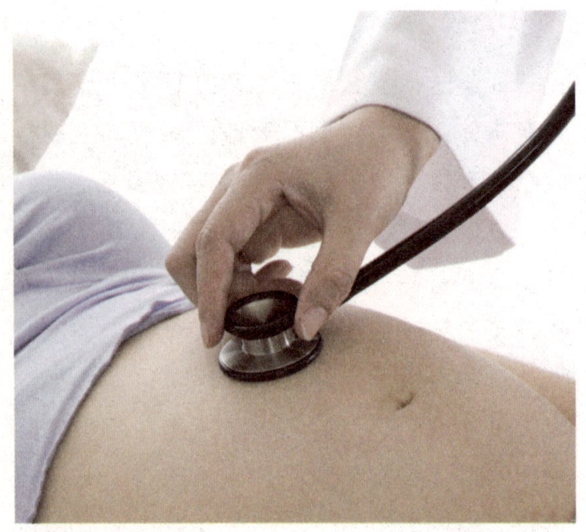

### B超中的常见数据

AC：腹围；APTD：腹部前后间的厚度，又称为“腹部前后径”；BDP：双顶径；CRL：头臀长；HC：头围；FTA：躯干横断面积；FL：股骨长；GS：胎囊；HL：肱骨长；TTD：腹部的宽度；GP：胎盘分级；AF：羊水指数；S/D：胎儿脐动脉收缩压与舒张压的比值；FTH：胎儿腿部皮下脂肪厚度。

### 孕早期不宜做B超

怀孕18周以内的准妈妈最好不做B超，尤其是在怀孕早期，如果未确定怀孕或排除特殊妊娠，还是不要做B超检查的好。因为孕2个月内若过多做B超，可使胚胎细胞分裂、人脑成形受到影响。孕4个月时，骨骼开始发育；5个月时，胎心发育还不完善；6个月时，所有脏器发育均不完善。过多做B超，会抑制胎儿生长发育，发生畸胎或死胎。当然若是怀疑有畸胎需要进行检查者则属例外。

### 孕期需要做几次B超

一般整个孕期会做3次B超，如有特殊情况，可在医生指导下增减B超的次数。

（1）第一次检查时间是在孕20～22周，此时可确定怀的是单胎还是多胎，并可测量胎儿头围等。因为这一阶段胎儿B超多项指标误差较小，便于核对孕龄。

（2）第二次检查时间安排在孕28～30周。此时做B超目的是了解胎儿发育情况，是否有体表畸形，还能对胎儿的位置及羊水量有进一步的了解。

（3）最后一次是在孕37～40周，此时做B超检查的目的是确定胎位、胎儿大小、胎盘成熟程度，有无脐带缠颈等，进行临产前的最后评估。

随着准妈妈身体的日渐沉重，脚部承受的压力也逐渐增大。

第105天

# 准妈妈要呵护好自己的脚

随着妊娠月龄的增长，准妈妈会出现浮肿，尤其是脚部、脸部和手部，准妈妈要呵护好自己的脚，尽量减少脚部不适。

在孕中晚期，增大了的子宫压迫位于腹腔内的下腔静脉，下肢血液回流因而受阻，而常使准妈妈小腿、双足踝部、足背等处浮肿，特别是在温暖的季节或是在每天的傍晚，肿胀程度会有所加重。要特别注意休息，休息时可将双腿架高，卧床时脚下垫高30厘米左右，站立时间不宜过长。如果浮肿严重，要及时就医，以排除妊娠高血压综合征等疾病。

## 泡脚的注意事项

水温以35℃～39℃为佳；时间控制在20分钟左右，泡脚时间过长的话，会引发出汗、心慌等症状；泡脚时不要随意进行按摩，因为脚底是身体的很多部位的反射区，如果随意按摩，可以能引起宫缩，导致流产；不要使用按摩型的洗脚盆。

## 鞋袜的选择

穿棉质的有弹性的袜子，这样才能让双脚透气；穿松软、合脚、后跟高度为2～3厘米的低跟或坡跟鞋为宜；有能支撑身体的宽大的后跟；鞋底上有防滑波纹；宽窄、长度均合适，鞋的重量较轻；鞋型选择上开式，即系鞋带式或魔术粘贴带式较佳，其次可以选择有松紧带或可调整宽度的鞋类款式。

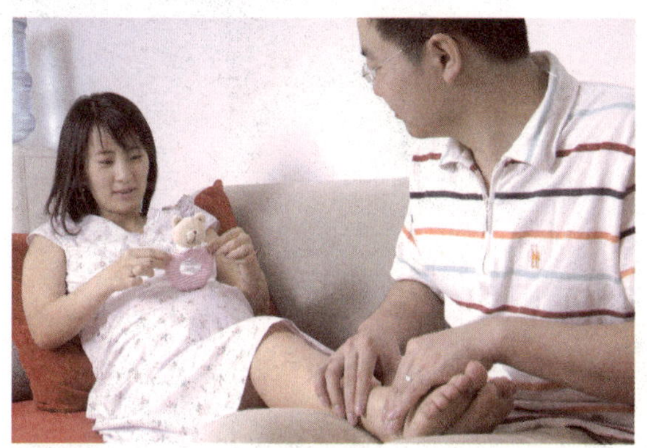

## 准爸爸帮帮忙

准爸爸可以帮助准妈妈按摩脚，缓解准妈妈足部的不适或水肿。但是准爸爸应注意，足部穴位分布紧密，注意按摩时间不要太长，准妈妈如有不适，立即停止。

脚部按摩：让丈夫用双手握着准妈妈疼痛的脚，然后用拇指在准妈妈的脚底按摩，并且顺着脚掌慢慢地以画圆圈的方式进行。

# 第106天

不要喝生水。

## 准妈妈每天要喝多少水

怀孕时必须喝足够的水，切忌口渴才饮水。

在怀孕期间，血液总量会增加50%，因此一定要多喝水，补充体内的水分才行。而且怀孕之后，身体的代谢增加，大量的水可帮助代谢。孕早期多喝水可避免脱水，还可以降低血液中雌激素和黄体激素的浓度，减缓身体的不适。

对准妈妈们来说，孕期每天摄入的水量以1500毫升为宜，再加上食物中含的水分，每日的水分摄入量控制在2000毫升即可。饮水量应根据不同季节和气候有所改变，炎热的夏季要多饮水。

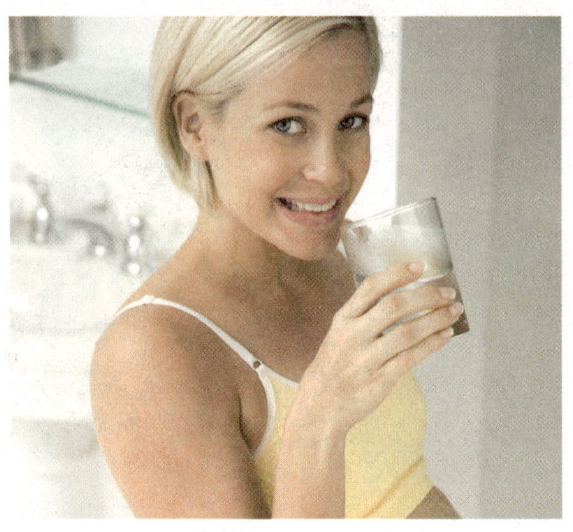

### 饮水类型

应该以喝白开水为主，矿泉水、淡茶水可适当饮用；也可以饮用适量的鲜榨果汁来补充体内水分的需要，但市售果汁常含有各种添加剂，最好不要喝，果汁含糖量高，要控制饮用量；不要喝含咖啡因的饮料或浓茶。

### 科学饮水

每隔两小时喝一次水，一天保证8次、共1600毫升的饮水。准妈妈的饮水量还要根据自己活动量的大小、体重等多种因素来酌情增减。要上班的准妈妈们，起床后先喝一杯新鲜的白开水。为预防水肿，准妈妈睡前2小时内不要饮水。

### 注意饮水卫生

准妈妈不能喝久沸或反复煮沸的开水或没有烧开的自来水。

### 准妈妈经验分享

水有很好的排毒作用，我们每天会通过尿液、皮肤蒸发、呼吸、粪便排出大量的水。大量经过肾分解的毒素、蛋白质代谢产生的废物随着这些水排出体外。水也通过稀释血液，降低有毒物质的浓度，让肾更为轻松、高效地完成解毒排毒的工作。

孕期日历

多种方法都可缓解抽筋。

第107天

# 准妈妈小腿易抽筋怎么办

由于准妈妈支撑过重的体重，腿部肌肉负担加重，常出现腿部抽筋、疼痛，多发生于妊娠中后期，通常也与缺钙和受凉有关。

## 抽筋的处理

准妈妈一旦发生抽筋，应立即站在地面上蹬直患肢；或是坐着，将患肢蹬在墙上，蹬直；或请身边亲友将患肢拉直。总之，使小腿蹬直、肌肉绷紧，再加上局部按摩小腿肌肉和大拇趾，即可缓解疼痛甚至使疼痛立即消失。

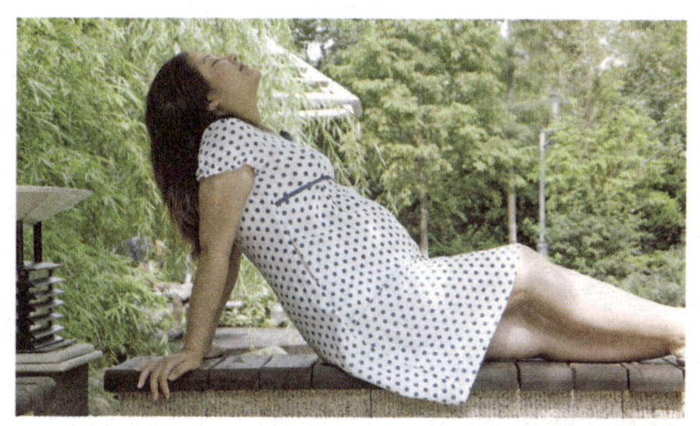

## 预防抽筋

**饮食补钙**：多吃鸡蛋、牛奶、豆及豆制品、坚果、芝麻、虾皮、蟹等富含钙质的食物；还要注意在饮食中补充维生素D，以保证钙的吸收。

**补充钙剂**：最好选择纯粹的磷酸钙，因为“钙片”通常会含有其他维生素或矿物质成分，为了避免其他营养物质摄取过量，最好在医生指导下服用。

**多晒太阳**：适当进行户外活动，接受日光照射，促进对钙的吸收和利用。

**不要劳累**：注意不要过于疲劳，不要让腿部肌肉过度疲劳，穿鞋要轻便，不穿高跟鞋。

**适当按摩**：睡前可对腿和脚进行按摩，或将腿抬高一些就寝也可预防腿部抽筋。

**注意保暖**：注意腿部保暖，尤其晚上睡觉的时候。

## 抽筋并不是补钙的必然信号

准妈妈绝不能以小腿是否抽筋作为需要补钙的指标，因为每个人对缺钙的耐受值有所差异，有的准妈妈在钙缺乏时，并没有小腿抽筋的症状。

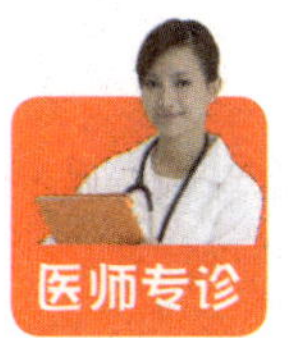


晒太阳不是越多越好，最好选择在上午7~10时，下午4~6时，一般晒半个小时到1个小时即可；冬天每日晒太阳一般不应超过1个小时，夏天则保持在半个小时左右即可；孕早期的3个月，准妈妈的身体对高温最敏感，怀孕后期，高温还会导致准妈妈早产，增加流产概率，所以这个时期要避免暴晒。

# 第108天

夏天不要贪生冷。

## 准妈妈如何度过炎热的夏天

夏季天气炎热，准妈妈身体代谢加快，皮肤的汗腺分泌增多，容易引起汗疹，甚至发生中暑，因此，在衣食住行上要多加注意。

### 少用空调和电扇

准妈妈要注意室内通风，不宜长时间吹电风扇，吹电风扇时也不应直吹，风速宜缓和，电扇宜用摇头或用微型电扇；使用空调也不宜将温度降得过低，与室外温度差距太大，更不应到空调下边吹风纳凉。在夏天睡觉宜用毛巾被盖在肚子上。

### 多喝水

及时补充水分，最好多喝清水，不要喝含糖的饮料，这样会越喝越热。

### 少吃辛辣

由于激素水平的原因，皮脂腺分泌特别旺盛，很容易有痤疮出现，再加上天气热，细菌生长比较快，容易合并皮肤感染，所以在食物上应尽可能少吃辛辣食物。

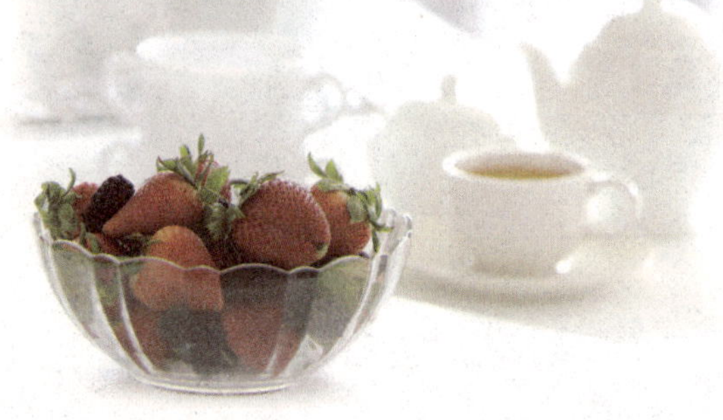

准妈妈应多吃清凉爽口的食物，多吃蔬菜和水果，但要注意避免过冷伤胃，不要贪吃冷饮。注意饮食的清洁，不吃变质食物及剩饭，以防痢疾和肠炎的发生。

### 勤洗澡、换衣物

每天用温水淋浴、冲洗或擦洗全身，保持身体的清洁卫生，还可以去热防暑，水温不要过冷或过热，35～38℃为宜。

夏天准妈妈更适宜穿肥大、通气性强的麻、棉衣裤，保持身体凉爽。内衣要选择通气性、吸湿性好的棉织品。

### 减少外出

在中午尽可能减少外出，以免中暑，早晚的时候外出相对好一些。在外出的时候要戴遮阳帽或打遮阳伞，选择准妈妈专用的防晒霜，但不要用油腻的防晒霜，以改善皮肤透气减少皮肤感染的机会。

### 保证午睡时间

准妈妈在夏季应保证午睡时间，因为天热休息可防暑。但要注意午睡不能睡太长，以1～2个小时为宜。

孕期日历 不要为孕期频发的噩梦担心。

# 第109天

## 孕期为什么多梦

准妈妈常常会觉得心神不安，睡眠不好，经常做一些记忆清晰的噩梦，这是在怀孕阶段对即将承担的母亲的重任感到忧虑、不安的反应。

孕期经常做噩梦通常是心理压力和思想负担引起的，这是正常的。但是准妈妈经常做噩梦，会导致睡眠质量下降。长久的睡眠不足以及心理压力过大，自然会对胎儿的健康发育产生不良影响。为了胎儿的健康发育保持良好的心境，准妈妈可以向丈夫或亲友诉说内心感受，他们也许能够帮助准妈妈放松下来。如果不是心理问题引起，准妈妈应及时去医院就诊。

### 放松心情

要对付这些由心而生的噩梦，准妈妈最需要做的就是解除心中的疑虑。对孕期担忧的问题都要说出来，与身边的人交流。不能解决的应该去医院作咨询，尽量放松自己的心态。

### 警惕疾病引起多梦

极少数的准妈妈因患有某些心脑血管疾病，当夜间睡眠处于不当的体位时，也可能

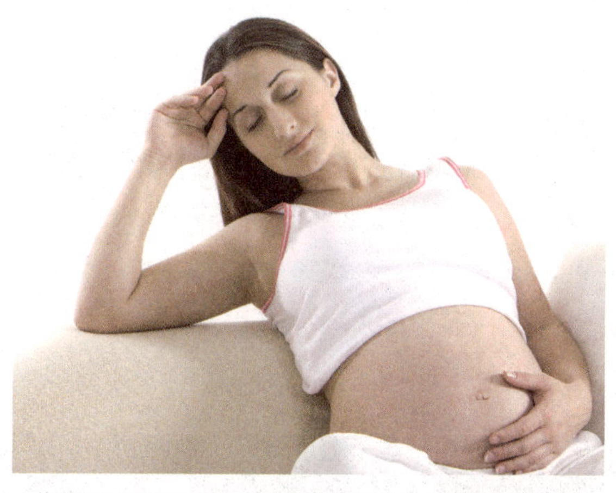

会引起心脑组织出现短暂性缺血缺氧，故而也会发生因噩梦惊醒等，这时准妈妈应尽早到医院检查、治疗，以保证安全度过孕期。

### 睡前喝杯蜂蜜水

准妈妈睡前饮一杯蜂蜜水，有安神补脑、养血滋阴之功效；能够治疗多梦易醒、睡眠不香。如果用蜂蜜调匀适量面粉涂在面部及手背上，还有滋润皮肤、养颜美容之功效。

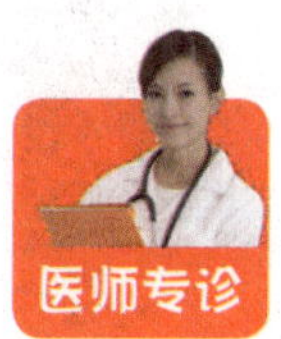

医师专诊

胎儿日常生活的跟踪研究发现，胎儿大部分时间用于睡眠。胎儿的快眼动睡眠最早出现于妊娠23周；30周时，胎儿开始多梦的日子，这时他们做梦比出生后还多；32周时，胎儿一天用90%～95%的时间打盹，其中部分时间酣睡，部分时间为快眼动睡眠。

# 第110天

芭蕾舞剧《天鹅湖》是柴可夫斯基的艺术作品。

## 音乐欣赏——《天鹅湖》

《天鹅湖》原为柴科夫斯基于1875～1876年为莫斯科帝国歌剧院所作的芭蕾舞剧，是世界上最出名的芭蕾舞剧之一，也是所有古典芭蕾舞团的保留剧目。

《天鹅湖》的音乐像一首首具有浪漫色彩的抒情诗篇，每一场的音乐都极出色地完成了对场景的描写和对戏剧矛盾的推动以及对各个角色性格和内心的刻画，具有深刻的交响性。

舞剧的序曲一开始，双簧管吹出的柔和曲调引出了故事的线索，这是天鹅主题的变体，它概略地勾画了被魔法变为天鹅的姑娘那动人而凄惨的图景。然后，在第一幕结束时，夜空出现一群天鹅，这时乐曲第一次出现天鹅的主题，它充满了温柔的美感，在竖琴和提琴颤音的伴随下，由双簧管和弦乐先后奏出。

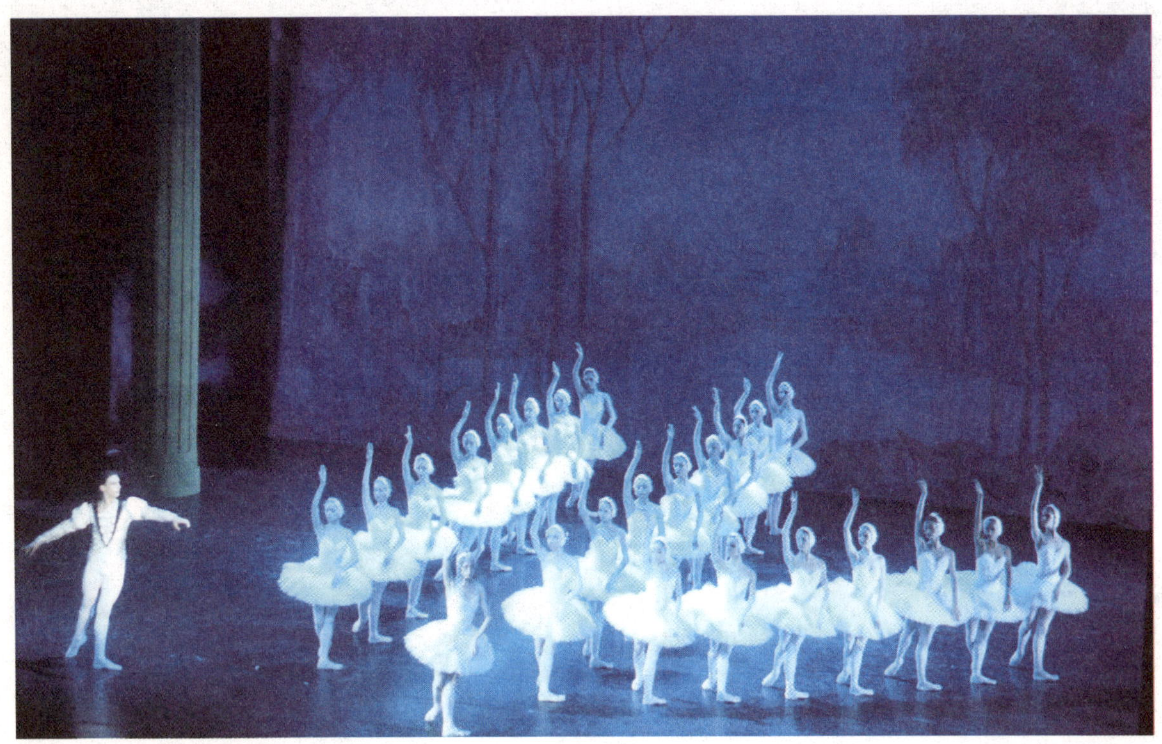

# 怎样选购称心的孕妇装

孕4个月以后，准妈妈的腹部会比较明显，而且会越来越大，所以选几套称心的孕妇装吧，让自己既舒适又漂亮。

## 舒适为主

选择质地柔软、透气性强、易吸汗、性能好的衣料，因为怀孕期间皮肤非常敏感，如果经常接触人造纤维的面料，容易引起过敏。天然面料包括棉、麻、真丝等，而以全棉最为常见。尤其是贴身的衣物，最好选择全棉的。

## 适宜宽松

不可紧胸束腹，如果准妈妈上衣过紧，会影响到胸部的呼吸，并妨碍乳腺的发育，不利于产后母乳喂养；裤子过紧，腹部会受压，会影响子宫血流；腰带过紧，会使增大的子宫不能上升，只身前凸，日久则成悬垂腹而造成胎位不正。

## 可调节的最好

上衣适宜选择开前襟的，以方便穿脱。在以后的几个月内，准妈妈的体型还会发生较大的变化，可调节式的孕妇装还能穿，就不需要准备很多孕妇装，节省开支。

## 淡雅的色调最好

最好选择色调明快、柔和甜美的颜色，这些色彩可以帮准妈妈消除疲劳、抑制烦躁、控制情绪。

## 兼顾哺乳，以一顶二

如果你决定母乳喂养，那么最好选择具有哺乳功能的内衣和上装，这将会给你带来极大的方便，避免了传统哺乳的尴尬，还可起到为腰腹部保暖的作用。具有哺乳功能的衣物在准妈妈怀孕和哺乳阶段均能发挥出巨大作用。

准妈妈不一定非要穿专门的孕妇装，平时宽松、舒适的衣服也可以自行搭配穿，这样更能体现出准妈妈的个性，让准妈妈有个好心情和漂亮的衣着。

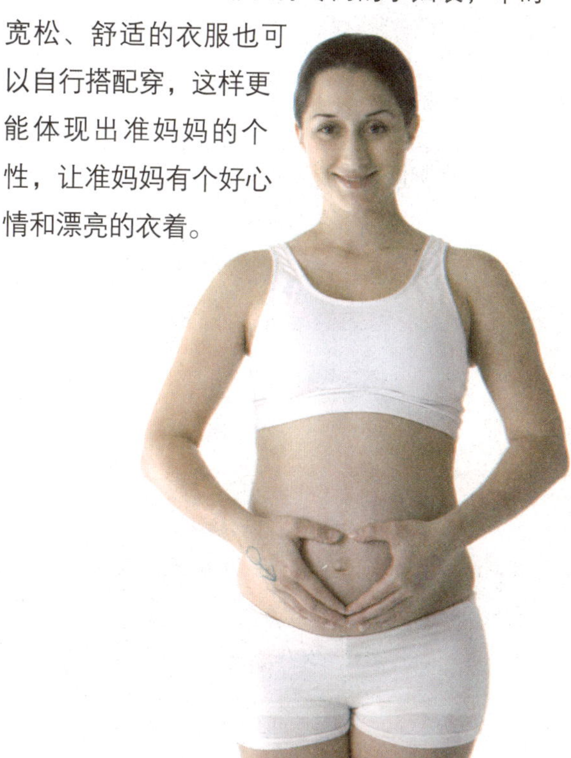

第112天

准妈妈有可能会出现打鼾现象。

# 孕期打鼾也是病吗

准妈妈上呼吸道狭窄，到妊娠中晚期逐渐明显，加上妊娠中晚期横膈上抬，胸壁重量增加，肺通气功能减弱，因而出现打鼾。

## 正常的打鼾不要紧

正常打鼾是入睡后鼾声较轻且均匀，或偶尔出现打鼾，大多是由于疲劳所致，不用担心，注意休息即可。

## 严重打鼾危害大

入睡时不仅鼾声很大，而且不均匀，总是打着打着就停止了呼吸，或呼吸停止达十几秒钟后被憋醒，急速地喘气。一夜反复多次发作，早晨起来感觉头昏脑涨，好像整夜没睡一样。这类打鼾往往会带来严重的后果。

可能出现呼吸暂停现象，有中风或心脏病发生的危险，还会使胎儿发育迟缓。严重打鼾不仅会导致妊娠期高血压、先兆子痫，还容易出现宫内窘迫。最好及时去医院进行检查。

## 注意防治打鼾

打鼾的准妈妈首先应在医生指导下进行适度的运动，控制体重；睡觉时，尽量不要采取仰卧体位，因为肥厚的喉部肌肉和舌根，很容易后坠而堵住气道，孕期采取左侧卧位就比较适宜；如发现是疾病引起的严重打鼾，一定要及时治疗。

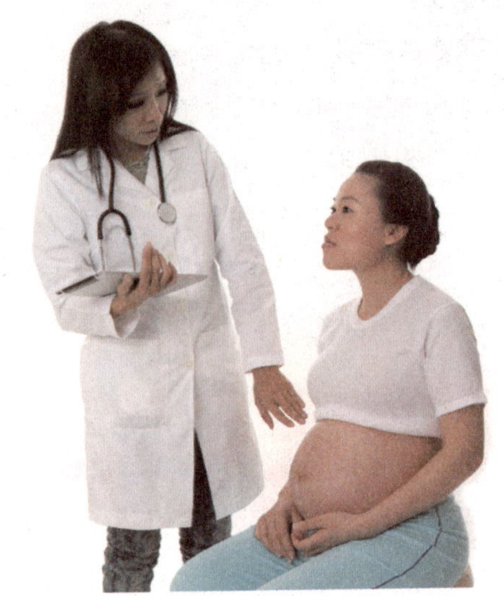

## 准爸爸帮帮忙

很多准爸爸都打鼾，妻子怀孕以后，准爸爸要注意缓解一下打鼾，以免给准妈妈的休息造成影响。如果准爸爸睡觉打鼾影响到准妈妈，准妈妈要轻轻推推他，一般打鼾声就会减弱；如果准爸爸打鼾持续时间很长，轻推作用不大，可以把准爸爸叫醒，告诉他；平时可以先让准妈妈入睡后，准爸爸再睡。

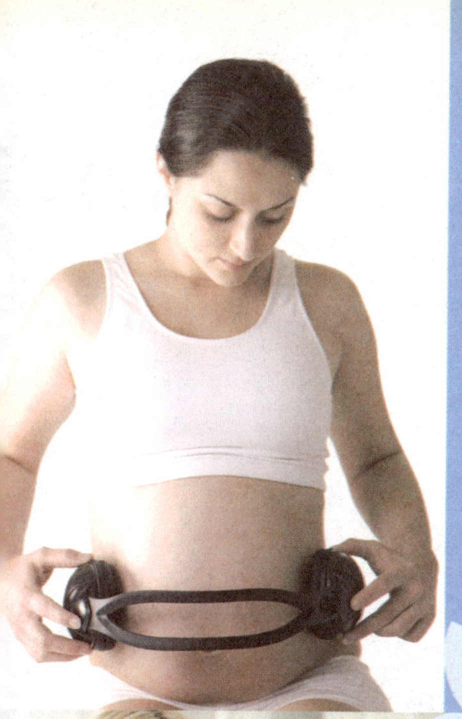

# 5 第5个月

DI-WU GE YUE

## 宝宝很稳定，准妈妈可以放松一些

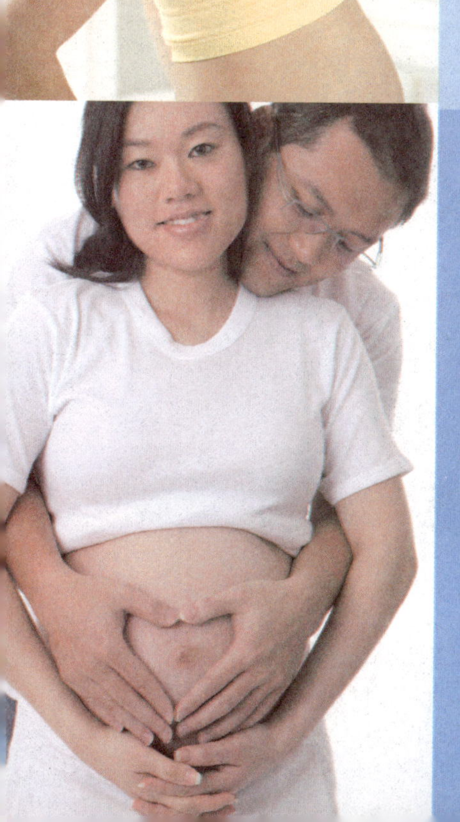

# 第113天

从孕16周开始，胎动逐渐明显。

# 什么时候可以感觉到胎动

胎动会在16～20周时逐渐明显起来，即从第5个月开始母体可逐渐明显感到胎儿的活动，胎儿在子宫内伸手、踢腿、冲击子宫壁，这就是胎动。

## 胎动是宝宝成长的重要阶段

除了睡觉的时候，宝宝很少安静地待着，他在子宫里滚动、转身、打嗝、伸展胳膊和腿，这就是胎动。通过运动，宝宝具有了本体感觉，特别是在子宫中的翻滚动作，宝宝视野获得了巨大改变，同时锻炼了自己的协调能力。他开始有了位置感觉，即使在充满水的世界里，他也能感受到自己方位的变化。当准妈妈走来走去时，或坐、躺、跑、弯腰时，宝宝都能感受到。

## 影响胎动的因素

尽管胎动很早就有了，但并不是一开始准妈妈就能感觉到的。每一位准妈妈的状况不同，对胎动的感觉也不同，有人能很早就明显地感觉到胎动，而有些则不容易分辨。

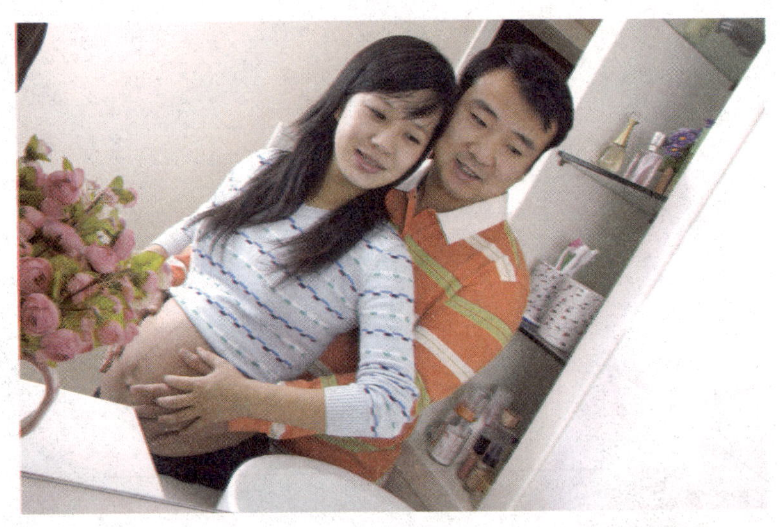

**准妈妈腹壁的薄厚**：腹壁厚的人感觉稍稍迟钝一些，腹壁薄的准妈妈到妊娠后期，在宝宝胎动的时候，都有可能从肚子外面看到鼓了一个小包。

**羊水多少**：羊水多的准妈妈，对宝宝胎动的感觉会迟钝一些。

**准妈妈的敏感度**：每个人的感觉灵敏度不同，因此，开始的时候，宝宝的胎动还很微弱，有人会比较敏感，有人就会感觉不到。

胎动对准妈妈很重要，可以了解胎儿活动情况以及羊水多少、供氧是否充足等。

孕期日历　一般来说，胎儿晚上动得最多。

# 第114天

## 每天什么时候胎动最频繁

胎动情况和胎儿健康状况有关系，与性格无直接联系。

**（1）夜晚睡觉前**：一般，胎儿在晚上是动得最多的，一方面比较有精神，另一方面准妈妈通常在这个时间能静下心来感受胎动，所以会觉得动得特别多。

**（2）吃饭以后**：准妈妈体内血糖含量增加，胎儿也“吃饱喝足”有力气了，所以胎动会变得比饭前要较频繁一些。

**（3）洗澡的时候**：可能是因为在洗澡时准妈妈会觉得比较放松，这种情绪会传达给胎儿，就比较有精神。

**（4）对着肚子说话的时候**：准爸爸和准妈妈在和胎儿交流的时候，宝宝会有回应，用胎动的方式表达自己的感觉。

**（5）听音乐的时候**：受到音乐的刺激，胎儿会变得喜欢动，这也是传达情绪的一种方法。

准妈妈怀孕16～20周后，就可以感觉到胎动。怀孕周数越长，胎动越活跃，但在妊娠末期，胎动又会减少。胎动是判断胎儿在宫内安危的主要指标。准妈妈将早、中、晚胎动各测1小时，测得的次数相加后乘以4，每12小时30～40次为正常，最少不应低于12次。如果准妈妈突然感觉胎动次数增加或减少，可能是因为宫内缺氧所致，应及时就诊，排除意外。

当胎儿的生命受到威胁时，便会出现异常的胎动，不仅表现在次数上，而且还体现在性质上，如强烈的、持续不停的推扭样的胎动或踢动，甚或是微弱的胎动，这时也要及时就医。

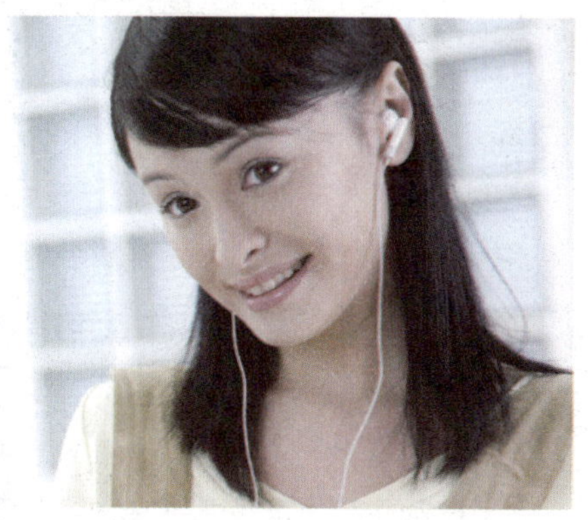

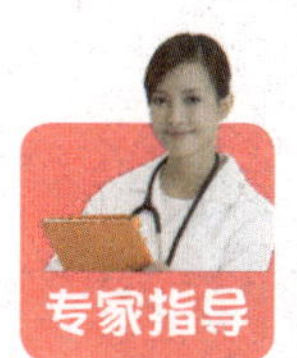

专家指导

夫妻感情融洽不但会让家庭幸福，同时也是一种良好的胎教。在怀孕期间，准爸爸和准妈妈如果能够相亲相爱、互相包容，并用极大的爱心共同关注胎儿的成长，使整个家庭在孕期都处在一个温馨和充满爱的氛围中，胎儿就能安然舒适地在准妈妈腹中健康成长，而且出生后往往聪明健康。

第115天

孕期腹痛并不是胎动。

# 怎么鉴别胎动和孕期腹痛

不少准妈妈常把腹痛当作胎动，沉浸在兴奋之中，贻误治疗腹痛而导致早产、流产等。

## 生理性腹痛和病理性腹痛

最常见的生理性腹痛在妊娠4个月左右常见。疼痛部位多在下腹部子宫一侧或双侧，呈钝痛、隐痛或牵拉痛，大多发生在准妈妈体位变动或远距离行走时，卧床休息后可缓解，无需特殊治疗。也可发生在胎动后或妊娠晚期的假宫缩后，但此种情况造成的腹痛一般仅持续数秒钟即可缓解。

病理性腹痛，胃肠病、阑尾炎、胎盘早剥、子宫先兆破裂等也会引发腹痛，但是一般都比较剧烈或持续时间较长，这种情况的腹痛应及时到医院检查、治疗。

## 胎动的特点

孕16～20周，胎动在靠近准妈妈肚脐的地方，跟胀气、肠胃蠕动或肚子饿的感觉有点像。

孕20～36周，胎动已经上升，在靠近胃的地方。

孕36周后，因为临产，胎儿的头部也已下降至骨盆，活动也大大受限，胎动开始变得温和，不那么频繁了。

## 区分胎动和腹痛

孕4个月之内出现腹痛，则不是胎动。因为胎动一般在怀孕16～20周才出现。此期间，若有下腹部坠痛、肛门坠胀、阴道流血等现象，则应考虑到宫外孕、葡萄胎、流产等情况的发生。

胎动有一定的规律性，一般每小时3～5次，在怀孕28～37周时较活跃，但不会引起准妈妈明显的不适，如有腹部局部不适，几秒钟或数十秒钟就可缓解。

如果孕中晚期出现全腹下坠、肛门坠胀，阵发性腹痛并伴有阴道流血时，则应考虑到早产、胎盘早剥等情况的发生；若腹痛位于右下方或偏上，无规律性，且准妈妈有高热、恶心、呕吐等症状时，则应考虑到急性阑尾炎的发生；若准妈妈在临产后，出现全腹强直如板状且疼痛难忍等现象时，则应警惕子宫破裂的发生。

孕期日历

准妈妈要提前护理乳头，为将来哺乳做准备。

第116天

# 准妈妈应提前护理乳头

*准妈妈要提前护理乳头，以防乳头不适、患病，更要为以后的哺乳做好充分的准备。*

乳房是很敏感的器官，在孕晚期和哺乳期，由于乳房增大，血管增加，支配的神经也增多，变得更加敏感，因此在孕期增加乳头的适应性是十分重要的。从孕中期开始，每天做乳房护理，可预防乳头破裂而导致的发炎，并可矫正乳头凹陷。

## 注意清洁，适度按摩

每日应用清水擦洗乳头及其周围皮肤皱褶的地方，以增加乳头表皮和根部皮肤的韧性。

乳房护理可于每天洗澡时操作，以手指环形按摩整个乳房，冲洗擦干后，在乳头上涂抹一些润滑油，以拇指及食指揉捏乳头，增加乳头柔韧度。在做乳房按摩的时候，手法一定要轻柔，动作不要过于粗暴，要适可而止。准妈妈可以准备一把粗齿的木梳，用木梳在乳房上打圈，也能起到按摩的作用。

一旦发现由于刺激乳头引起宫缩，就应停止，以防发生早产。

## 乳头内陷

应及早矫治乳头内陷，大多数可通过挤压、牵拉将乳头翻出来，呈正常状态。

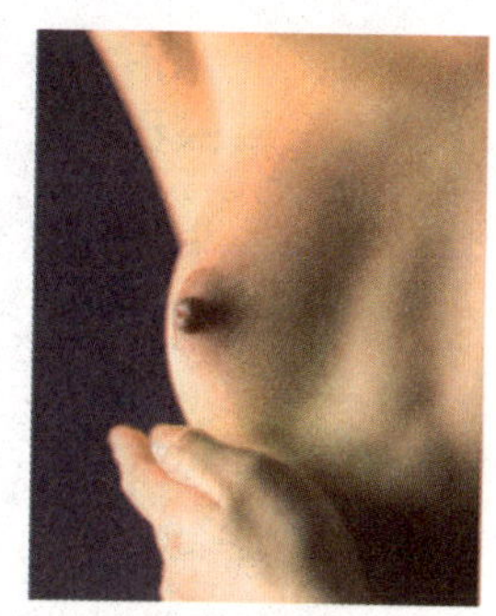

**（1）乳头伸展练习：**将两拇指平行地放在乳头两侧，慢慢地由乳头向两侧外方拉开，牵拉乳晕皮肤及皮下组织，使乳头向外凸出。随后将两拇指分别放在乳头上、下侧，由乳头向上、下纵形拉开。此练习反复多次，做满15分钟，每天2次。

**（2）乳头牵拉练习：**用一手托住乳房，另一手的拇指和中指、食指抓住乳头向外牵拉，重复10～20次，每天2次。

## 乳头龟裂

不要用肥皂水或酒精清洗乳头，因为这样会使乳头表面的天然润滑物被洗掉，而导致乳头更加干裂。使用干毛巾摩擦乳头以增强乳头的韧性，有助于预防乳头破裂。在清洗乳房后，用少量油脂置于大拇指和食指上然后拇指和食指轻柔地绕乳头旋转30次，将油脂均匀地涂在整个乳头上。

# 第117天

在感觉到胎动的时候，准妈妈可轻轻拍打或抚摩胎儿。

## 抚摩胎教怎么做

妊娠5个月准妈妈会感觉到胎动，准爸妈可以通过抚摩和拍打帮助胎儿做体操运动，促进胎儿动作能力的发展。

准妈妈可轻轻拍打或抚摸胎儿，每天2～3次，每次5～10分钟。需要注意的是，有流产、早产迹象者，不宜进行抚摩、拍打胎教；训练的手法宜轻柔，循序渐进，不可急于求成，每次仰卧的时间不能超过10分钟。

### 抚摸胎教一：主动抚摸

准妈妈仰卧在床上，全身放松。用手捧着胎儿，从上而下，从左到右，反复轻轻抚摩，再用一个手指反复轻压胎儿。抚摩时要注意胎儿的反应，如果胎儿对抚摩刺激不高兴，就会出现躁动或用力蹬踢现象，此时应停止抚摩。如果抚摸后出现平和的蠕动，则表示胎儿感到很舒服、很满意。抚摩胎教每次5～10分钟。抚摩胎教后可改为对话胎教或音乐胎教，每日1～2次，每次5～10分钟。

### 抚摸胎教二：互动抚摸

还有一种方法，用手轻轻推动胎体，胎儿出现踢母亲腹壁的动作，这时用手轻轻拍打胎儿踢的部位，胎儿第二次踢腹壁，然后再用手轻轻拍打胎儿踢的部位，出现第三次踢腹壁，渐渐会形成条件反射，当你用手轻轻拍胎儿时，胎儿会向着你拍的部位踢去，注意轻拍的位置不要距原来的位置太远。每天1～2次，每次5～10分钟。经过抚摩、拍打体操锻炼的胎儿出生后，动作发展敏捷灵活，如翻身、坐、爬、站、走以及动手能力都比未经过锻炼的小孩发展得早一些，而且体格健壮，手脚灵敏，动作协调，肌肉较强。

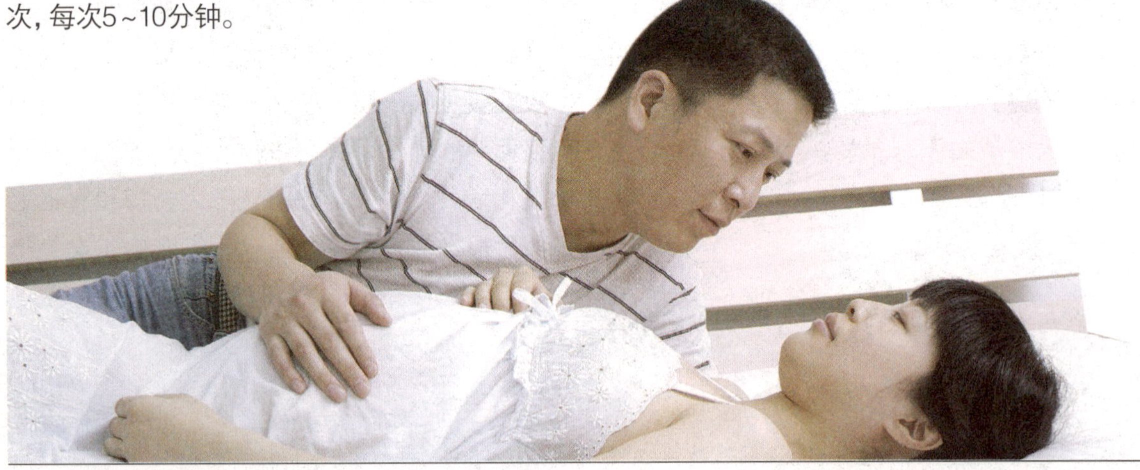

孕期日历

准妈妈如果有牙龈出血症状，一定不要等闲视之。

第118天

# 孕期牙龈渗血有可能是贫血

牙龈出血的原因很多，一方面由口腔局部因素引起，如牙龈炎、牙龈瘤等；另一方面则是全身性疾病表现的牙龈出血，如贫血等。

孕期最常见的是缺铁性贫血，这是因为胎儿为了发育，从母体血液中摄取所需的铁，造成铁缺乏或者因偏食而造成铁不足。出现缺铁性贫血时，准妈妈会出现或轻或重的乏力、面色苍白萎黄、心悸气喘、下肢浮肿、牙龈渗血、皮肤瘀斑、血尿、发热等症状。此时要注意补铁，缓解贫血症状。

## 缺铁性贫血的食疗方

### 鸡肝粥

原料：鸡肝100~150克，粳米100克，葱、生姜、黄酒、香油、精盐、味精各适量。

制作方法：鸡肝洗净后，切成小块，备用；葱择洗干净，切成碎末；生姜去皮，洗净，切成碎末；清水适量，加入鸡肝，上火煮，将沸时，撇去浮沫，沸后，加粳米、姜末、黄酒，改文火熬煮，米烂时，再加入精盐、味精、葱末、香油调味，即可食用。

营养功效：含有丰富的蛋白质、脂肪、碳水化合物、铁、钙、磷、维生素A、维生素$B_1$、维生素$B_2$、烟酸等物质。补肝益肾，健脾和胃。

### 豆芽炒猪肝

原料：豆芽100克，猪肝500克。

制作方法：将豆芽择去须、根，洗净，入沸水中焯一下，捞出，控水。猪肝洗净，切薄片，加适量淀粉、水拌匀。热油锅，倒入猪肝先翻炒几下，滴入几滴醋，盛盘。另起锅，待油烧至七成热时，倒入肝片，迅速炒散，加入酱油、料酒，再倒入焯好的豆芽，翻炒均匀。

营养功效：预防贫血。

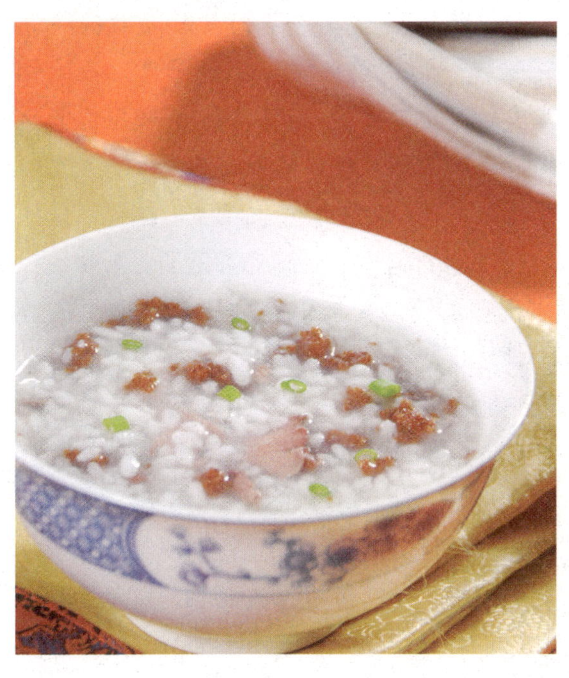

# 第119天

给胎儿讲讲十二生肖的故事吧！

## 讲故事——十二生肖的故事

给胎儿讲一讲十二生肖的故事，告诉胎儿他的生肖是什么。

很久以前，人们要选十二种动物作为人的生肖。他们定好一个日子，邀请所有动物来报名，先到的十二种动物就作为十二生肖。

老鼠和猫都收到了邀请信。

可是猫说："我爱睡懒觉，怎么办呢？"老鼠说："别着急，我能起早，我叫你，咱们一块儿去。"猫高兴地谢了老鼠。

报名那天早晨，老鼠起得很早，可它早把猫忘得一干二净，自己去报名了。

在路上老鼠碰到了跑在最前面的牛，它脑袋一转，对牛说："牛哥哥，我给你唱支歌吧。"牛说："好啊——咦，你怎么不唱呀？"老鼠说："我在唱哩，你没有听到吗？可能是我的嗓门太细了。这样吧，让我骑在你的脖子上，你就听见了。"牛说："行啰！"老鼠就沿着牛腿一直爬上牛脖子，让牛驮着它走，别提多舒服了。它摇头晃脑地唱起歌来：

"牛哥哥，过小河，爬山坡，驾，驾，快点儿啰！"

牛一听，乐得撒开腿使劲跑，跑到报名的地方一看，还没有人来呢，高兴地叫起来："我是第一名！"牛的话还没说完，老鼠从牛脖子上一下蹦到地上，吱溜一蹿，蹿到牛前面去了。结果十二生肖里，老鼠第一名，牛第二名，没有懒惰的猫。

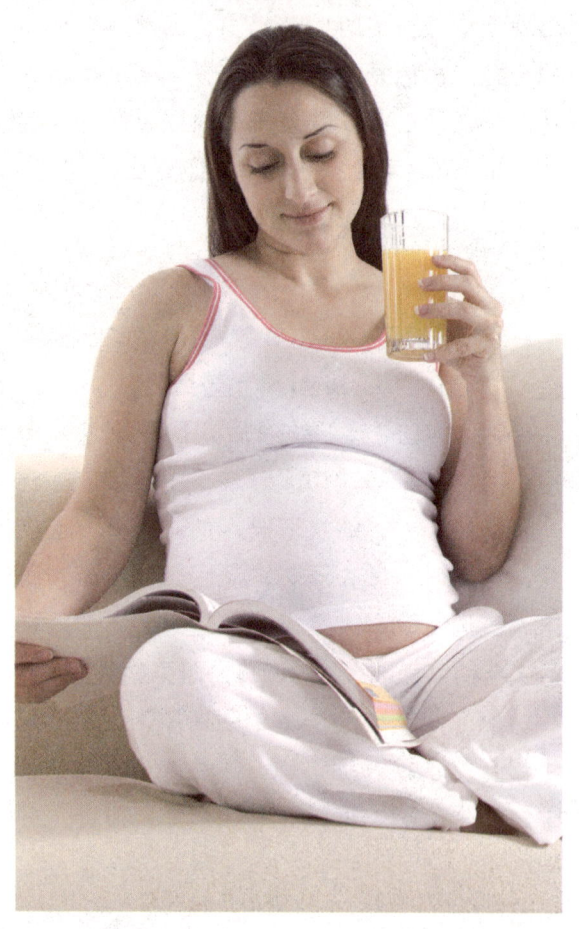

孕期日历

要仔细选择胎教音乐。

第120天

# 要注意胎教音乐的质量

孕5个月开始，胎儿已具备了听力，准妈妈可以实行音乐胎教，选取有优美旋律的音乐给胎儿听。

音乐胎教是指通过准妈妈或胎儿听音乐，使他们精神放松、情绪愉快。平稳的旋律和节奏对胎儿大脑的发育是一个良好的刺激，能使胎儿情绪安宁，有利于胎儿的发育。

注意音乐的质量，不然形成噪声，会让胎儿觉得烦躁，甚至影响听觉的发育。为了预防高频声音损伤胎儿的听力，在进行音乐胎教时，请注意尽量降低CD的噪声；最好请专业人员帮助选购CD，以确保质量；每次听的时间不宜过长。

音乐胎教的乐曲分为两类：一类是适宜准妈妈听的，以轻柔舒缓的E调和C调为主；另一类是让胎儿单独欣赏的。

## 不同的音乐对胎儿的作用不同

不同的乐曲对于陶冶宝宝的情操起着不同的作用。如巴赫的复调音乐能使宝宝恬静、稳定；圆舞曲使宝宝活泼、开朗；奏鸣曲使宝宝热情、奔放。另外，准妈妈也可以根据心情来挑选音乐，如轻灵活泼的乐曲《二泉映月》；柔和平缓的乐曲《春江花月夜》；舒筋活血的乐曲《江南好》；解除忧郁的乐曲如《喜洋洋》《春天来了》；消除疲劳的乐曲《友谊地久天长》等。

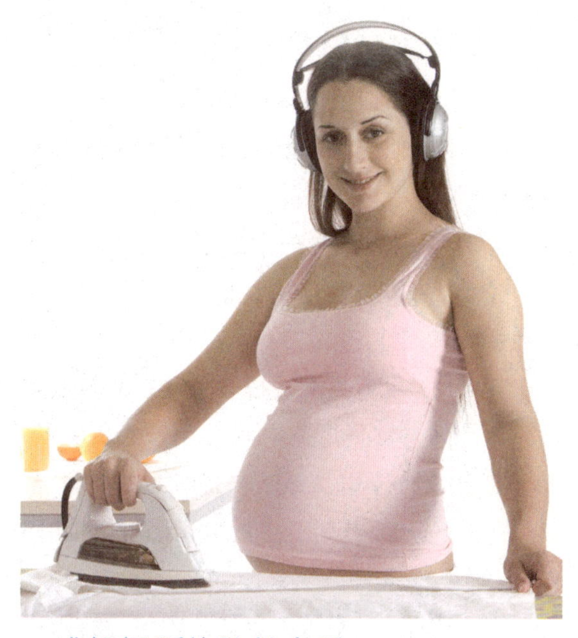

## 准妈妈听的胎教音乐

可用耳机听，也可以从扬声器里放出来听，音量不宜太大。胎儿听的胎教音乐，在频响、节奏以及情感特征等方面都有特殊的要求，要购买经过相关质量鉴定的产品。

## 怎样给胎儿听音乐

从怀孕第5个月起，每天给胎儿听1～2次，每次15分钟，最好选择旋律优美的钢琴、小提琴乐曲，不要选用刺激性较强的摇滚乐等，另外注意音量不要太大。为了便于胎儿记忆，每段乐曲重复放10天左右。

# 第121天

一些准妈妈可能要做羊膜穿刺检查。

## 羊膜穿刺检查

羊膜穿刺检查的目的主要是检查各种胎儿染色体异常，包括唐氏综合征。

### 需要做羊膜穿刺的情况

（1）35岁以上的高龄准妈妈。

（2）母血先天愚型综合征筛检结果，概率高于1/270者。

（3）本胎次有生先天愚型儿的可能。

（4）超声波检查发现胎儿有严重的或足以致命的基因缺陷。

（5）曾生育先天性缺陷儿者，尤其是生育过染色体异常婴儿的准妈妈。

（6）准妈妈本人或丈夫是出生缺陷儿。

（7）家族中有出生缺陷分娩史的准妈妈。

（8）准妈妈本身患有遗传疾病，特别是与性别有关的遗传疾病。比如母亲患的是血友病而她怀的是男孩。

### 不会对胎儿造成危害

由于目前穿刺均在超声波的引导下完成，损伤到胎儿的可能微乎其微，不要过于担心。

有2%～3%的准妈妈在穿刺后会出现轻微的阴道出血、羊水溢出或子宫收缩，通常不需要特别治疗，在休息或安胎治疗后可以得到缓解。对于怀孕过程没有不良影响。

仅约有0.5%的准妈妈会出现羊膜炎、胎膜破裂及流产，自发性流产的可能性是非常小的，但也不是不存在。

另外，羊膜穿刺术如果用于产前细胞的遗传检查，通常都是安排在妊娠15～20周施行，此时胎儿的胎体、手指、脚趾等都已发育完成，所以不会造成胎儿畸形。

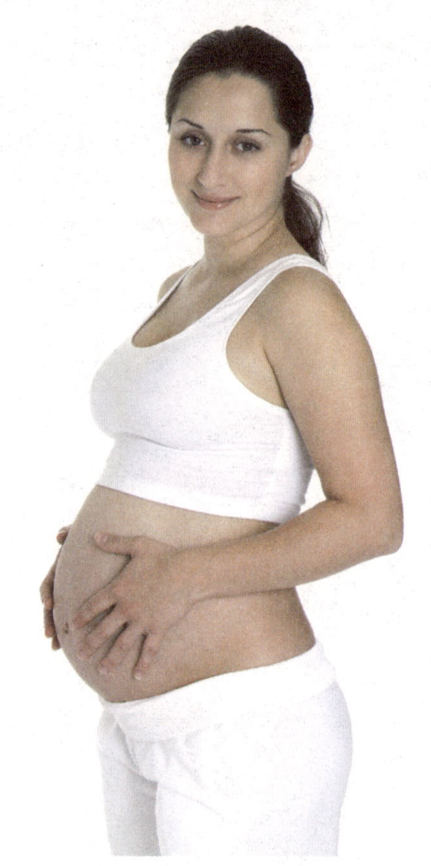

孕期日历

准妈妈别忘了补充微量元素。

# 第122天

## 全面补充微量元素

目前认为必需的微量元素有14种，锌、铜、铁、铬、钴、锰、钼、锡、钒、碘、硒、氟、镍、硅。微量元素在体内含量虽小，却有很重要的生理功能。

与其他营养物质一样，微量元素并不是“多多益善”，要正常发挥其生理功能有一定的适宜范围，小于这一范围可能出现缺乏症状，大于这一范围则可能引起中毒，因此，一定要很好地掌握它们的摄入量。

### 锌

锌是大脑发育所必需的微量元素，准妈妈缺锌可严重影响胎儿的脑发育。食物来源：牡蛎、鲜鱼、牛肉、羊肉、贝壳类海产品、面筋、麦芽、豆类食品、花生、核桃等。

### 铜

准妈妈缺铜，可引起胎膜早破，导致早产。食物来源：柿子、柑橘、苹果、芝麻、红糖、蘑菇、蟹、动物肝、豆类、小米、玉米等。

### 铁

孕期缺铁对胎儿神经系统的发育极为不利。食物来源：动物肝脏、动物血、瘦肉、红糖、干果、蛋、豆类、桃、梨、葡萄等。

### 碘

准妈妈及胚胎早期缺碘则可造成胎儿生长发育停滞，导致神经系统的损害，而且胎儿出生后即会出现克汀病(呆小病)。食物来源：海带、紫菜、海蜇、海虾等海产品，含碘食盐。

### 锰

锰元素可促进骨骼的生长发育，保持细胞中线粒体的完整，维护大脑的正常功能，维持正常的糖分代谢和脂肪代谢，还可改善机体的造血功能，准妈妈在妊娠期缺锰能使后代产生多种畸变，尤其是对骨骼的影响最大，常出现关节严重变形，而且死亡率较高。锰的主要食物来源有：糙米、核桃、赤糖蜜、莴苣、干菜豆、花生、马铃薯、大豆、葵花子、小麦、大麦以及肝等。

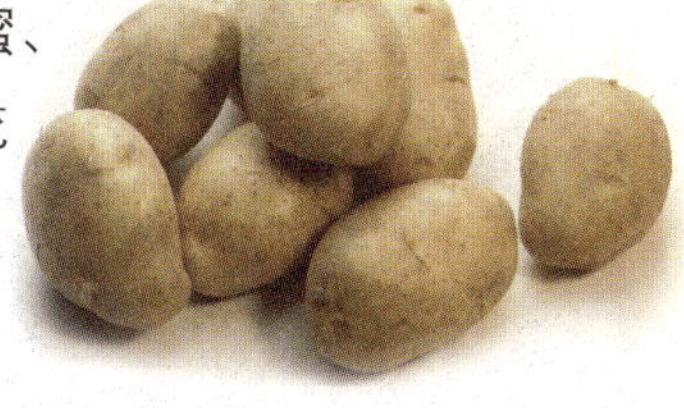

### 硒

可降低准妈妈血压，消除水肿，改善血管症状，预防和治疗妊娠期高血压，还能预防胎儿致畸。食物来源：鱼粉、龙虾、苹果醋、螃蟹、小麦、糙米、玉米、动物肝肾等。

# 第123天

高龄准妈妈一定要做好各项产前检查。

## 高龄准妈妈要倍加小心

从医学角度来说，随着年龄的增长，妊娠与分娩的危险系数升高，高龄怀孕意味着更多的风险，但也不需过度担忧，最重要的是做好孕前及产前检测。

高龄准妈妈不能简单等同于“高危准妈妈”，只要做好孕前及产前检查，及时发现问题，配合医生治疗，相信高龄准妈妈也可以得到聪明又健康的宝宝。

### 做好产前检查

随着年龄的增大，女性的卵细胞逐渐老化，胎儿发生畸变的可能性增加，胎儿畸形率和其他遗传病发病率也显著上升。定期做孕期检查，如发生异常情况，要听取医生的意见进行及时治疗或终止妊娠。

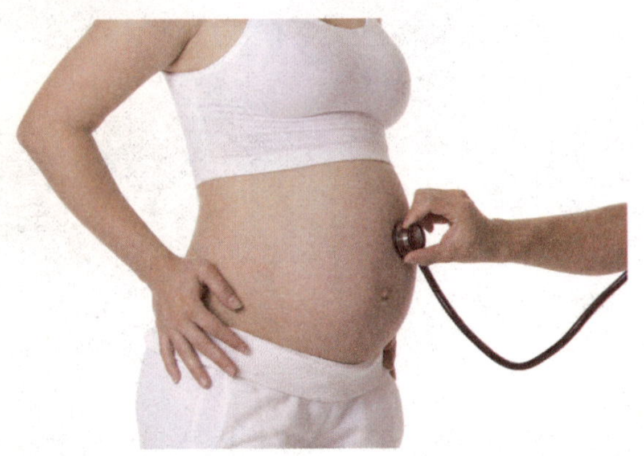

### 选择合适的医院

准妈妈年龄越大，发生高血压、糖尿病、心脏病并发症的机会越多，对胎儿的生长发育越不利。应选择综合性、项目齐全、有一定资质的正规医院。为了胎儿的安全考虑，一定要在医生指导下用药。

### 注意营养

饮食需注意高蛋白质、低脂肪；高龄准妈妈容易发胖，需要控制体重，需避免吃高糖食物，并降低动物性脂肪食物的摄取；注意补充叶酸和钙。

### 多学习孕产知识

多阅读有关怀孕、分娩的书籍，出现不适、异常或分娩时可派上用场。

### 做好剖宫产的准备

高龄准妈妈自然分娩的难度更大，需要提前做好剖宫产的准备。

### 准妈妈经验分享

高龄准妈妈不一定都会难产，注意孕期的产检、多运动、控制体重、重视身体异常、防治妊娠合并症、补充营养等，把身体调理好，一般也可以顺产。

准爸爸的声音胎儿也喜欢听。

第124天

# 胎儿最喜欢爸爸的声音

胎儿最喜欢爸爸的中低音，准爸爸抓住时机培养亲子关系吧。

## 胎儿喜欢爸爸的声音

胎儿在子宫内最适宜听中、低频调的声音，而男性的说话声音正是以中、低频调为主。因此，父亲坚持每天对子宫内的宝宝讲话，让胎儿熟悉父亲的声音，这种方法能够唤起胎儿最积极的反应，有益于宝宝出生后的智力及情绪稳定。

## 要让胎儿熟悉爸爸的声音

没有经过胎教的新生儿常常会有这种情况，即使不熟悉的女性逗乐也会因逗乐而微笑，而父亲逗乐则反而会哭。这正是宝宝从胎儿期到出生后的一段时间里，对男性的声音不熟悉所造成的。为了消除宝宝对男性包括对父亲的不信任感，妊娠5个月后父亲应对胎儿讲话。

## 和胎儿说话的技巧

首先让孕妻坐在宽大而舒适的椅子上，然后由妻子对胎儿说："乖宝宝，下面我们开始与你的爸爸进行十分愉快的对话！"这时，丈夫应该坐在距离妻子50厘米的位置上，用平静的语调开始对话，随着对话内容的展开再逐渐提高声音，不能一下子发出高音而惊吓胎儿。

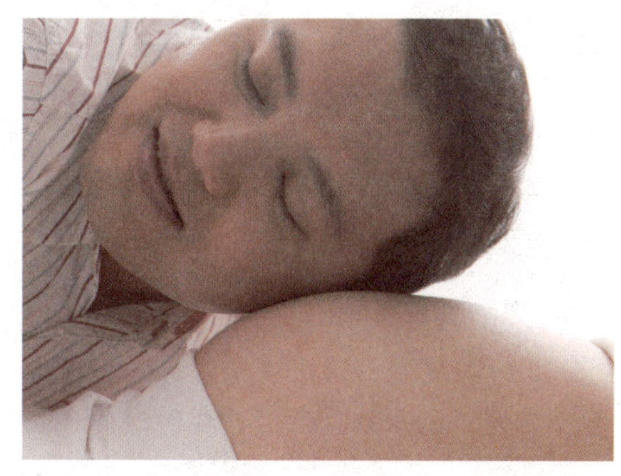

父亲在开始和结束对胎儿讲话的时候，都应该常规地用抚慰及能够促使胎儿形成自我意识的语言对胎儿讲话。开场白的语言是："宝贝(或者叫乳名)，我是你的爸爸，我会天天和你讲话，我会告诉你外界一切美好的事情。"父亲应将每天讲授的话题构思好，最好在当天的"胎教日记"中拟定一篇小小的讲话稿，稿子的内容可以是一首纯真的儿歌、一首内容浅显的古诗、一段优美动人的小故事，也可以谈自己的工作及对周围事物的认识，用诗一般的语言，童话一般的意境，刻画人间的真、善、美。对话结束时，要对胎儿给予鼓励："宝贝学习很认真，你真是一个聪明的宝宝。今天就学习到这儿，再见！"

# 第125天

孕期日历　有了烦恼可以向亲友诉说。

## 准妈妈缓解不良情绪小妙招

准爸爸和准妈妈的好情绪、好心情是胎教的根本。

准妈妈情绪良好，是一种极好的自然的胎教，胎儿通过感官得到的是健康的、积极的、乐观的信息，这也是胎教最好的过程。如果准妈妈遇到不良情绪，要注意转移和化解，以免影响到胎儿的健康。

### 告诫提醒法

准妈妈需明白消极情绪对人的负面影响，在漫长的孕期生活中，要时时告诫自己不要生气，不要着急，不要烦恼，不要悲伤，为了胎儿，为了自己，想开点儿，尽量提高心理承受能力，遇到挫折要有思想准备，从而防患于未然。

### 摆脱转移法

有时消除烦恼的最好办法就是努力摆脱那些使人烦恼的人和事，离开那种使人不愉快的场合，转移自己的注意力，参加一些平时喜欢的活动，如听音乐、相声，看电视小品，欣赏山水风景画册，出去郊游，上街逛商店、购物等，使不良情绪转移。

### 宣泄释放法

不良情绪要疏导而不能堵塞，疏导的方法之一就是要让它有个宣泄释放的途径，这是相当有效的调剂方法。准妈妈可向知心好友或日记本倾诉自己的处境和困惑。

### 外向社交法

那些内向性格的准妈妈一旦有了不良情绪，常常闭门独居，郁郁寡欢，心中的结久久难解。所以，有了烦恼应当走出去或向亲友倾诉，广交朋友，将自己置身于乐观向上的人群中，充分享受友情的欢乐，从而使情绪得到积极的感染，从中得到满足和快慰。

### 情绪放松法

每天应抽出不少于30分钟的时间与丈夫到居家附近草木茂盛的宁静小路上散散步，看看街景，逛逛商场，使自己放松一下，心情会变得非常舒畅。尤其是美妙的鸟鸣、清新的空气、悦目的花草树木，更能帮助你消除紧张情绪，使你深受感染而自得其乐。

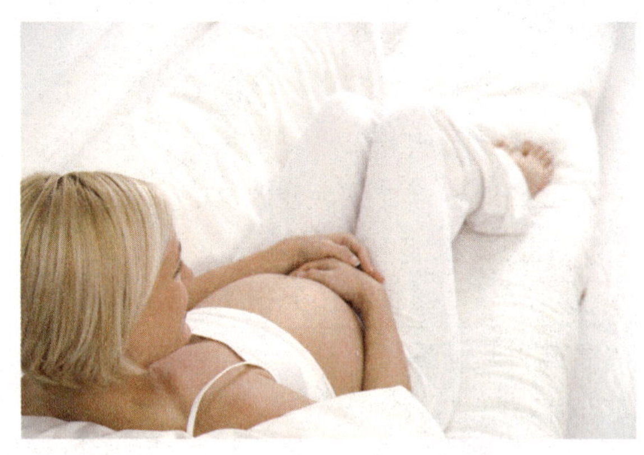

# 诗词欣赏——《将进酒》

全诗洋溢着豪迈之情，是李白的代表作。

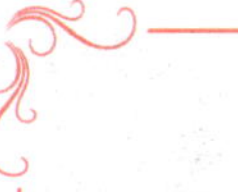

## 将进酒

李白

君不见，黄河之水天上来，奔流到海不复回。
君不见，高堂明镜悲白发，朝如青丝暮成雪。
人生得意须尽欢，莫使金樽空对月。
天生我材必有用，千金散尽还复来。
烹羊宰牛且为乐，会须一饮三百杯。
岑夫子、丹丘生，将进酒，杯莫停。
与君歌一曲，请君为我倾耳听。
钟鼓馔玉不足贵，但愿长醉不复醒。
古来圣贤皆寂寞，唯有饮者留其名。
陈王昔时宴平乐，斗酒十千恣欢谑。
主人何为言少钱，径须沽取对君酌。
五花马，千金裘，呼儿将出换美酒，
与尔同销万古愁。

# 第127天

准妈妈睡觉时可将脚部垫高。

## 准妈妈怎么缓解水肿

孕期浮肿是准妈妈在怀孕中晚期出现的正常现象，经休息或抬高下肢后能自行消退者，不需特别担心。

### 控制低盐

为减轻肿胀，准妈妈吃的食物不宜太咸，口味重的准妈妈此时也要注意，多吃清淡食物，保持低盐饮食。必要时控制水分的摄入。

### 减少久立，适当按摩

不宜走路过多或站立太久，避免长时间站着工作。

准妈妈出现腿部肿胀酸痛，家人要多关心体贴，晚上睡觉前，最好能为准妈妈的腿部进行按摩，可减轻准妈妈酸胀的感觉。

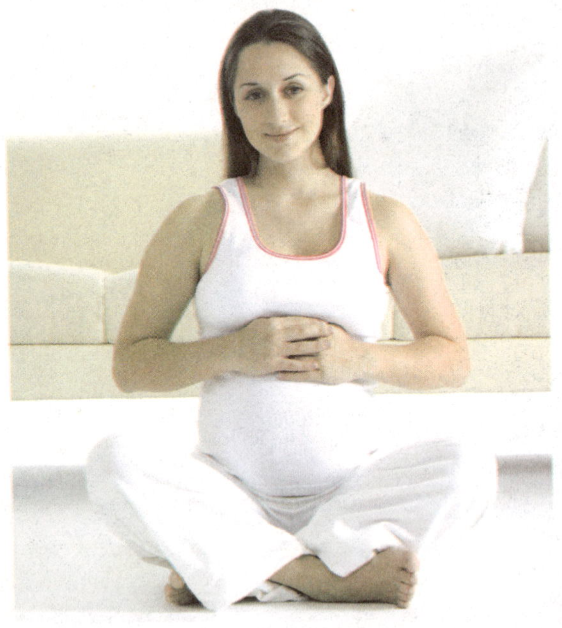

### 足部抬高

准妈妈睡觉的时候，腿脚部可稍微放高一点；上班的时候可在足部垫个小凳子或箱子。

### 注意饮食

进食足够量的蛋白质；进食足量的蔬菜水果；不要吃过咸的食物；控制水分的摄入；少吃或不吃难消化和易胀气的食物。

### 选好鞋子

尽量穿柔和宽大的平跟鞋，松口、舒适的棉袜，减轻浮肿带来的沉重感。

### 适当运动

散步、游泳等都有利于小腿肌肉的收缩，使静脉血顺利地返回心脏，减轻浮肿。

异常的孕期腿、脚肿：水肿范围较大，由踝部及小腿延至膝以上，甚至外阴部、腹部、上肢、颜面部等；一般卧床休息6～8小时后不消退；伴有血压升高或血尿。如果经过一晚休息后，早上醒来后水肿还很明显，而且整天都不见明显消退，或者是妊娠晚期体重每周增长大于500克，就要警惕有发生妊娠期高血压的可能，要及时到医院做全面检查。

孕期日历

准妈妈在服用铁剂时可适量补充维生素C。

第128天

# 准妈妈补铁要注意什么

孕中晚期，每日需要45毫克的铁质摄取量，除了补充自身基础流失量之外，更要满足准妈妈血液与红细胞增加、胎盘及胎儿成长所需。

铁的来源为食物和药物，食物中含铁很丰富；如果准妈妈贫血比较严重，需要在专业医生的指导下服用补铁剂，目前市售的铁剂种类较多，均有较好疗效，不必过分强求哪一种最好，关键是搞清楚每次应服多少剂量。

## 食补最好

多种食物均含有铁，一般植物性食品铁的吸收率较低，而动物性食品铁的吸收率较高。富含铁的动物性食品有：猪肾、猪肝、猪血、牛肾、羊肾、鸡肝、虾、鸡肫等；植物性食品含铁多的有：桂圆、黄豆、油豆腐、银耳、黑木耳、淡菜、海带、海蜇、芹菜、荠菜、大枣等。

## 巧搭配增强补铁效果

用铁锅烧煮食物。如果做菜时加入番茄、柠檬汁或橙汁，锅中会有更多铁进入食物中。

服用硫酸亚铁片剂的同时吃一些橘子、芒果或木瓜之类的水果，会使身体吸收更多的铁剂。

## 服用铁剂注意事项

（1）注意选择易吸收的补铁剂，如硫酸亚铁、碳酸亚铁、富马酸铁、葡萄糖酸亚铁等，在医生指导下正确服用。

（2）铁剂对胃肠道有刺激作用，常引起恶心、呕吐、腹痛等，应在饭后服用为宜。服药后如出现恶心、呕吐等不良反应，可以停药2～3天，或可改用注射剂。

（3）铁剂服用时间需在1个月以上。

（4）服用铁剂前后一小时内不要喝咖啡、茶等饮料。

（5）维生素C可以促进铁的吸收，在服铁剂时，补充适当的维生素C。

（6）铁剂易与肠内的硫化氢结合成硫化铁，使肠蠕动减弱，引起便秘，并会使患者排出黑色粪便，这些都是正常的，准妈妈不必紧张。

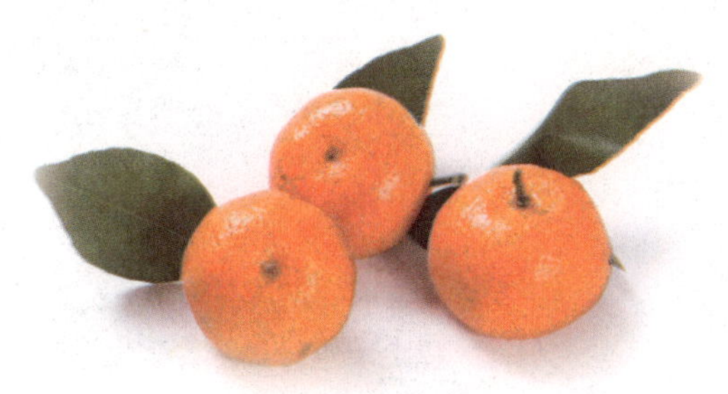

# 第129天

孕期日历　抚摩胎儿时，要注意胎儿的反应。

## 继续进行抚摩胎教

胎儿在5个月时，触觉功能渐渐发育起来，可以适时进行抚摩胎教，当胎儿开始有胎动时，即可进行抚摩。

准妈妈仰卧床上，头不要垫得太高，全身放松，呼吸匀称，心平气和，面带微笑，双手轻放胎儿位上；也可将上身略垫高，采用半躺姿势，总之以准妈妈自我感觉舒适为宜。用双手捧着胎头，从上到下，从左到右，反复轻轻抚摩。然后，再用一个手指反复轻压胎儿。

在抚摩胎儿时，要随时注意胎儿的反应，如果胎儿对抚摩和刺激不高兴，就有可能用力挣扎或蹬腿，这时应马上停止抚摩。若胎儿受到抚摩后，过一会儿，就做出轻轻蠕动的反应，这种情况可以继续抚摩，一直持续几分钟再停止，或改为语言、音乐刺激。

抚摩的时间一般可在傍晚或凌晨胎动频繁时进行，每次5～10分钟，每天1～2次。

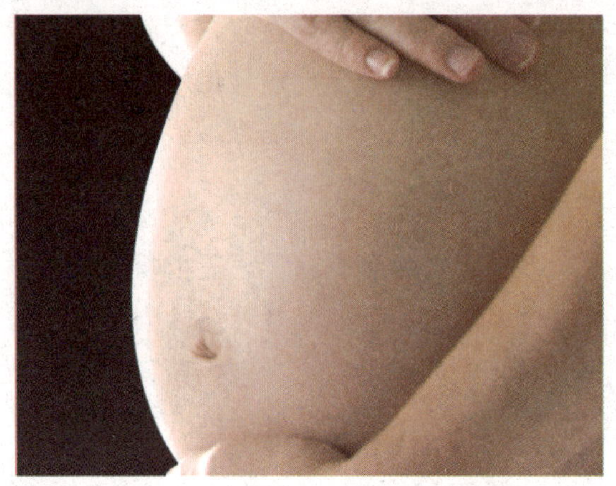

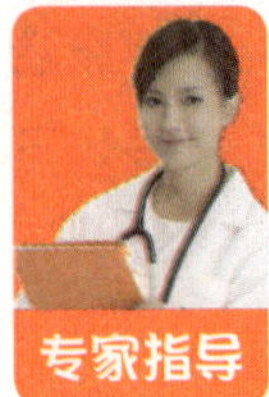

专家指导

准妈妈怀孕后身体及生殖器发生变化，表现在：

（1）胎盘生成和发育：受精卵着床后，胎盘发育很快，尤其在妊娠头3个月内。

（2）子宫增大：为了容纳日渐长大的胎儿、胎盘及其周围的羊水，子宫内部容积必须增大。

（3）阴道扩张：女性怀孕后，阴道扩张，以备分娩，肌肉细胞增大，黏膜层变厚。

（4）准妈妈乳房明显增大：在妊娠前3个月中，大部分输乳管开始发育，乳房也迅速增大。

（5）血液增加：准妈妈血容量在妊娠期增加1.5升。此外，心脏、肺、肾的负担增大，牙齿、关节、皮肤、指甲、头发都有变化。

以上准妈妈机体的变化，都需要营养的供给才能保证其正常功能。

给胎儿唱一首充满爱意的歌吧！

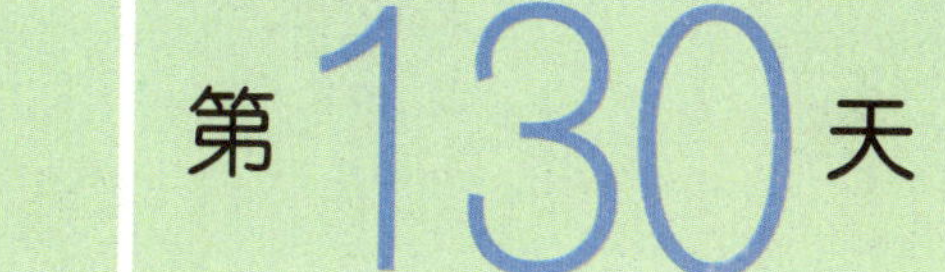


# 准妈妈可以唱歌给胎儿听

准妈妈或准爸爸唱歌给胎儿听，比录音机、CD机的效果更佳。

准爸爸和准妈妈给胎儿唱歌，是任何形式的音乐都无法取代的。有些准妈妈认为自己没有音乐细胞，不能给胎儿唱歌。其实，只要是带着深深的爱意去唱，对胎儿来说，都是悦耳动听的，所以我们更多地提倡准父母用哼歌谐振法和准妈妈教唱法来进行音乐胎教。

## 哼歌谐振法

准妈妈每天可以哼唱几首歌，要轻轻地哼唱，不必放声大唱。最好选择抒情歌曲，也可唱些“小宝宝，快睡觉”等类似摇篮曲的歌。唱时要心情舒畅，富于感情，如同面对亲爱的宝宝，倾诉一腔爱意。这时，准妈妈可想象胎儿正在静听你的歌声，从而达到爱子心音的谐振。

## 教唱法

胎儿虽然具有听力，但毕竟只能听不能唱。准妈妈要充分发挥自己的想象力，想象腹中的胎儿神奇地张开蓓蕾般的小嘴，跟着你的音乐和谐地“唱”起来，具体做法可先将音乐的发音或简单的乐谱反复轻唱几次，如多、来、咪、发、索、拉、西，每唱一个音符后等几秒钟，让胎儿跟着“学唱”，然后再依次进行。

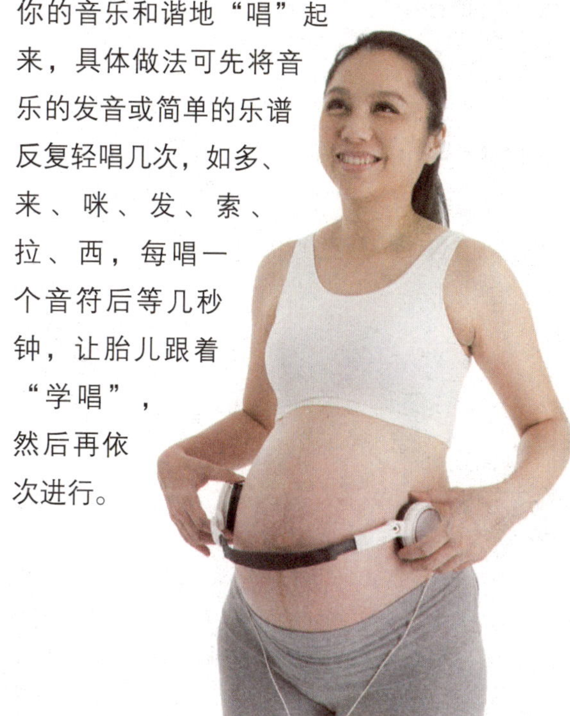

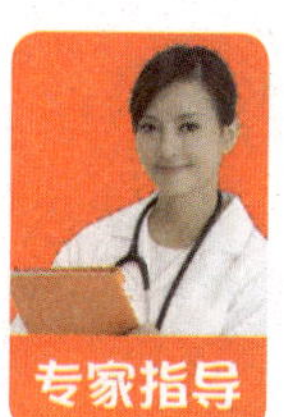


准妈妈给胎儿唱歌也要注意选择适宜的时间，这样可以帮助胎儿培养时间观念，也不会令胎儿感到疲倦甚至厌烦。准妈妈可以选择在晴朗的早晨为胎儿唱一首欢快的歌曲来唤醒一天的活力，在静谧的黄昏唱一首温柔的歌来舒缓一天的压力，可以适当重复，但要注意次数。得当的胎教会令胎儿在出生后拥有白天、黑夜的概念，不会成为“夜哭郎”，而且具有良好的自我调节情绪能力。

第131天

有椅背的椅子比较适合准妈妈坐。

# 准妈妈怎么坐最安全

准妈妈最好坐有椅背的椅子，不要坐无背的方凳，方凳无依靠，危险性大，容易摔倒。

## 保持正确的坐姿

端正地坐在椅子上，后背笔直地靠着椅背，不要耸肩，不要将身体往前倾；让手臂靠在桌面上有所支撑；应有垫子或枕头等物品支撑腰部；坐在椅上时，若要拿取后侧物品，要起身拿取，不要直接扭转身体拿取；如果脚有浮肿，可适当抬高脚部。

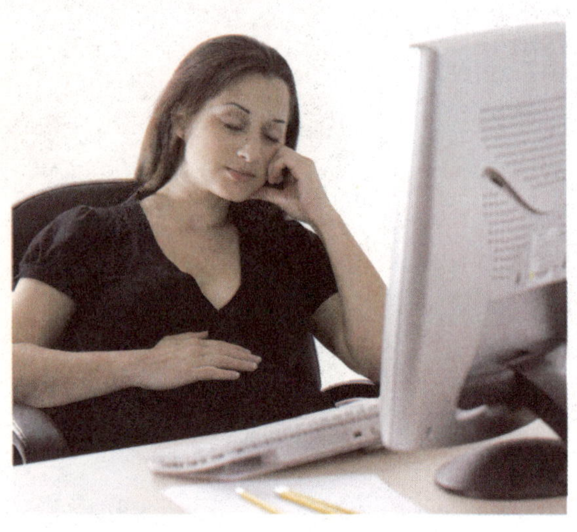

## 准妈妈怎么坐下来

当由立位改为坐位时，准妈妈要先用手在大腿或扶手上支撑一下，再慢慢地坐下。可以先慢慢坐在靠边部位，然后再向后移动，直至坐稳为止。但不可以坐在椅子的边上，否则容易滑落，如果是不稳当的椅子还有跌倒的危险。

另外，坐有靠背的椅子时，髋关节和膝关节要呈直角，大腿要与地平线保持平行。

## 不要坐得过久

准妈妈也不适合长时间坐着，每一个小时左右就要起来走动一下，这有助于血液循环并可以预防痔疮。

## 不要跷二郎腿

准妈妈最好不要跷二郎腿坐，更不能让腿屈着压迫你的肚皮。正确的坐姿是要把后背紧靠在椅子背上，并且要经常变换不同的姿势。

### 准爸爸帮帮忙

一般怀孕以后，行动不便，很多准妈妈会比较喜欢在家中看电视，准妈妈每看一个小时左右，准爸爸要提醒准妈妈站起来活动一下，或在室内走一会儿，同时和准妈妈说说话，转移一下准妈妈的注意力。

名画《泉》创造了一种典雅、恬静、温和的意境。

第132天

# 名画欣赏——《泉》

准妈妈在欣赏美术作品的时候，通过联想，想象到美好的事物，从而将美的感受传递给胎儿，完成对胎儿的美育胎教。

准妈妈在欣赏美术作品的时候，要在理解美术作品的基础上，用心去体会，引起情感上的共鸣，产生美的感受，从而达到对胎儿进行美育胎教的目的。

## 名画欣赏——《泉》

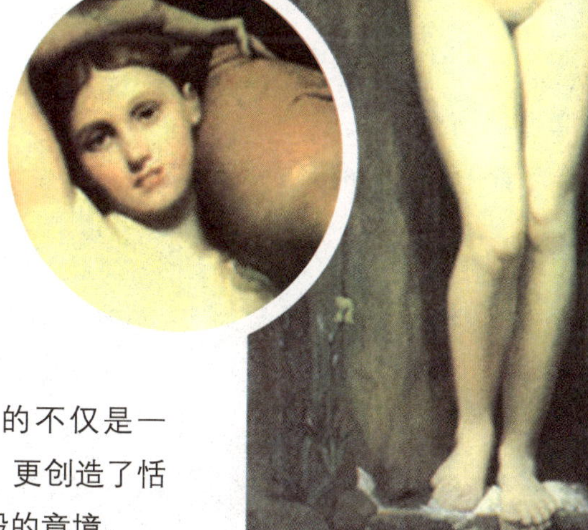

《泉》创造出的不仅是一个纯洁少女的化身，更创造了恬静、典雅、抒情诗般的意境。

# 第133天

瘦肉和鱼虾当中含有丰富的蛋白质。

# 多吃瘦肉、鱼虾益处多

在孕期，准妈妈必须食用比平时多1/4的含蛋白质食物，才能满足身体的需要，多吃瘦肉和鱼虾最好。

孕期需要补充大量的铁，所以可以多吃瘦肉、鱼虾等，不但可补充蛋白质，还可提高准妈妈的血红蛋白水平，改善和纠正贫血。

同时，鱼虾中含有丰富的无机盐，可预防准妈妈由于体内缺镁而引起的先兆子痫；鱼虾中的磷可促进胎儿脑及神经的发育。

## 吃肉要注意

进行烹调时，所用的案板、刀具等一定要清洗干净；同时肉类要生熟分开，以免交叉污染；一定要煮熟、煮透才能食用。

## 吃鱼要注意

多吃深海鱼类，如鲑鱼、鲭鱼、鲨鱼等；烹调的时候尽量采用水煮的方式，味道清淡比较好；对于鱼类过敏的准妈妈，不妨改吃准妈妈专用的营养配方食品，以减少婴幼儿过敏体质的产生，不要勉强摄取鱼类，以免造成身体不适；准妈妈要吃鱼，但是最好不要吃鱼油，因为鱼油会影响凝血机能，准妈妈吃多了可能会增加出血概率。

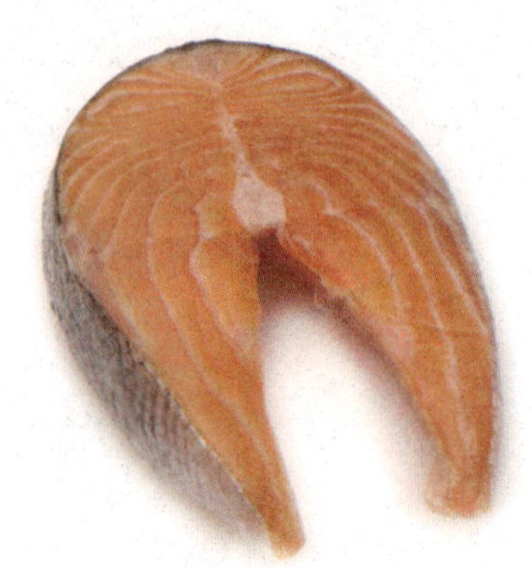

**准妈妈经验分享**

### 菠菜鱼片汤

原料：鲤鱼肉40克，菠菜100克，火腿肉5克，猪油、料酒、葱、姜、盐、味精各适量。

制作方法：将鱼处理后，切成薄片，加上盐、料酒腌渍半小时；猪油烧至五成热，爆香姜片、葱段，下鱼片略煎加水煮沸，用小火焖半小时，开盖投入切碎的菠菜，调味，再撒上火腿末、味精，沸后起锅即可食用。

注意事项：菠菜以色泽浓绿、根为红色、不着水、茎叶不老、无抽薹开花、不带黄烂叶者为佳。

营养功效：富含优质蛋白质、铁、维生素、叶酸等。增乳，利五脏、通肠胃。

# 准妈妈不要吃冷食

胎儿对冷的刺激也极敏感，当准妈妈喝冷饮时，胎儿会在子宫内躁动不安，胎动变得频繁。因此，准妈妈吃冷饮一定要有所节制。

## 对肠胃造成刺激

胃肠对冷热的刺激非常敏感。多吃冷饮能使胃肠血管突然收缩，胃液分泌减少，消化功能降低，从而引起食欲缺乏、消化不良、腹泻，甚至引起胃部痉挛，出现剧烈腹痛的现象。

## 引发呼吸道疾病

准妈妈的鼻、咽、气管等呼吸道黏膜往往充血并有水肿，如果贪食冷饮，充血的血管突然收缩，血流减少，可致局部抵抗力降低，使潜伏在咽喉、气管、鼻腔、口腔里的细菌与病毒趁机而入，引起嗓子痛哑、咳嗽、头痛等，严重时还能引起上呼吸道感染或诱发扁桃体炎等。

## 对胎儿不利

凉食进入体内会使血管收缩，减少胎盘给胎儿的血液供应，对胎儿的发育有影响；骤冷还会使胎儿胎动频繁、躁动不安。

## 冷食引发腹泻的处理

准妈妈若进食过多冷食，如冰淇淋、西瓜等食物，容易导致肠蠕动增强，进而导致腹泻。此时，应禁食生冷、坚硬及油炸食品，少吃肥肉、辛辣刺激性食物及多纤维食物，例如，韭菜、芹菜、蒜薹、青菜等，可选择豆腐、粉丝等食物。

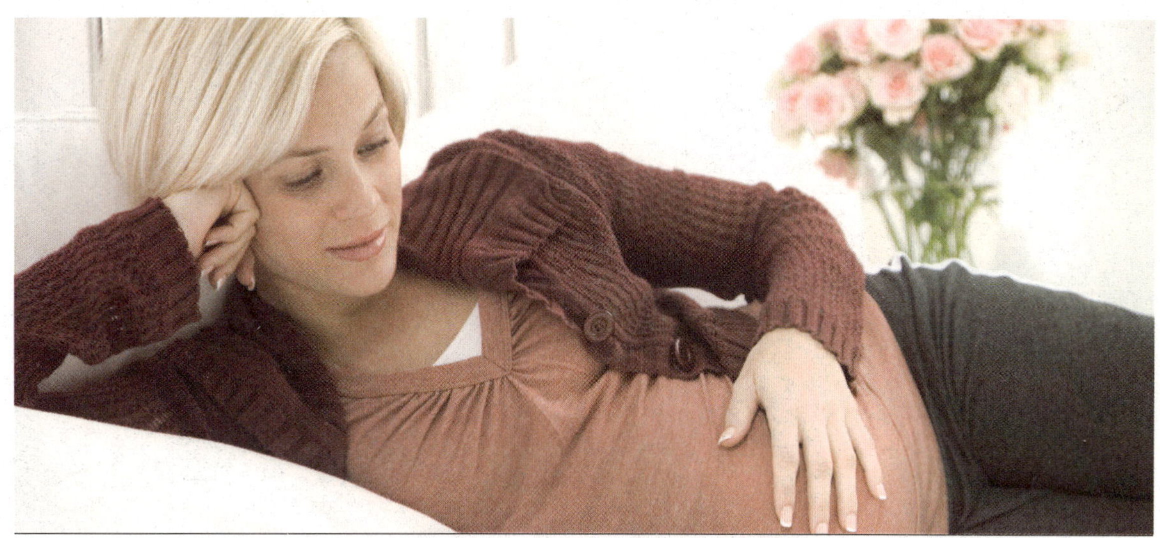

# 第135天

孕期日历　给胎儿讲讲狐狸和老虎的故事吧。

## 讲故事——狐假虎威

给胎儿讲讲老虎的威武和狐狸的狡猾吧。

很久以前，一只深山里的大老虎因为肚子饿了，便跑到外面寻觅食物。当它走到一片茂密的森林时，忽然看到前面有只狐狸正在散步。老虎觉得这是个千载难逢的好机会，于是猛然扑过去，毫不费力地把狐狸捉住了。

可是当老虎得意洋洋地张开嘴巴，准备享用眼前的美味时，狡猾的狐狸挺起胸膛，神气十足地指着老虎的鼻子说："等一下！你这个不知天高地厚的家伙，不要以为自己是百兽之王，就敢张牙舞爪地想吃我，真是大胆！你听清了，我可是天帝委派的万兽之王，要是你冒犯了我，就等于触怒了天帝，到那时你后悔可就来不及了。你如果不相信的话，就跟在我后面到外边走一圈看看，怎么样？"老虎听了虽然有些半信半疑，但它心想：反正你也跑不掉，倒要看看你耍什么花样。

于是，老虎跟在狐狸后面走进森林。一路上，果然如狐狸所说，其他动物发现它们后，都大惊失色，四散奔逃。老虎目睹这种情形，吓得魂不附体，连忙转身溜掉了。但这只可怜的老虎并不知道野兽怕的是自己，还以为它们真是怕狐狸呢！

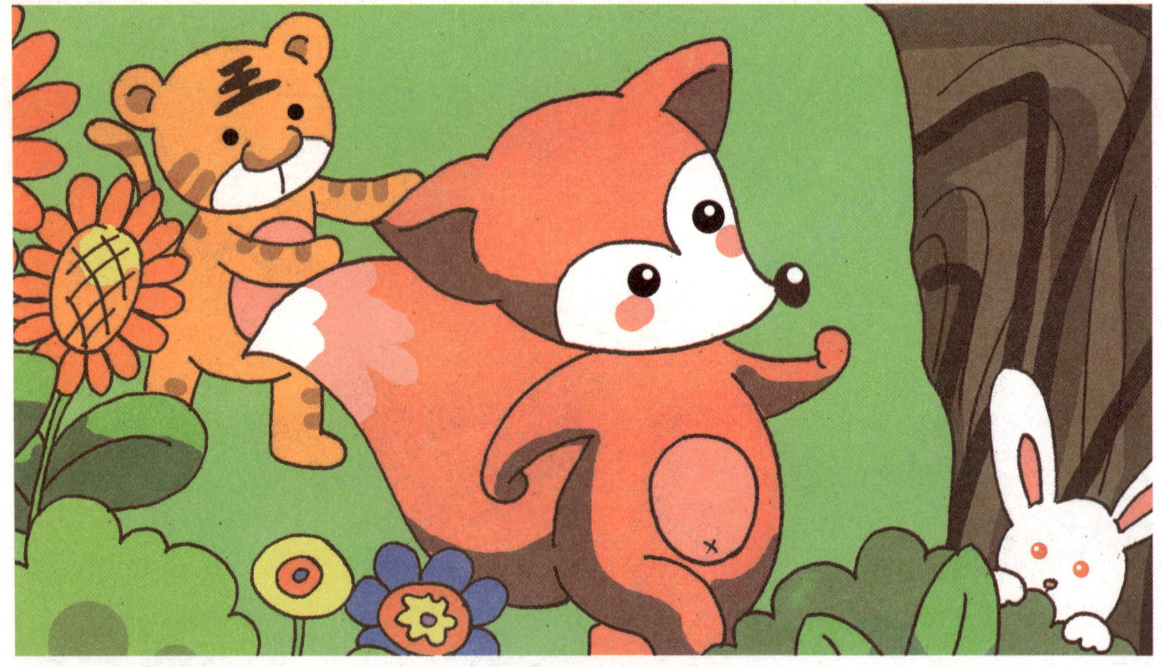

孕期日历

准妈妈学会几种家庭自我监护的方法，就可以随时把握胎儿的动向了。

# 第136天

## 准妈妈如何自查胎儿发育是否正常

准妈妈需要掌握几种家庭自我监护的方法，这样就可以随时把握体内胎儿的“动向”、避免孕期危险了。

### 测宫高

摸摸肚子，估算宫高位置推测胎儿生长情况是否正常，以下是不同的孕周和宫高的对照表。

| 妊娠周数 | 手测宫高 |
|---|---|
| 满12周 | 约在耻骨联合上缘2～3横指 |
| 满16周 | 脐和耻骨联合上缘之间 |
| 满20周 | 在脐下2横指 |
| 满24周 | 与肚脐持平 |
| 满28周 | 脐上3横指 |
| 满32周 | 脐和剑突之间 |
| 满36周 | 子宫底在本月达到最高点，在剑突下2横指 |
| 满40周 | 脐和剑突之间 |

### 量腹围

腹围与胎儿的大小关系非常密切。在孕晚期通过测量宫高和腹围，还可以估计胎儿的体重。胎儿体重估计（克）=子宫长度（厘米）×腹围（厘米）+200（克）。如果连续2周宫高、腹围没有变化，准妈妈最好去医院检查一下。

### 数胎动

正常明显胎动1小时不少于3～5次，12小时明显胎动次数为30～40次，妊娠周数越多，胎动越活跃，怀孕末期，胎动减少。只要胎动有规律，有节奏，变化不大，即证明胎儿发育是正常的。

### 听胎心

怀孕第18～20周时，借助听诊器可以听如同钟表样“滴答”的胎心音，听到胎心音即可表明腹中的胎儿为健康的胎儿，正常范围是每分钟120～160次。

### 称体重

准妈妈每天在同一时刻或同等条件(进食、排便、衣着)下，观察自己体重的变化。孕中期，体重每周会增加250～350克；孕后期，体重每周增加500克左右。

每个准妈妈的体重增长情况有所不同，只要体重逐月有规律地增加，就表明宝宝生长良好。如体重增长过慢或过快，那就要予以重视，在产科医生的检查和营养师的指导下，合理安排饮食，以免胎儿发育不良或成为巨大儿。

# 第137天

激素水平的变化影响准妈妈的情绪。

# 谨防孕期抑郁症

怀孕期间体内激素水平的显著变化，可以影响大脑中调节情绪的神经传递素的变化，使准妈妈比以往更容易感觉焦虑。

当准妈妈开始感觉比以往更易焦虑和抑郁时，应注意提醒自己，这些都是怀孕期间的正常反应，以免为此陷入痛苦和失望的情绪中不能自拔。

## 产前易出现抑郁的原因

初孕妈妈缺乏对生产的直接体验，考虑到自己将经历此过程，心中不免焦虑；怕宝宝畸形，身体不健康；患有妊高征、妊娠合并心脏病等产前并发症的准妈妈，由于自身健康存在问题，同时也怕殃及胎儿，因此也易焦虑；由于到孕晚期各种不适症状加重，如出现皮肤瘙痒、腹壁皮肤紧绷、水肿等不适，使心中烦躁，易焦虑；由于行动不便，整日闭门在家，注意力集中到种种消极因素上，加重焦虑；担心宝宝出生后，自己的职业受到影响或家庭经济压力加大，而产生焦虑。

## 家人多支持准妈妈

一旦准妈妈有抑郁的症状出现，家人要尽一切可能关心她、体贴她，特别是丈夫要多陪伴妻子谈心、散步，多承担家务。而准妈妈自身要对分娩和产后的卫生常识有所了解，以减轻恐惧感和紧张感。另外，准妈妈还应该及时调节情绪，放松心情，注意饮食均衡，适当进行户外运动。

## 冬季易发抑郁症

冬季是抑郁症的高发期，常晒太阳有利于防止准妈妈情绪波动，杜绝冬季抑郁症的发生。

### 准妈妈经验分享

笑话两则：

（一）

妻子：“老公，你是我见过最爱干净的人！”

高兴万分的丈夫：“过奖了！你是怎么看出来的？”

妻子：“不管什么事，你都推得一干二净。”

（二）

一个小女孩儿在公园玩耍，看见一个挺着大肚子的准妈妈，便走过去指着准妈妈的肚子问道：“里面是什么啊？”

“是我的小宝宝啊。”准妈妈答道。

“你爱你的小宝宝吗？”小女孩儿又问。

“当然了。”

“那……那为什么……要吃掉他？！”

不是每位准妈妈都需要做胎儿镜检查。

第138天

# 胎儿镜检查

胎儿镜检查是超声波定位后用直径很细的光学纤维内镜经母体腹壁穿刺，经子宫壁进入羊膜腔，观察胎儿性别外貌、抽取脐血、取胎儿组织活检及对胎儿进行宫腔内治疗的方法。

## 严格把握胎儿镜检查的适应证

胎儿镜检查是对技术要求高的有创检查，而且存在一定风险，适用于：

**（1）疑胎儿畸形：**观察胎儿有无明显的体表先天畸形。

**（2）抽取脐血：**协助诊断胎儿有无地中海贫血、镰状细胞贫血、遗传免疫缺陷、酶缺陷、血友病、鉴别胎儿血型。

**（3）胎儿组织活检：**肝活检可发现鸟氨酸氨基甲酰基转换酶缺乏。

**（4）畸形胎儿的宫内治疗：**用激光切除寄生胎以及宫内治疗腹裂。某些多胎妊娠中，只有一个胎儿先天异常可采用胎儿镜做选择性堕胎。

## 检查最佳时间

胎儿镜检查的时间根据羊水量、胎儿大小、脐带粗细和检查目的而定。妊娠15～17周时，羊水达足够量，胎儿也较小，适宜观察外形；妊娠18～22周时，羊水继续增多，脐带增粗，适宜做脐血取样；妊娠22周后，羊水透明度下降，不利于观察。最好在妊娠16～20周进行，一般需要住院24～48小时，手术要在安静的环境中进行。

## 创伤比较大

胎儿镜检查要在准妈妈的腹部做一个小切口，一个和腹腔镜类似的探测镜经腹部到达子宫。应当指出的是它是一种带有危险性的检查方法。事实上只有极少数准妈妈需要进行胎儿镜检查，而且它造成的胎儿流产率可达5%，由操作引起的胎儿死亡率达4.7%。因此，应由在这方面有经验的人来做这项检查。如果没有经过医生诊断，准妈妈不要使用这种检查方法。

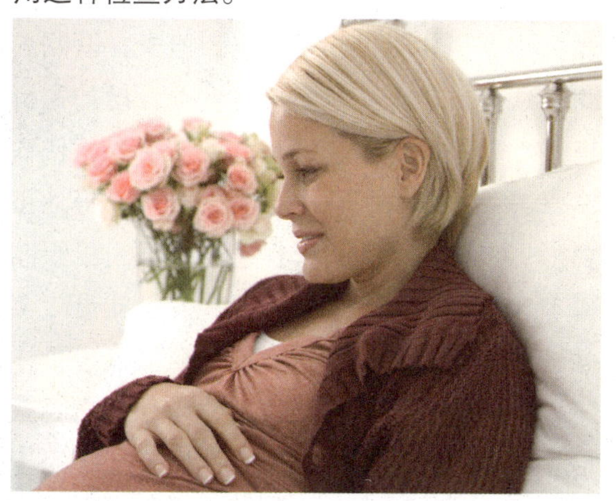

第139天

准妈妈饮食三不宜：高脂肪、高蛋白、高糖。

# 孕期饮食的三不宜

在孕期，准妈妈必须食用比平时更多的含脂肪、蛋白质、糖的食物，才能满足身体的需要，但是也必须注意到其中的弊端。

## 不宜高脂肪饮食

医学研究证实，乳腺癌、卵巢癌和宫颈癌具有家族遗传倾向。如果孕妇长期摄入高脂肪膳食，势必增加女儿罹患生殖系统癌瘤的危险。医学家指出，脂肪本身虽不会致癌，但长期多吃高脂肪食物，会使大肠内的胆酸和中性胆固醇浓度增加，这些物质的蓄积能诱发结肠癌。同时，高脂肪食物能增加催乳激素的合成，促使人体发生乳腺癌，不利于母婴健康。

## 不宜高蛋白饮食

医学研究认为，蛋白质供应不足，易使孕妇体力衰弱，胎儿生长缓慢，产后恢复健康迟缓，乳汁分泌稀少。故孕妇每日蛋白质的需要量应达90～100克。但是，孕期高蛋白饮食，则可影响孕妇的食欲，增加胃肠道的负担，并影响其他营养物质摄入，使饮食营养失去平衡。研究证实，过多地摄入蛋白质，人体内可产生大量的硫化氢、组织胺等有害物质，容易引起腹胀、食欲减退、头晕、疲倦等现象。同时，蛋白质摄入过量，不仅可造成血中的氮质增高，而且也易导致胆固醇增高，加重肾脏的肾小球过滤的压力。有人认为，蛋白质易过多地积存于人体结缔组织内，可引起组织和器官的变性，较易使人罹患癌症。

## 不宜高糖饮食

意大利比萨国家研究院的医学家们发现，血糖偏高组的孕妇生出体重过重胎儿的可能性、胎儿先天畸形的发生率、出现妊娠毒血症的机会或需要剖宫产的次数，分别是血糖偏低组孕妇的3倍、7倍和2倍。另一方面，孕妇在妊娠期肾排糖功能可有不同程度的降低，如果血糖过高则会加重孕妇的肾脏负担，不利孕期保健。大量医学研究表明，摄入过多的糖分会削弱人体的免疫力，使孕妇机体抗病力降低，易受病菌、病毒感染，不利于优生。

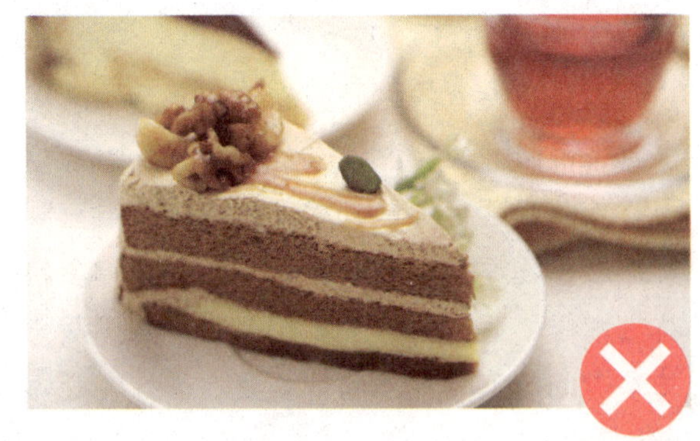

孕期日历　准爸爸要多多参与胎教。

# 第140天

## 准爸爸是胎儿最好的游戏伙伴

胎儿很喜欢和准爸爸一起玩耍，准爸爸要多和他玩耍。

准妈妈只有一种方式触摸到腹部，准爸爸则可以通过多种方式接触胎儿，可以用耳朵贴近胎儿，用嘴唇亲吻胎儿，用整个怀抱拥抚胎儿，所以准爸爸要多和胎儿游戏，既促进胎儿的健康成长，又丰富自己和准妈妈的孕期生活。

### 准爸爸可以这样做

（1）经常把手放在妻子的腹部，呼唤胎儿。当胎儿有反应时，要及时主动迎接并加大抚摩的力度，像是在跟胎儿做一问一答的游戏。

（2）妻子仰卧时，在腹部最松弛状态下，双手轻轻捧起胎儿，可以慢慢水平移动，然后松手放下。反复几次，让胎儿感觉到运动，像荡秋千一样。

（3）可以稍微用力一点地拍打胎儿，强迫胎儿改变一下肢体体位，让胎儿做出比较明显的举动。当然不可过频，之后，还要轻轻抚摩胎儿。

准爸爸要一边和胎儿玩，一边和他说话，让他在游戏的同时，感受到准爸爸充满磁性的语言。

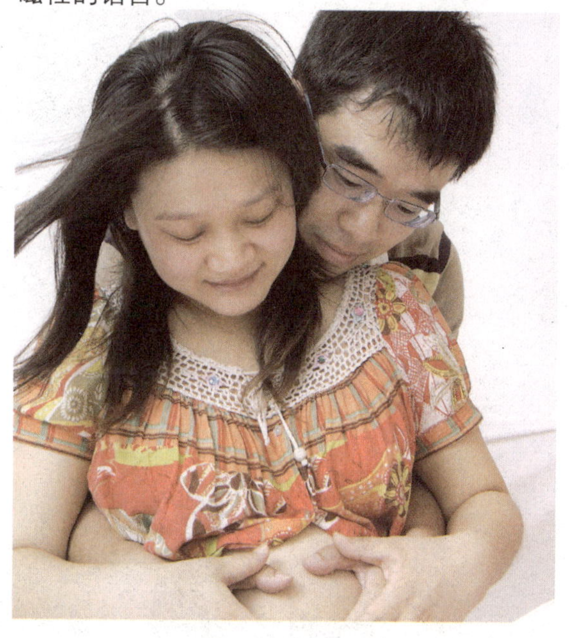

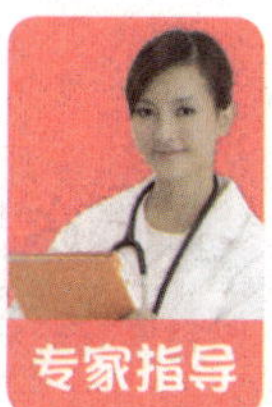

专家指导

从医学的角度来看，笑是一种刺激。它可以激活人体的呼吸系统、循环系统、神经系统，兴奋大脑和肌肉，使内分泌系统包括脑垂体都能活动增强，分泌儿茶酚胺、肾上腺素、去甲肾上腺素，对调节人体各种功能有益。笑对心脏十分有益，它能够起到强心的作用。因为，笑能使动脉的平滑肌放松，血管内径增大，动脉压力相应减少，对高血压和心脏病有益。笑使胸廓得到全面运动，增加肺活量，有利于残存气体排出。因此，准妈妈要多笑。

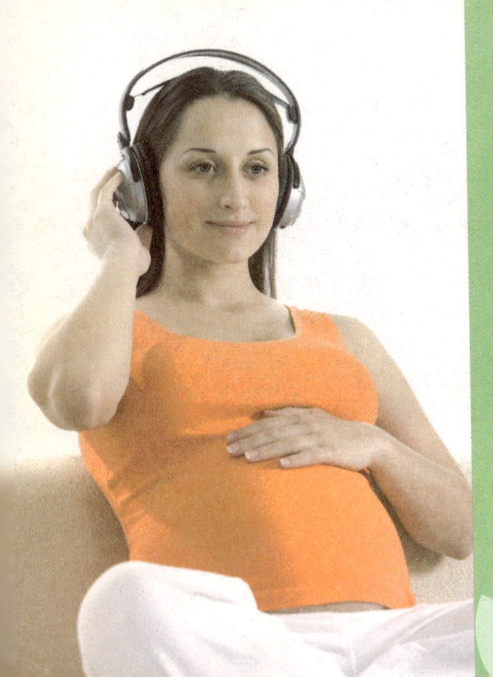

# 第6个月

DI-LIU GE YUE

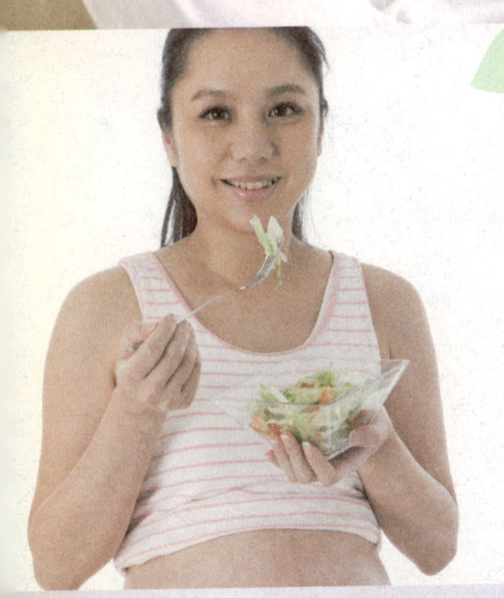

# 进补的最佳时期

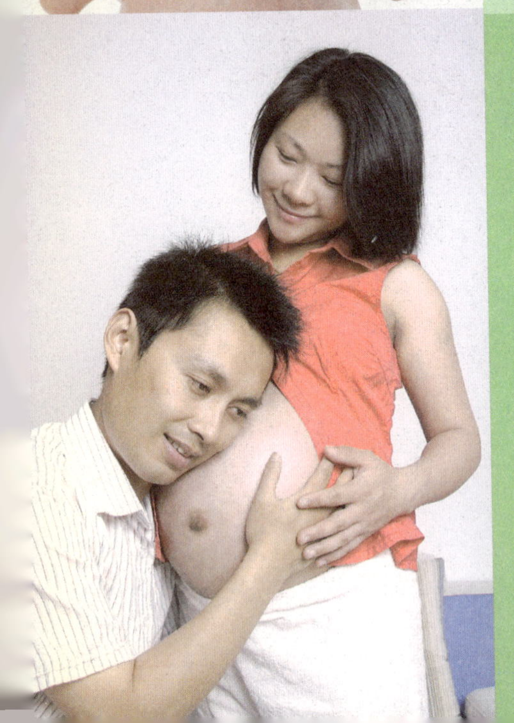

妊娠高血压综合征对准妈妈和胎儿危害很大。

第141天

# 警惕妊娠高血压综合征

妊娠高血压综合征是一种对孕妇和胎儿危害较大的疾病。

妊娠高血压综合征，以下简称妊高征，多发生在妊娠24周后，表现为血压升高、水肿和蛋白尿，如果症状进一步发展，在妊娠中或分娩时会引起子痫，对准妈妈和胎儿造成巨大的危害。

## 妊高征的危害

全身各器官组织因缺血、缺氧而受到损害，严重时脑、心、肝、肾及胎盘等均遭受损害，可出现抽搐、昏迷、脑水肿、脑出血、心功能衰竭、肾功能衰竭、肺水肿、肝细胞坏死及胎盘功能不足、出血、坏死、胎盘过早剥离使子宫内的胎儿得不到足够的氧气和营养，出现胎儿发育不良或胎儿窘迫，甚至死胎、死产或新生儿死亡。

## 妊高征的高危人群

精神过分紧张者；第一次怀孕的年龄小于20岁或大于40岁的准妈妈；双胎、多胎妊娠，羊水过多及葡萄胎的准妈妈；有慢性高血压、慢性肾炎、糖尿病病史的准妈妈；营养不良、贫血的准妈妈；体型矮胖的准妈妈；子宫张力过高的准妈妈；家族中有高血压史的准妈妈等等。

## 冬季更要警惕妊高征

冬季天气寒冷，人体受冻后，全身小动脉痉挛，容易引起血压升高，准妈妈如果不注意保暖，受到寒冷空气的刺激可能会诱发此症。

## 预防妊高征

为避免妊高征带来的危害，一定要定期到医院接受产前检查，一旦出现头晕、头疼、下肢浮肿、视物不清的症状应及时就诊；另外要注意合理的膳食，多食用清淡、低盐的食物，保持良好的情绪；重视各种诱发因素，治疗原发性疾病。

## 眼底检查

眼底检查是判断妊高征病情发展和严重程度的一个可靠的客观指标，并且有指导治疗的重要意义。视网膜改变与血压高有联系，准妈妈血压一旦超过150/100毫米汞柱，视网膜即可出现变化。

# 第142天

准妈妈要学会自测妊高征。

## 如何自测妊娠高血压综合征

学习相关知识、定期产前检查、解除思想顾虑、注意营养和休息、进行妊高征的预防检测等，能有效地防止妊高征的发生。

### 准妈妈要注意自检

血压升高：当准妈妈的高压在140毫米汞柱（18.67千帕）以上，低压在90毫米汞柱（12千帕）以上，就应警惕妊高征。

水肿：体重增加过多，每周增重大于0.5千克，下肢和腹壁水肿，重者出现腹水，休息后水肿也不消退。

蛋白尿：尿蛋白在(+)或(+)以上，或24小时尿蛋白多于5克。

头痛头晕：出现恶心呕吐、视力模糊、上腹部疼痛等。

抽搐昏迷：这是病情最严重的表现，可发生在产前、产时或产后。抽搐时常表现为面部肌肉紧张、牙关紧闭、眼球固定而直视前方，继而全身肌肉强直、剧烈抽动、呼吸停止、意识丧失、大小便失禁。

### 如患妊高征要做好自我监护

如患轻度妊高征，应增加产前检查次数，密切注意病情变化，听从医生的指导和安排；患中重度妊高征，一经确诊，应立即入院治疗。

除了定期去医院检查，在家中也要做一些简单的自我监护，如称体重、听胎心音、量血压、数胎动、测量宫底，这样能及时发现问题，更好地保障准妈妈和胎儿的安全。

### 妊高征准妈妈要适时分娩

适时分娩是指孕期已经32周以上，经监测胎儿体重持续4周不增长，以及羊水测试证明胎儿肺脏已成熟，并且可以根据具体情况，采取自动或被动方式分娩。为了准确把握提前分娩的时机，患有妊高征的准妈妈应从妊娠29周起，去医院接受胎盘功能试验监护，待条件成熟时，应当机立断娩出胎儿。这不仅可使胎儿得到良好的生长发育条件，也可使准妈妈提前结束疾病的痛苦。

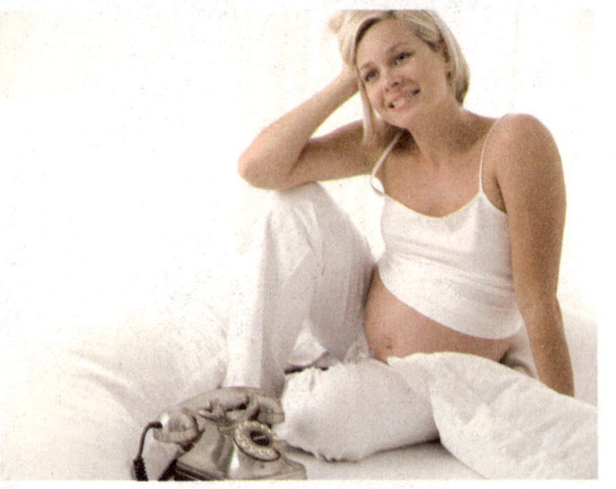

孕期日历 孕中期出现头晕眼花不可轻视。

第143天

# 孕中晚期头晕眼花怎么办

头晕、眼花是准妈妈妊娠中晚期常见的症状之一。如果头晕同时伴有其他症状，如胸闷、心悸，程度严重的话，应及时到医院就医。

## 孕中晚期头晕眼花的原因

准妈妈早孕期发生晕厥是常见的，主要是血管舒缩不稳定，无不良后果。而中、晚期若出现头晕、眼花的晕厥现象，则不可等闲视之，常是某种严重并发症的征兆。最常见的有以下两种并发症：

**（1）贫血**：准妈妈饮食中铁、维生素$B_{12}$及叶酸供应不足时，容易引起缺铁性或巨细胞性贫血。由于血红蛋白浓度下降，血液带氧能力降低，脑组织缺氧而产生头晕及眼前发黑，还常伴有乏力及皮肤、口唇、睑结膜和甲床色浅或苍白。

**（2）妊娠高血压综合征**：由于脑部及眼底小动脉痉挛性收缩，引起局部缺血、缺氧，甚至水肿，而致头晕、眼花、眼前冒金星或有闪光亮点，是疾病发展到严重阶段的预兆，通常伴有头痛、浮肿等症状。

妊娠中晚期一旦出现头晕、眼花应及时就诊，查明原因，进行治疗，否则可发展成重度贫血或发生先兆子痫，对母婴均有危害。

## 缓解头晕眼花

怀孕期间需要变换姿势或位置时，如从躺位、蹲位和坐位转为站立位的过程，要缓慢，应尽量放慢速度，以免造成大脑突然供血不足；头晕发生时多喝开水，以增加血容量；锻炼时应避免出汗，冲凉时应避免水温过高，以防血管扩张血压下降；不要站到高台上，以免头晕眼花导致意外发生；最好不要长时间站立，建议每隔30分钟就坐下休息；头晕发作时应立即坐下或侧卧休息；必要时到医院请医生给予对症处理。

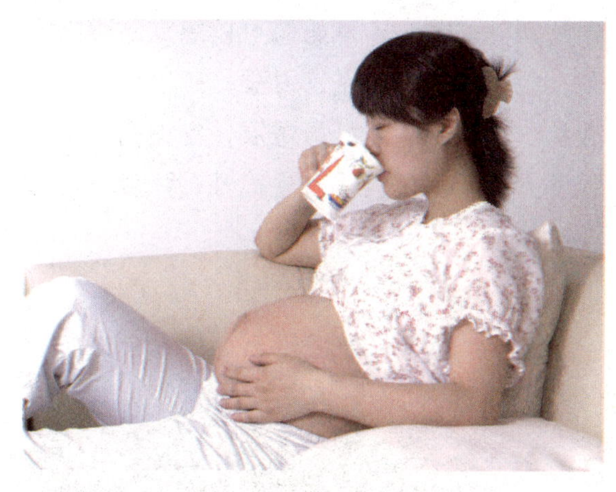

# 第144天

从孕中期开始，准妈妈有时会感觉到腹部在收紧、变硬。

## 为什么有时候感觉腹部在收紧、变硬

有些准妈妈到孕中晚期会感觉到腹部发硬发紧，这种情况一般是由于胎动、宫缩或憋尿等引起的，如果持续时间长、频率高，要及时就医。

### 胎动

胎动会在16～20周时逐渐明显起来，有些准妈妈刚刚体验到胎动，误认为是腹部在收紧，慢慢习惯和认识胎动就可以了。在妊娠28～38周，是胎动的活跃时期，往往隔着肚皮能明显感觉到胎儿的活动，或引起腹部某部分的突起。

### 宫缩

怀孕时出现的生理性宫缩会使准妈妈有腹部收紧或变硬的感觉，生理性子宫收缩一般在孕12～14周起即可出现，表现为不规则的无痛性收缩，准妈妈可以感觉到腹部发紧，也可从腹部到子宫发硬，每日出现的次数稀少，以后随着妊娠进展，宫缩的频率和强度有所增加，但没有规律性，强度不会使宫腔内压力过大，所以没有分娩宫缩的疼痛感。在生理性宫缩的作用下，子宫下段逐渐形成，宫颈趋于软化成熟，并且逐渐过渡到临产时的子宫收缩。

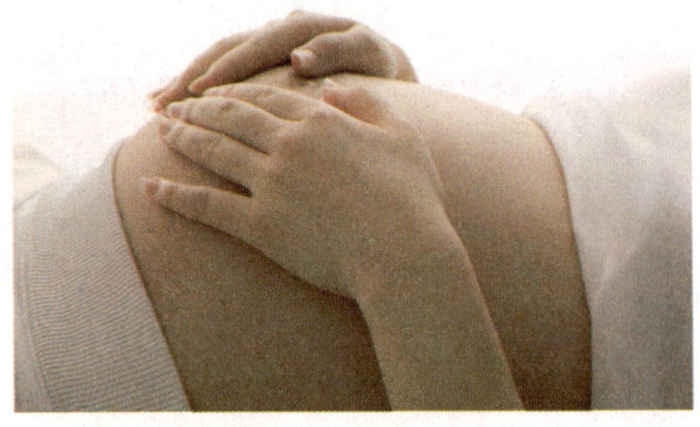

随着妊娠月份的增加，这种生理性的宫缩会逐渐增强，孕晚期会更明显。

### 憋尿

因为准妈妈尿频的现象比较多，有些准妈妈会憋尿，就会出现腹部收紧、变硬的感觉。憋尿不利于准妈妈的健康，因此千万不要憋尿。另外，走得过久或站得过久也会出现腹部收紧的感觉，要注意休息。

### 缓解腹部收紧、变硬感

不要走得过久或搬重物；疲倦时要躺下休息，保持安静；放松身心、缓解各种压力；防止着凉，空调使下肢和腰部过于寒冷，也容易引起宫缩；减少性生活，性生活时要戴避孕套；放松呼吸，平卧、闭目，以鼻深呼吸，以口深呼吸放松腹部，以鼻吸气后、屏气，然后长呼气。

如果宫缩特别频繁，或者有痛感，要及时到医院就医。

孕期日历

准妈妈的肚子大小因人而异。

第145天

# 肚子看起来比别人的小，有问题吗

准妈妈肚子的大小因各人的具体情况而不同，可以通过测量宫高和腹围来判断胎儿的健康。

## 影响胎儿大小的因素

胎儿的大小，往往受父母体型的影响；吸烟与饮酒都会对胎儿的正常发育产生抑制，导致低体重儿的出生；准妈妈的饮食也会影响胎儿的健康；胎儿本身发育缺陷、胎儿宫内感染、营养不良、放射线照射等会使胎儿发育迟缓；胎盘异常，子宫胎盘血流减少，脐带过长、过细，都可导致胎儿宫内发育迟缓。

## 通过宫高和腹围判断胎儿过大或过小

衡量肚子大小的标准是宫高和腹围，如果这两项指标都没有问题，胎儿一般都会比较健康；但是准妈妈肚子过小可能是胎儿发育迟缓的缘故，要及时就医。

子宫底高度和腹围随孕周的增加而增加。测量宫高可以采用软尺；测量前，准妈妈应排空小便，平卧，两腿放平，腹壁放松；软尺的一端放在耻骨联合上缘，一端放在子宫底顶端，测量这一段的弧形长度；软尺要紧贴腹壁皮肤。在孕20～24周，宫底平均每周增长1厘米。到34周以后，增长较慢，平均每周增长0.8厘米。

宫高还可以通过手动来测量，宫高和腹围的测量标准参看第136天。

## 胎儿发育迟缓怎么办

预防胎儿宫内发育迟缓应从怀孕早期做起，避免感冒等传染病，避免接触毒物和放射性物质；要精神放松，充分休息，睡眠多向左侧位，以此增加子宫胎盘的血液循环，改善胎儿缺氧状态；同时要注意调解营养，增加高蛋白、高热量饮食，适当补充微量元素锌、铁及维生素等，如有贫血应尽早纠正。有的准妈妈可能需要住院进行静脉补充营养。

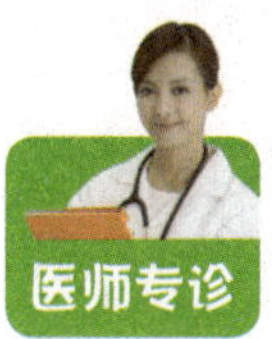

医师专诊

准妈妈的体重增加对胎儿体重有一定的的影响。但假如准妈妈是因为暴饮暴食或运动不足等导致的体重增加，这只是准妈妈自己的皮下脂肪增多而已，与胎儿体重的增加并没有直接的联系。

# 第146天

给胎儿讲讲猴子捞月这个有趣的故事吧。

## 讲故事——猴子捞月

给胎儿讲一讲猴子捞月的故事吧。

过去有一个伽师国，国内有一座波罗柰城。在城外的大森林中，生活着一群猴子，它们世世代代在森林里过着平静的生活。一天晚上，这群猴子嬉戏着来到一口井旁。不知是哪只猴子先发现月影在井中一晃一晃地，大吃一惊，就大喊：“不好了，月亮掉到井里去了！大家快来看啊。”一只小猴子听见了说：“这有什么大惊小怪的，月亮有什么用？不管它。”一只年长的猴子一听，赶过来看了看井中的月亮，便急忙对同伴们说：“月亮掉到井里，我们应该共同努力把它捞上来，不然每个夜晚全世界都会是黑糊糊的。小猴子不懂事，不要听它的。”可怎么才能捞出月亮呢？所有猴子七嘴八舌，你一句我一句，也没有想出好办法。那只年长的猴子一拍脑壳：“有办法了，我攀在树枝上，你们拽住我的尾巴，一个连一个，就可以到水里，把月亮捞出来。”

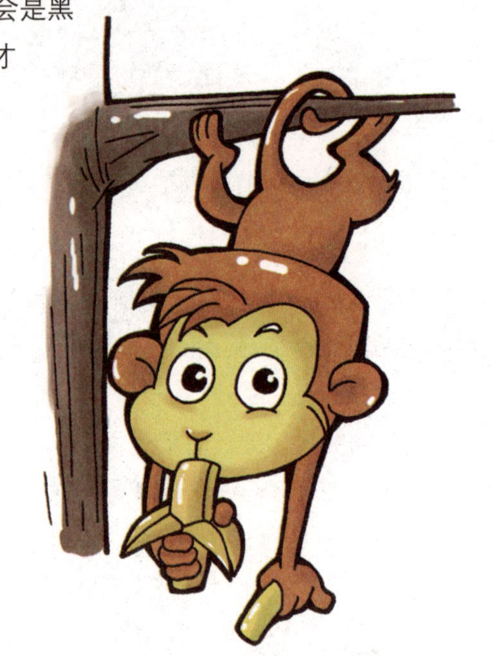

于是，所有猴子便一个接一个，连成一长串兴致勃勃地到井里捞月亮。可没想到连在一起的猴群太重了，树枝承受不住，在猴子快接近水面时“咔嚓”一声折断了，这群猴都掉到了井里。

如今，这则典故常被用来告诫人们，如果庸人自扰，难免会招致灾祸。

孕期日历

胎儿已经有明显的吞咽动作。

第147天

# 胎儿什么时候开始会吞咽

胎儿的吞咽动作促进了消化道的生长发育。

超声观察胎儿吞咽动作最早是在妊娠10周以后，明显的吞咽动作会在16～20孕周时出现，包括吞、咽的动作。吞咽是间断发生的，频率及间歇无一定规律。吞咽时会出现胎儿的吮吸动作，会把手指或手的其他部分放到唇部作吮吸动作，偶尔可观察到胎儿反吐羊水动作。他吞咽身体周围的羊膜液，通过尿液再将其排出。有时他吸入的羊膜液太多就会打嗝。胎儿用胸部做呼吸运动，为在子宫外生活而做练习。

这时，胎儿已开始学习如何满意地吮吸及吞咽，为出生后吃奶做准备。

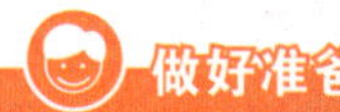

## 做好准爸爸

准妈妈健康食谱：

### 西芹炒百合

原料：鲜百合50克，西芹300克，姜末、葱末各适量，鲜汤、盐、水淀粉、植物油、香油各适量。

制作方法：西芹洗净，切段；百合洗净，掰成小瓣，入沸水焯一下，捞出备用。锅置火上，放适量植物油烧热，放姜末、葱末炒香，加入鲜汤，放入西芹、百合，调入盐，烧至入味，用水淀粉勾芡，淋适量香油即成。

营养功效：此菜清热、平肝、健胃开胃。

小贴士：芹菜叶中的营养比芹菜梗要多，此菜虽主料为芹菜梗，也不妨将芹菜叶掺入其中。

### 蜜烧红薯

原料：红心红薯500克，红枣、蜂蜜各100克，冰糖50克。

制作方法：红薯洗净，去皮，先切长方块，再分别削成鸽蛋形；红枣洗净去核，切成末。锅置火上，放适量油烧热，下红薯炸熟，捞出沥油。炒锅去油置旺火上，加入清水300克，放冰糖熬化，放入过油的红薯，加入蜂蜜，撒入红枣末推匀，再煮5分钟即成。

营养功效：此菜通便强身。

小贴士：孕妈妈吃红薯最好能和米面搭配一起吃，有助于蛋白质互补，此外，进食红薯的时间最好放在中午，以免影响晚餐。

# 第148天

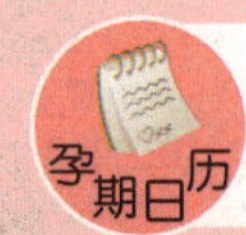


准妈妈营养过剩对胎儿也不好。

## 孕晚期需警惕营养过剩

孕晚期，准妈妈的孕期反应基本已经消失了，胃口大开，这时候要小心营养过剩，孕期营养过剩有可能使母体和胎儿出现许多并发症。

准妈妈在妊娠期间摄入营养过多，会使脂肪储存增加、细胞代谢异常、胞外间隙增大，出现以水肿、高血压、尿蛋白为主要症状的妊娠高血压综合征（妊高征）。蛋白质的过多摄入会增加母体的肾脏负担；摄入钙过多会导致胎儿骨骼过早钙化，妨碍成长；维生素A、维生素D过多摄入，可造成中毒和胎儿畸形；碘、钙、锌的过多摄入也会导致体内无机盐及微量元素的紊乱；营养过剩还会使准妈妈血糖过高，这会加重胰脏负担，诱发糖代谢障碍，严重者日后就可能发展为糖尿病患者。有糖尿病的女性极易伴发真菌性阴道炎等生殖或泌尿系统疾病。营养过剩的准妈妈所生的宝宝往往过大。

宝宝过大容易发生早破水、胎位不正、自然分娩困难、手术率增加、产后出血、产后感染、产道损伤、伤口愈合不良等。同时，胎儿宫内缺氧、新生儿产伤如颅脑损伤、肩难产、肢体骨折等发生率也增加，胎儿、婴儿死亡率明显上升。

此外，孕期体重增长过多还会加重准妈妈的心脏、肝脏负担，分娩后体重恢复到孕前水平的时间会延长，产褥期卵巢功能恢复缓慢，产后月经推迟，甚至会出现一系列卵巢功能不良的表现。

所以，女性在妊娠期间不应贪食，应保持均衡营养，多样化地摄取各种食品，以保证自身营养和胎儿发育的需要。

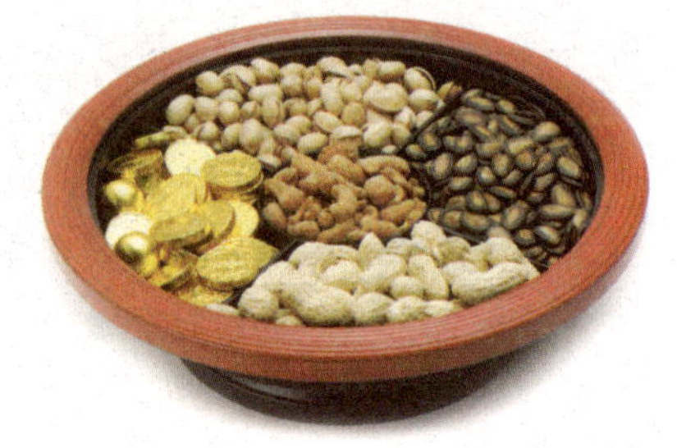

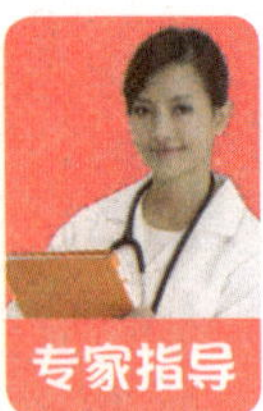

专家指导

准妈妈不宜食用辣椒、生葱、生姜、生蒜以及芥末、咖喱等。这是因为，这些辛辣物质会随母体的血液循环进入胎儿体内，给胎儿造成不良刺激，影响正常生长发育。从准妈妈的身体来说，怀孕后大多呈现血热阴盛的状态、而这些辛辣食物从性质上来说，都属于辛温，而辛温食品会加重血热阳盛状态，使体内阴津更感不足，会使准妈妈口干舌燥、生口疮、心情烦躁等症状加剧，这样不利于胎儿的正常发育。

孕期日历

前置胎盘对准妈妈和胎儿的影响也很大。

第149天

# 准妈妈应重视前置胎盘的筛查

前置胎盘是引起妊娠晚期出血的主要原因，也是妊娠期的严重并发症之一，如果不能及时处理或处理不当，往往威胁准妈妈及胎儿的生命。

## 前置胎盘的影响

胎盘附着在子宫壁上，通过脐带与胎儿相连，胎儿可以通过胎盘从准妈妈那里得到发育所必需的营养和氧气，并且通过胎盘排出代谢所产生的废物。

正常情况下，受孕后胎盘便生长发育，附着在子宫体上部的前壁或两侧壁。如果胎盘附着在子宫的下部，将子宫内口全部或部分遮盖住，就叫做前置胎盘。无痛的阴道流血是前置胎盘的唯一症状。

前置胎盘易出现产后出血、植入性胎盘、产褥感染，前置胎盘出血大多发生于妊娠中晚期，容易引起早产；前置胎盘围产儿的死亡率也高。

## 防治前置胎盘

卧床休息，避免引起子宫收缩；选用高蛋白、高热量、高维生素、含铁丰富的食物。

尿频时注意宫缩及阴道出血情况；阴道似破水流液时要注意鉴别是否为出血。

睡觉取左侧卧位，自数胎动，定时听胎心，间断吸氧。

产前检查胎位动作要轻，避免刺激宫缩诱发阴道出血。

如果出现胎盘前置，应严密观察病情，一旦发现妊娠晚期阴道流血，即应就医检查；纠正贫血，必要时输血；抑制宫缩，减少出血；尽量维持到妊娠36周，然后由医生选择分娩方式，提前住院分娩。

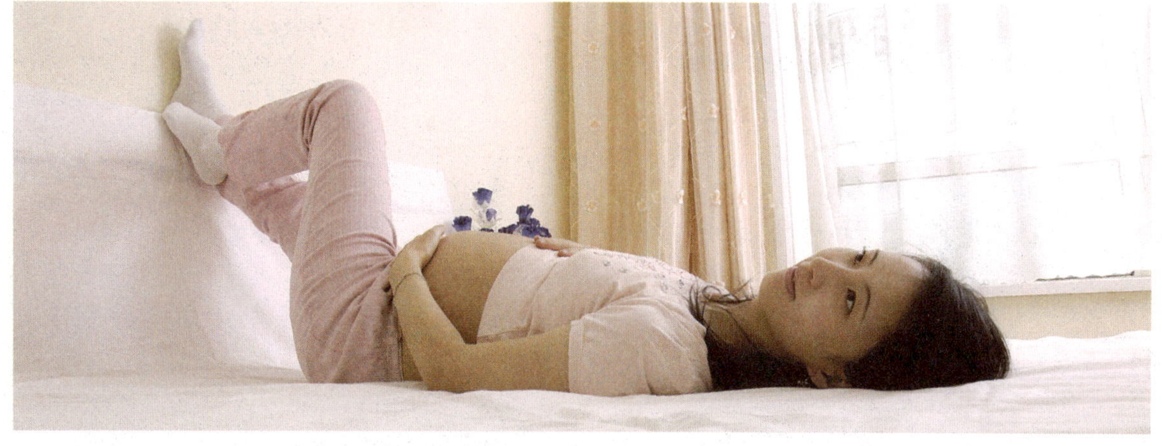

# 第150天

准妈妈别忘了定期化验尿蛋白。

## 准妈妈要定期化验尿蛋白

在妊娠20周以后，一般要求是每隔2周去医院化验1次尿蛋白，测量血压，检查有无水肿等，以监测是否患有妊高征。

妊娠高血压综合征也是妊娠过程中较容易发生的并发症，它常常影响准妈妈的健康，严重时可危及生命，同时也是胎儿死亡的原因之一。

### 蛋白尿是妊高征的指征之一

妊高征会出现蛋白尿是由于准妈妈血压升高后全身小动脉收缩痉挛，肾小动脉也收缩痉挛，导致肾脏缺血缺氧，引起肾小球基底膜通透性增高，肾小管吸收功能不全，所以蛋白质在尿中增多，出现蛋白尿。多数情况下蛋白尿出现在高血压之后，准妈妈一旦发生蛋白尿，则说明准妈妈可能患有妊高征。

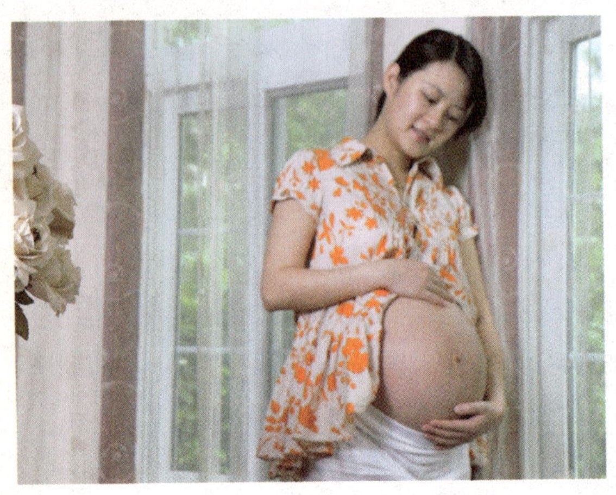

### 验尿注意事项

以晨尿为佳，也就是早晨起来的第一次排尿，这时尿液浓度较高，容易发现异常情况。

最好用中段尿，也就是先排出一些尿，然后再取尿液，最后一段的尿液也不用，即排尿过程中间的一段尿，约无菌试管半管就够。

最好在30分钟内及时送检。

### 准爸爸帮帮忙

在妊娠中期，由于早孕反应消失，情况稳定，胎儿发育迅速，准妈妈的情绪明显地好转而且稳定，食欲旺盛、食量增大，所以做准爸爸的就需要在准妈妈的饮食上下工夫，不要讥讽妻子饭量大。可以亲自动手为妻子选购、烹调各种可口的佳肴，注意核算每日妻子饮食的营养量，保证营养平衡，并根据妻子的健康状况，适当调整食物结构。

孕期日历

胎位是不断变化的。

第151天

# 胎位为什么会经常改变

胎位就是胎儿在母体子宫中的位置，由于胎儿浮在羊水中，并经常有胎动，所以胎位会经常发生变化。

检查胎儿在子宫内的位置非常重要，它关系到准妈妈是顺产还是难产。胎位在20周以后就可以检查，但这时候是不固定的，可以通过医生的触诊或B超检查。在怀孕28周以后胎位基本就固定了，及时发现异常胎位，采用一定的辅助手法，尚可加以转位。而妊娠32周以后，胎位相对比较恒定，比较难以转位。

## 通过胎头确定胎位

胎位是否正常，主要通过检查胎头的位置来确定。胎头呈球状，相对较硬，是胎儿全身最容易摸清的地方，先请医生教会自己检查的方法。正常胎位胎头应在下腹部中央即耻骨联合上方，可摸到圆圆的、较硬，有浮球感的东西就是。

如果在上腹部摸到胎头，在下腹部摸到宽软的东西即为臀位；若是在侧腹部摸到呈横宽走向的东西则为横位，这两种都属于不正常胎位。

## 异常胎位

胎位异常包括臀位、横位、枕后位、颜面位等。以臀位多见，而横位危害母婴最剧。由于胎位异常将给分娩带来不同程度的困难和危险，故早期纠正胎位，对预防难产有着重要的意义。

要定期去产检，异常胎位可经腹部、阴道、B超检查证实。检查时间、检查方式要多和主诊医生沟通。

### 准妈妈经验分享

准妈妈要少吃白糖，白糖吃得过多影响人体对其他营养物质的吸收，结果造成体内营养物质不全、不平衡，引发其他营养成分缺乏。为了消化体内过多的白糖，需要消耗大量的维生素$B_1$，结果导致维生素$B_1$不足，代谢糖需要大量的钙，又可导致体内钙不足。

而这两种营养成分缺乏，就会导致胎儿眼球壁张力减弱，产生近视，胎儿还会出现骨骼发育不良，出生后患脑水肿，呈身子小、脑袋大的不协调状态，出生后易患佝偻病，出现说话晚、出牙晚、走路晚以及各种神经及脑损伤症状。

# 第152天

孕期日历

准妈妈容易患痔疮。

## 准妈妈患痔疮的对策

怀孕后，由于激素的分泌，使肛门附近的血管因松弛而充血胀大，加上怀孕时膨大的子宫压迫血管，使下半身的血液回流不良，而充塞在肛门附近的静脉中；怀孕时胃酸分泌减少，胃肠蠕动减慢，加上怀孕时子宫直接压迫直肠，出现便秘，便秘会引起直肠下部的静脉血管出现破裂、出血，很容易引发痔疮。

### 孕期不宜实施手术

一般来说，怀孕期不是施行痔疮手术的适当时机。生产后，许多准妈妈的痔疮会逐渐减轻消退。即使病情非常严重，也要等到产褥期后，才进行手术治疗。因此，生产满月后再来决定是否接受手术比较恰当。

### 防治痔疮

准妈妈患痔疮后主要靠饮食调节和每天熏洗坐浴来治疗。

（1）生活有规律，每天保持适量的运动。减少长时间站立或坐，让血液循环更顺畅。

（2）准妈妈还可做一些促进肛门局部血液循环的运动：自行收缩肛门1分钟，放松后再收缩，连续3次，每日3~7次。

（3）养成每天排便的习惯。

（4）多摄食富含纤维素的水果与蔬菜，多喝水，以避免便秘。忌吃辛辣刺激的食品。香蕉具有很好的润肠通便效用，可常食用。

（5）在医生指导下熏洗坐浴，可用大黄、黄柏、黄芩、苦参煎水，每日便后或早晚两次趁热先熏后洗患处，每次15~20分钟。

（6）准妈妈发生便秘时，切不可擅自使用开塞露、大黄、番泻叶等泻药，以免诱发子宫收缩造成早产。必要时在医生指导下服用温和的软便剂。

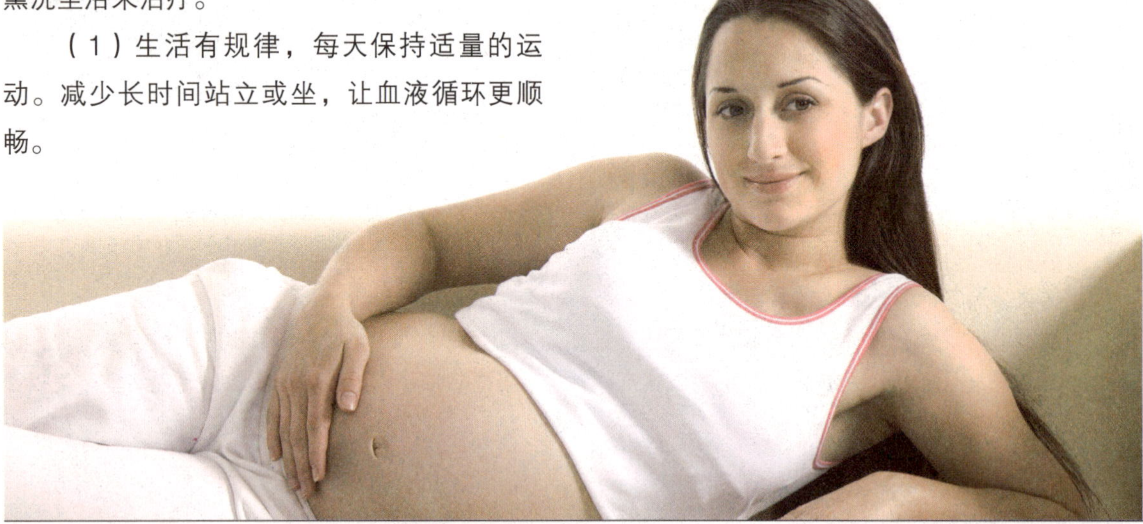

孕期日历

是时候对胎儿进行外语启蒙啦。

第153天

# 胎儿的外语启蒙

胎儿的听觉器官在26孕周时发育成熟，从怀孕7个月后开始，可以给胎儿做一些外语启蒙，尤其是英语。

## 从简单的字母开始

如果准妈妈和准爸爸想发掘宝宝的外语天赋，也可教宝宝26个英语字母，先教大写，然后是简单的单词。如教A这个英语字母时，一边反复地发好这个音，一边用手指写它的笔画。这时最重要的是能通过视觉将“A”的形状和颜色深深地印在脑海里。因为这样一来你发出的“A”这一字母信息，就会以最佳状态传递给胎儿，从而有利于胎儿用大脑去理解并记住它。

## 可以借助音像制品

如果准妈妈觉得自己的英文能力有限、发音不够标准，或者觉得在“非英语为母语”的环境中实行英语胎教有一定困难，那么就不要勉强进行英语胎教，可以选择一些句型简单、内容健康、重复性高的英文音像制品，借助它们有趣的内容、清晰的发音、活泼的气氛，同样可以起到很好的效果。

在进行外语胎教时，准妈妈要用真挚的感情和耐心，切忌急躁、敷衍了事。另外，在胎儿出生之后，仍要持续与宝宝进行英文沟通，不然，宝宝对英文的熟悉程度便会日久生疏。

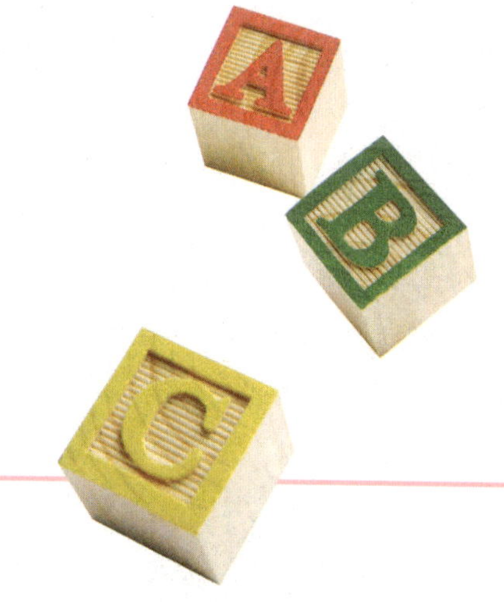


### 做好准爸爸

学一些简单的英语句子教胎儿：

It's a nice day.

Let's go to the park.

I am your Dad and I love you so much!

You are my lovely baby and I will try to give anything that you like!

第154天

汤既能提供丰富的营养，又便于消化。

# 准妈妈怎样喝汤最有效果

在我们所吃的各种食物中，汤是既富有营养又最易消化的一种。对准妈妈来说，喝汤更有讲究。

各种汤里其实蕴藏着丰富的营养物质，如蛋白质、维生素、氨基酸、钙、磷、铁、锌等。准妈妈在孕育生命的过程中需要的营养比较全面，所以多喝些汤更能满足体内胎儿的健康生长发育。但是因为汤汁能在小肠中均匀分散，营养物质很容易被消化、吸收，所以喝汤容易使人发胖，所以准妈妈要注意喝汤的时间和量，以控制好体重。

## 选料很重要

煲汤的原料一定要新鲜；用料要丰富，提倡用几种动物或植物性食品混合煮汤，不但使味道更加丰富，也可使营养更全面，大多数食物如鱼、肉、蔬菜、水果等都能作为汤的原料和配料。

## 掌握好喝汤时间

饭前喝汤，可以润滑食道；有利食物消化吸收；增加饱腹感，避免营养过剩。午饭喝汤最好，这时吸收的热量最少。

## 掌握好火候、时间

原料一般要冷水下锅；煲汤时间以1～1.5小时为宜，时间过久会导致营养的损失；一般大火烧开后转小火慢炖；汤中加蔬菜或水果应随放随吃，以免维生素C被破坏。

## 喝汤也要吃渣

虽然汤的营养价值很高，但仍有大部分的营养“滞留”在了汤渣里。这是因为，即使煲汤时间很长，肉类食物的主要营养成分如蛋白质、铁、骨中的钙都很难溶解在汤中。

## 煲汤首选压力锅

专家推荐的炖具为压力锅，因为用压力锅熬汤的时间不会太长，而汤中的维生素等营养成分损失不大，骨髓中所含的微量元素也易被人吸收。

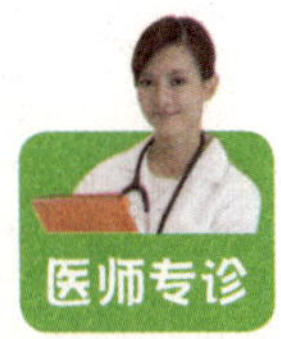


绿豆汤解暑，但准妈妈在孕期要少喝，特别是对于那些性冷脾弱的人来说不适合长喝。如果准妈妈想在夏天喝绿豆汤解暑，可在煮绿豆的时候，加些红豆、大枣一起煮，以补气养血。

孕期日历

准妈妈要了解导致胎儿缺氧的因素。

第155天

# 哪些原因会导致胎儿缺氧

胎儿宫内窘迫可发生在临产过程，也可以发生在孕期，要引起准妈妈足够的重视。

胎儿缺氧现象又称为胎儿宫内窘迫，引起胎儿宫内缺氧的原因很多：

（1）胎儿缺氧最常见的原因是脐带绕住了身体的某一部位，如颈、手、足等。

（2）因为胎盘的功能减退可能造成胎儿缺氧。

（3）母亲出现贫血，血红蛋白数量不足而造成足月胎儿的脑组织对缺氧十分敏感，一旦发生缺氧容易引起脑组织水肿、缺血，严重者甚至可发生脑组织坏死等后果。

宝宝缺氧一般通过下面三点来判断，准妈妈一旦捕捉到以下信号，应及时去医院就诊。

（1）胎动改变：如果胎动低于12次/12小时或超过40次/12小时，则提示有可能胎儿宫内缺氧。

（2）胎心异常：胎动减少前，胎心过频，若超过160次/分，为胎儿早期缺氧的信号；胎动减少或停止，胎心少于120次/分，则为胎儿缺氧晚期。

（3）生长停止：缺氧后胎儿的生长也会迟缓。如果子宫底高度（耻骨联合上方到子宫底最高处的距离）持续2周不增长，则应做进一步检查。

随着体重的增加，准妈妈有时候会出现呼吸困难、胸闷气喘的情况，这个时期，准妈妈稍微有些呼吸困难也是正常的现象，如果情况严重的话就应去医院进行心电图检查和血液分析，排除心脏病、贫血等疾病。

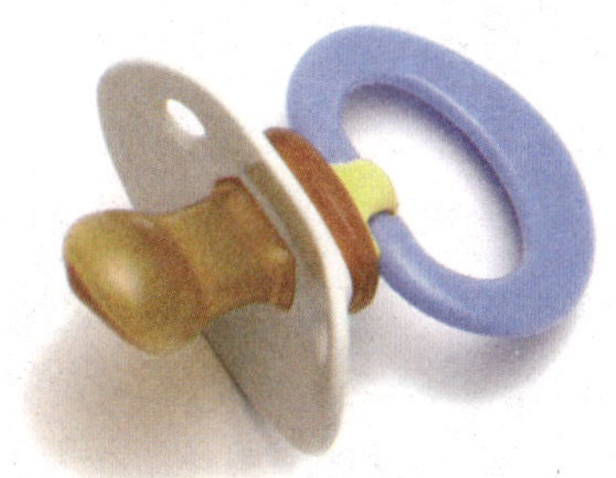

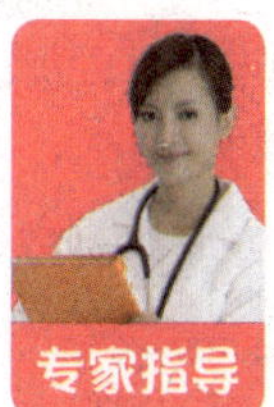

专家指导

女性在妊娠中，前叶的促肾上腺皮质激素分泌亢进，肾上腺分泌的雄性激素增加，其结果使头发的生长期延长，并使大多数准妈妈早期均发生了不同程度的多毛现象。这是正常的生理现象，不要过于担心，也不要随意刮除或用除毛药品等，分娩结束后，激素会逐渐回归正常，这个现象自然就会消失。

# 第156天

准妈妈要保持低盐饮食。

## 孕期水肿的饮食调理

为减轻水肿，准妈妈吃的食物不宜太咸，口味重的准妈妈也要注意，多吃清淡食物，保持低盐饮食。

### 进食足够量的蛋白质

保证丰富的优质蛋白质的摄入，如畜禽肉、鱼、虾、蛋、奶等动物类食物及豆类食物。贫血的准妈妈每周还要注意进食2～3次动物肝脏以补充铁。

### 进食足量的蔬菜水果

蔬菜和水果中含有人体必需的多种维生素和微量元素，可以提高机体抵抗力，加强新陈代谢，还有解毒、利尿等作用，每天都要进食蔬菜和水果，果蔬汁是最便捷的方式。

### 不要吃过咸的食物

保持低盐进食，防止水肿加重。其实，即使不加调味料，天然食材中也含有钠，牛奶240毫升含钠120毫克，1个蛋含钠70毫克，鱼或家禽家畜肉25克含钠25毫克，贝类25克含钠50毫克，半碗新鲜蔬菜含钠40毫克，半碗水果含钠2毫克。因此，食盐的量一定要做好控制。

### 控制水分的摄入

水肿较严重的准妈妈应适当控制水分的摄入，尤其在睡觉前两个小时要减少饮水。

### 少吃难消化的食物

少吃难消化和易胀气的食物，如油炸的糯米糕、白薯、洋葱、土豆等，以免引起腹胀，使血液回流不畅，加重水肿。

### 多吃有利尿作用的食物

如芦笋、大蒜、南瓜、冬瓜、菠萝、葡萄、绿色豆子等。

### 食疗妙方

#### 赤小豆粥

原料：赤小豆、粳米各100克，白糖100克。

制作方法：赤小豆洗净浸泡过夜；粳米淘洗干净，一起放入锅内，加水适量，煮沸后，用文火煮至豆米熟透，白糖调味即可食。

#### 黑豆大蒜红糖汤

原料：黑豆100克，大蒜、红枣各30克，红糖适量。

制作方法：放入沙锅内，加适量的水，煮至黑豆熟透，再加红糖煮沸后，即可食用。

# 胎儿发育过大怎么办

如果发现胎儿有过大的趋势，一定要认真治疗，定期检查，控制准妈妈的饮食，适度进行锻炼。

胎儿过大会增加准妈妈的分娩难度，还容易引发难产、手术并发症、出血等危险情况，而且宝宝在成长过程中出现糖尿病、高血压等慢性病的可能性也会大幅提高。不要因爱子心重而过度滋补。一定要控制饮食，让体重合理增长。准妈妈若出现体重增加过快的现象，还应该注意监测血糖。

## 注意营养的摄入

准妈妈应注意孕期营养的合理、适量、科学。孕早期，胎儿还不需要过多的营养，均衡饮食即可；孕中晚期，准妈妈在摄取足够营养的同时，应尽量控制过多摄入高脂肪及高热量的饮食，以预防胎儿巨大；要少吃过咸的食物；应适当限制食糖、甜食、油炸食品及肥肉的摄入，油脂要适量；应选体积小、营养价值高的食物，如动物性食品，避免吃体积大营养价值低的食物，如土豆、红薯，以防止胃部被增大的子宫顶得有胀满感。

## 适度锻炼

不做力所能及的体育锻炼和适量的劳动，往往使营养吸收与消耗失去平衡，增加了妊娠期肥胖和巨大儿的发生率。28岁以后生育者要提高警惕，应加强产前检查措施，防患于未然。

## 定期做产检

易生巨大儿的准妈妈，要做到定期检查，特别是在临产之时，既可一般检查，也可进行超声波检查。对延期时间过长，又无可能顺产者，应及早采取剖宫产等方案，以减少危险系数。

### 准爸爸帮帮忙

准爸爸尽量少出差，做丈夫的，一定要在这个关键时期多陪陪妻子，非万不得已不要出差。如果妻子爱倾诉，那么准爸爸就该做最忠实的听众；如果妻子默默无语，对怀孕或分娩心存很多担心，准爸爸应坦言无论发生什么事都将与妻子同舟共济，并充满信心地为妻子勾画一个美好的明天。

# 第158天

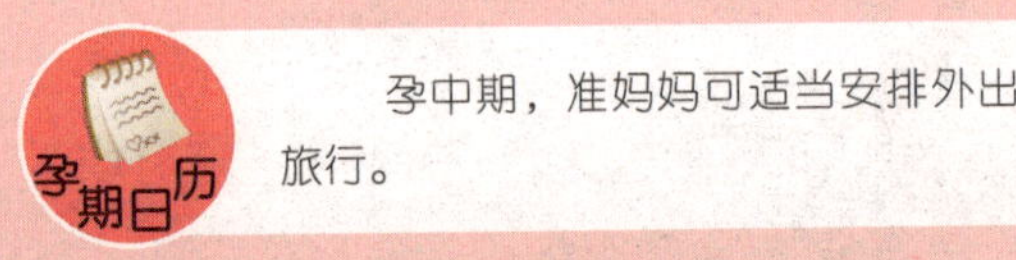


## 准妈妈外出旅行的注意事项

孕早期和孕晚期都不宜远程旅游，旅游时间安排在怀孕的第4～6个月最为安全妥当。

在孕期，只要准妈妈妥当处理和准备，也是可以去旅游的。但是孕早期和晚期都不宜远程旅行，怀孕前3个月，由于胎儿尚未稳定，旅途疲劳和颠簸可能会造成流产。孕晚期不宜长途旅行，以免车船颠簸刺激母体与胎儿，或是因旅途疲劳引起早产，将旅行时间安排在怀孕的第4～6个月最为安全妥当。

### 征得同意

外出前需去医院检查身体，征询医生对外出的意见，并让医生指导自己的旅行计划。

### 要有人陪伴

需有人陪伴，出现异常情况，能帮助联系医院和护送去医院治疗。

### 时间不宜过长

2～3天的旅行比较适宜，时间不宜过长，事先订出日程计划，留出宽松的休息时间，免得身体疲劳，精神紧张。

### 避免路途颠簸

避免路途颠簸或去人多拥挤的地方；要选择较为平稳的交通工具；妊娠晚期尤不宜乘飞机，因为飞机升降过程中气压变化可能造成胎膜早破，引起早产。

### 注意卫生

在外饮食要注意卫生，要做到饭前便后洗手，不吃生冷不洁的食物，不喝生水，尤其不要乱吃车站、码头上那些小商贩的食物，以免造成腹泻等；外出旅行途中，要多吃蔬菜、水果，保证充足的纤维；多喝水，防止出现脱水、便秘以及消化不良等现象；到达目的地之后，一定要选卫生条件好的宾馆住宿。

### 用品带齐

带好证件和必备行李，再额外准备一个舒适的小枕头，在旅途中可以依靠消除疲劳；勤洗、勤换衣物，根据气候变化情况，及时增减衣服，防止着凉感冒；穿平底防滑的鞋子，以免造成意外伤害。

### 出现不适及时就医

发生腹痛、阴道出血等现象时，应该终止旅游立即就医。

孕期日历

胎儿的活动强壮有力，会出现双脚踢子宫壁的动作。

# 第159天

## 开始光照胎教，让宝宝感受光明

光照胎教法是通过对胎儿进行刺激，训练胎儿视觉功能，帮助胎儿形成昼夜周期节律的胎教法，以促进胎儿视觉功能及脑的健康发育。

### 从什么时候开始

光照胎教法最好从孕24周开始实施，用手电筒即可，因为此时胎儿对光开始有反应。胎儿的视觉较其他感觉功能发育缓慢。孕27周以后胎儿的大脑才能感知外界的视觉刺激；孕30周以前，胎儿还不能凝视光源，直到孕36周，胎儿对光照刺激才能产生应答反应。

### 光照胎教的方法

孕6个月以后，可以每天用手电筒(4节1号电池的手电筒)紧贴准妈妈腹壁照射胎头部位，每次持续5分钟左右。结束时，可以反复关闭、开启手电筒数次。不要在胎儿睡眠时施行胎教，这样会影响胎儿正常的生理周期，必须在有胎动的时候进行胎教。光照时可以配合对话，综合的良性刺激可能对胎儿更有益。

### 注意事项

（1）应在有胎动的时候进行光照胎教，而不要在胎儿睡眠时进行光照胎教，以免打乱胎儿的生物钟。

（2）应用手电筒(弱光)作为光源，切忌强光照射，同时照射时间也不能过长。

（3）进行光照胎教的时候，准妈妈应注意把自身的感受详细地记录下来，如胎动的变化是增加还是减少，是大动还是小动，是肢体动还是躯体动。通过一段时间的训练和记录，可以总结一下胎儿对刺激是否建立起特定的反应或规律。

光照胎教和音乐胎教、运动胎教一样，都是准妈妈自身磨炼性情、提高修养的过程。准爸爸可以和准妈妈一起进行光照胎教，要坚持下去、有规律地去做，才能使胎儿领会其中的含义，并积极地做出回应。

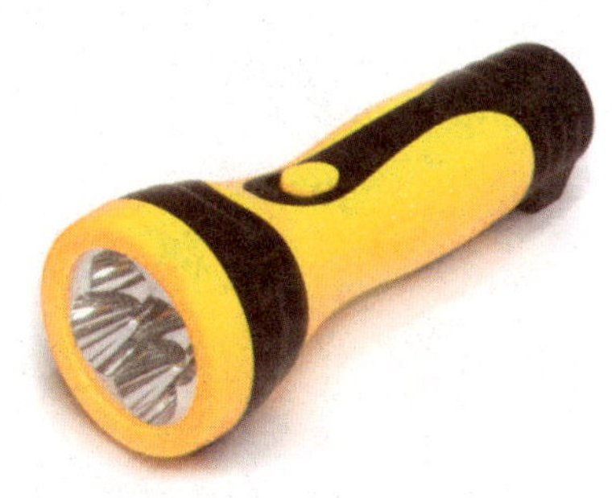

# 第160天

孕期日历 孕期体操对准妈妈很有好处。

## 准妈妈的孕期体操

进行孕期体操锻炼可以改善体质，适应分娩时的需求，增加胎儿的营养和氧气供应，改善准妈妈精神状态，有利于胎儿发育。

孕期体操还可以纠正不良姿势，减少腰痛的发生；可以促使骨盆关节松弛，使骨盆的容积增加，有利于胎儿娩出；可以增加会阴部组织的弹性和扩张性能，使胎儿易于通过软产道，并可减少会阴部组织损伤；结合胎教法，有利于优生。

### 脚部运动

（1）脚心不离开地面，脚尖尽量往上翘，呼吸一次把脚放平。同样的动作要反复几遍。

（2）坐在椅子上把腿搭起来，将上面腿的脚尖和脚腕慢慢地上下活动，然后换另一条腿。

### 鼓胸运动

（1）坐位，身体松弛，把两手放在胸前。

（2）胸部向两侧扩展，慢慢地吸气，轻轻地吐出来。

### 胸部伸展运动

（1）坐在地板上，两腿轻松交叉。

（2）手放在臀部，使腹部肌肉拉紧，脊柱伸展。

（3）两肘关节向后拽，两肩胛骨向中线靠拢。

### 盘腿坐运动

（1）盘腿坐，把两手交叉放在膝盖上。

（2）两手轻轻地向大腿根方向推。

（3）呼吸一次把手回到膝盖上。每天早晚各一次，持续2～3分钟，习惯以后，可延长到10分钟。

### 盆底肌练习

（1）平躺，双膝弯曲，把手放在肚子上，放松腹部。

（2）收缩臀部的肌肉向上提肛。

（3）紧闭尿道、阴道及肛门，从一数到五，然后慢慢放松，这样反复5次。

注意事项：着装宜宽松舒适，鞋要合脚轻便；运动中及时补充水分；注意保暖，以免着凉；绝对不要勉强去做，更不可过度练习，每日应在不累的情况下适当练习；在练习前先要排尿、排便，不可憋尿、憋便练体操。

孕期日历

准妈妈听听充满童趣的儿歌吧。

第161天

# 准妈妈听听儿童歌曲吧

听朗朗上口的儿童歌曲，不仅能让胎儿感到愉快，也能让准妈妈的生活更可爱、更开心。

### 我是一个粉刷匠

我是一个粉刷匠
粉刷本领强
我要把那新房子
刷得更漂亮
刷了房顶又刷墙
刷子飞舞忙
哎呀我的小鼻子
变呀变了样

### 我有一头小毛驴

我有一头小毛驴
我从来也不骑
有一天我心血来潮骑它去赶集
我手里拿着小皮鞭
我心里正得意
不知怎么哗啦啦啦
我摔了一身泥

### 蜗牛和黄鹂鸟

阿门阿前一棵葡萄树
阿嫩阿嫩绿地刚发芽
蜗牛背着那重重的壳呀
一步一步地往上爬
阿树阿上两只黄鹂鸟
阿嘻阿嘻哈哈在笑它
葡萄成熟还早得很哪
现在上来干什么
阿黄阿黄鹂儿不要笑
等我爬上它就成熟了

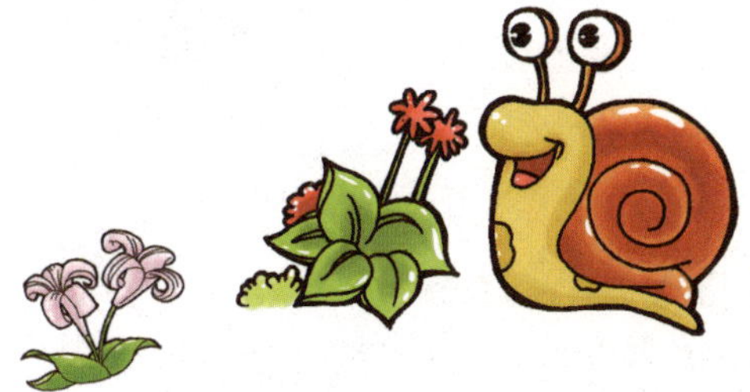

第162天

准妈妈要根据季节调节饮食。

# 季节不同，饮食方法也不同

中医的养生，讲究的就是依照四时的更替，合理安排人的饮食和生活，准妈妈当然也不例外。

## 春季多吃甜食，少吃酸

中医认为，春季对应着肝脏，此时肝气旺盛，而酸味入肝。酸味食物有增强肝功能的作用，会让本来就偏旺的肝气更旺。肝旺就会损伤脾脏的功能，因此，春季要少吃一些酸味的食物。由于甘味入脾，因此甜味的食物可以补脾脏，可多吃一些南瓜、山药等补脾食物，补充气血、解除肌肉的紧张。因此春季多甜少酸有利于壮肝益脾。

## 夏季多吃苦，适当吃酸

夏季气候炎热，易出汗，易耗气伤阴，人们往往会感到口干舌燥，所以，要适当多吃一些苦味食物来降火。苦味食物能清泄暑热，以燥祛湿，从而健脾，增进食欲。准妈妈可以适当食用的苦味食物有芹菜叶、苦菊、莴笋等。

此外，夏季还可以吃点酸味的食物，如西红柿、柠檬、草莓、乌梅、葡萄、菠萝、杧果、猕猴桃之类，它们的酸味能敛汗、止泻、祛湿，预防流汗过多而耗气伤阴，又能生津解渴、健胃消食。

## 秋季少吃辛，多吃酸

秋季干燥，养生重在润肺，适合平补，可以多吃芝麻、核桃、糯米、蜂蜜、甘蔗等，起到滋阴、润肺、养血的作用。还要适当多吃些酸味的水果，如石榴、葡萄等。

## 冬季多吃热食，补温助阳

冬季人体阳气偏虚，阴寒偏盛，阴精内藏，脾胃运化功能较强，因此饮食应温补助阳、补肾益精。热粥、羊肉、萝卜等都是温热益精的典型食物。

### 准爸爸帮帮忙

准爸爸要帮助妻子创造一个良好的胎教环境。环境的绿化、美化、净化是胎儿健康发育的必要条件，应力求排除环境污染和噪声危害，因为强烈的噪声或震动，会引起胎儿心跳加快和痉挛性胎动。准爸爸要同妻子一起想象胎儿的情况，描绘胎儿的性格和模样，有力地增进亲子之间的感情。

孕期日历

守株待兔的故事教育我们不要企图不劳而获。

第163天

# 讲故事——守株待兔

寓言故事蕴涵着各种人生道理，挑选一些经典的寓言故事讲给胎儿听。

战国时，有一个宋国的农夫，他每天都到田里辛苦地工作，借以维持生活。

有一天，农夫又像往常一样来到田里，刚举起锄头，突然看见一只兔子从草丛中窜出来，径直撞死在田边的大树上。

“老天呀，怎么有这种事？我真是幸运。要是天天有兔子送上门来的话，不是比耕田的收获更多吗？而且田里的工作忙也忙不完，哪有在树下捡兔子来得轻松啊？”农夫心中想着，就捡起兔子回家去了。

从此以后，那个农夫不再耕田，每天就坐在田边的大树下，等候兔子来撞树自杀。日子一天一天地过去，可是一只兔子也没等到，农夫仍然不死心，还是每天坐在树下等待。“哼！我就不相信！今天等不到，明天总会等到吧！”好几个月过去后，他不仅没捡到兔子，就连自己的那几块地，也因为太久没有耕种而荒芜了。后来，人们就用守株待兔比喻那些不知变通，或妄想不经努力而企图获得成功的人。

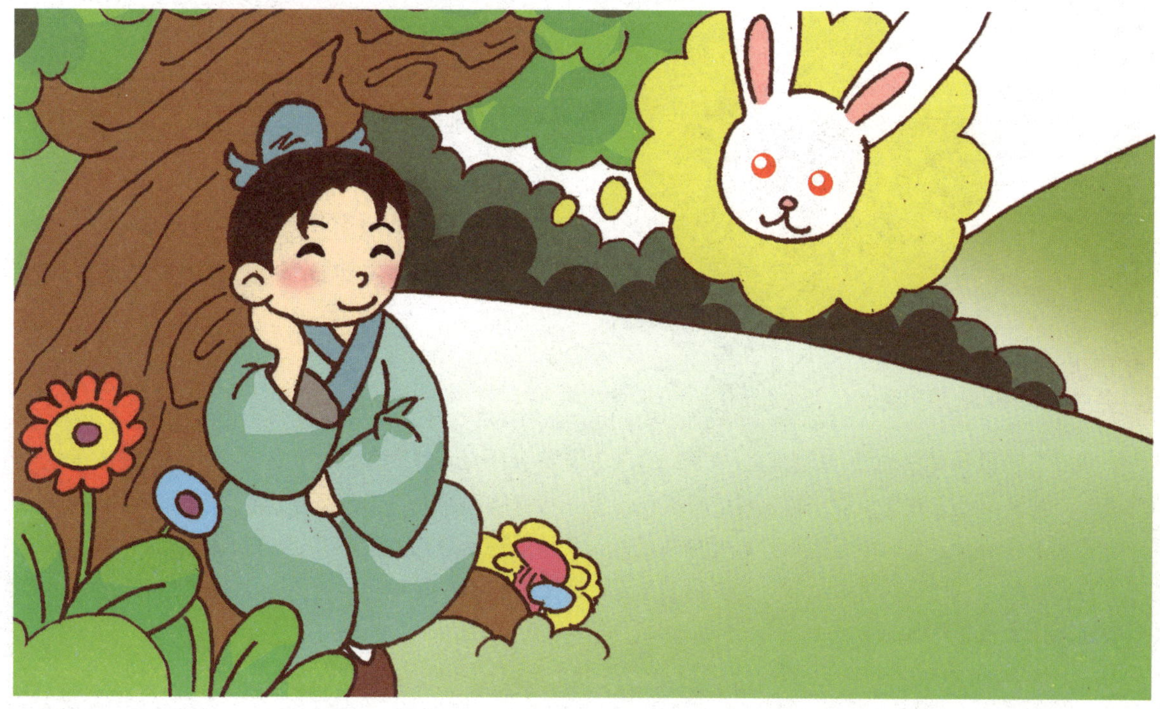

# 第164天

准妈妈不要喝浓茶。

# 准妈妈喝茶的讲究

准妈妈如果喝茶太多、太浓，会对胎儿产生危害，因此饮用要适量，并且最好选择绿茶。

## 浓茶不利于母子健康

茶中的鞣酸能妨碍肠黏膜对铁质的吸收利用，导致缺铁性贫血，影响胎儿的营养物质供应。茶叶中的茶叶碱还会加剧心跳和排尿，增加准妈妈的心肾负担，诱发妊娠高血压综合征，危及母子安全。

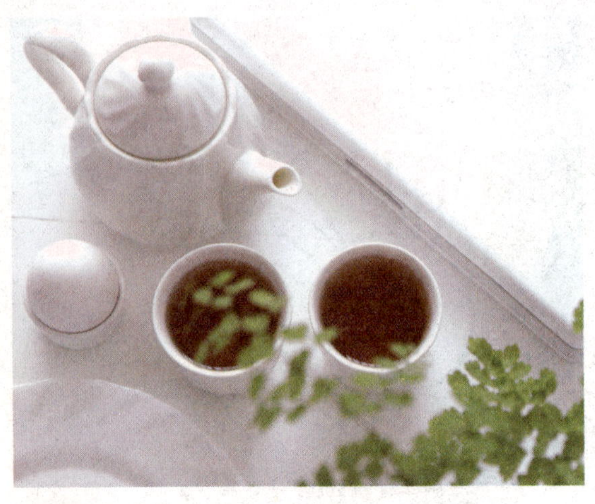

## 适量绿茶有益健康

准妈妈若能每天喝3～5克淡绿茶，对加强心肾功能，促进血液循环，帮助消化，预防妊娠水肿，促进胎儿生长发育是大有好处的。绿茶含锌量极为丰富，锌元素对胎儿的正常生长发育起着极其重要的作用。

但是绿茶中也含有鞣酸，也能妨碍铁的吸收，因而也不能多喝，饭后1小时后再饮用比较好。

## 选择花茶要注意

以花入茶有一定的保健功效，但许多花茶与其他中药一样，都有一定的适应人群，须在医生的指导下使用。如红花具有活血化瘀的作用，但若用法不当，会导致流产。因此，饮用某种不明确性质的花茶前，最好先咨询相关的专家或医生。

### 准妈妈经验分享

和胎儿说话要讲究技巧，让自己放轻松，选择一个舒服的坐姿；先取好胎儿的乳名，以后便以此乳名呼唤他；语调感性、速度放慢，胎儿较能理解；用大人的口吻和胎儿说话，尽量避免儿语；每次和胎儿对话以不超过10分钟为宜，然后至少休息40分钟以上；从胎动观察胎儿的作息时间，选择在他清醒的时间进行对话；和胎儿说的话、讲的故事，尽量以“重复”为主，你不用担心他会厌倦，因为“重复”有利于胎儿及婴幼儿的精确学习。

孕期日历 孕中期是最佳进补时期。

第165天

# 孕中期是进补的最佳时机

妊娠中期，胎儿生长发育增快，这时准妈妈的肠胃功能也处于较佳时期，是进补的好时机。

一般的准妈妈不需要进补，尤其是药膳进补，当准妈妈严重缺乏营养时才能适当进补。

## 缺什么补什么

对于某些营养物质严重缺乏的准妈妈，当食物不能满足其需求时，则必须通过补品进行针对性补充。准妈妈在选择和服用补品以前，必须充分了解补品的适用范围、不良反应、有效成分和剂量，避免误服或过量服食。

## 不要擅自进行药膳进补

中国传统的药膳是在中医辨证配膳理论指导下，由药物、食物和调料三者精制而成的一种既有药物功效又有食品美味、用以防病治病、强身益寿的特殊食品，如不具备医药常识而盲目制作或食用药膳进补，难免会产生危害。如桂圆、红参都是温补助阳之品，大量服用对胎儿不利。

## 不宜常服蜂王浆、人参等补品

补药会增加肝肾负担，蜂王浆内含有雌性激素，可能会引起胎儿的性早熟。

人参有大补元气、补脾益肺、生津安神的作用，体虚的准妈妈可在医生指导下适量服用；但人参药性偏温，若久服或用量过大，易导致出血，扰动胎儿，也容易导致准妈妈血压升高和浮肿加剧。

## 不要吃过多鸡蛋

准妈妈鸡蛋吃得太多，摄入蛋白质过多，在体内可产生大量硫化氢、组织胺等有害物质，易引起腹胀、食欲减退、头晕、疲倦等现象。同时，高蛋白饮食可导致胆固醇增高，加重肾脏的负担，不利于孕期保健。

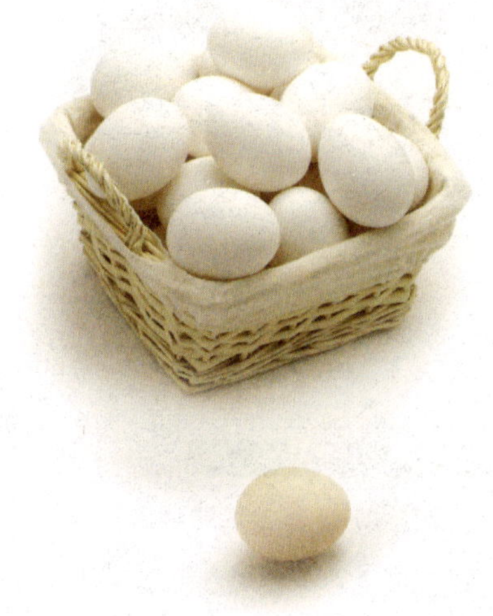

# 第166天

准妈妈要勤洗头。

# 准妈妈秀发护理有高招

在妊娠期，准妈妈的秀发状态会有明显的改善。为了保持这一头秀发，准妈妈要注意头发的清洁，如果是油性头发，更应该勤清洗，并且要彻底地冲洗干净，才能有效对抗头皮屑。

## 放松心情，注意饮食

不良的饮食习惯和压力是健康、乌黑秀发的大敌。所以，准妈妈应该放松心情，摄取均衡的营养，吃得好，睡得香，便不会过多掉发。还可以多吃小鱼干和多喝牛奶，其中所含的钙质能预防白发。多吃富含维生素B的食物，能让头发强韧，因此怀孕期间，准妈妈可以多食用些维生素B含量高的食物，如小麦胚芽、糙米、动物肝脏、香菇、包心菜等。

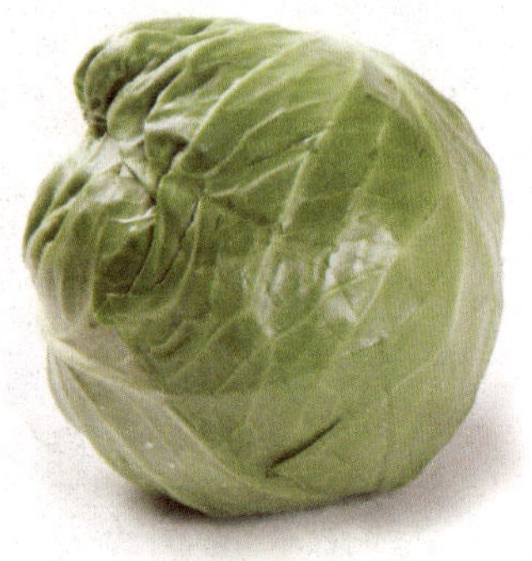

## 多按摩头皮

准妈妈洗头时要多多按摩头皮，以促进血液循环。一旦血液循环畅通，头发生长的速度便会增快，发质自然就会变好了。按摩时，以指腹揉、捏、敲、擦头皮。动作要领是：揉时以“画圆”的方式进行；捏时力道不要太重；敲时以发旋为中心，做前后左右式的移动；擦时以拇指由耳后往下按。

## 勤梳洗头发

勤梳洗自己的头发，可促进头皮的血液供应，保持头发整洁，使头发显得柔顺而有光泽；选择适合自己发质且性质比较温和的洗发水；洗头后，准妈妈可以利用干发帽、干发巾将头发中的水分吸干；不要用强风吹干；最好不用卷发器卷发；为了防止头发断裂，可换用干性头发的洗发剂和护发剂，这些化妆品能减少头发的损伤。

### 准爸爸帮帮忙

妊娠中期是胎儿发育的重要时期，准爸爸要帮助准妈妈做好家庭监护，这样不仅可以了解胎儿的发育情况，而且能及时发现异常情况。

孕期日历 即使是节假日也不要暴饮暴食。

第167天

# 准妈妈节假日需注意哪些问题

准妈妈在节假日里也要考虑到胎儿的安全，尤其要注意饮食和休息。

## 尤其要注意饮食

每到节日亲朋好友聚会，准妈妈难免也会吃很多东西，但是准妈妈一定要注意，少吃鱼和肉，多吃水果；不要暴饮暴食；不要吃太多的主食或甜食；坚决不饮酒；吃火锅最好在自己家里，避免用同一双筷子取生食及进食，菜一定要煮熟；忌食辛辣食品。

## 注意睡眠和休息

在假期里，准妈妈可能会访亲会友，也许还会因为娱乐而熬夜，这样会疲劳不堪。所以准妈妈要注意休息，避免长时间的站立和行走，保证每天有8个小时的睡眠时间。

## 要注意安全

在假期里大家都会出来购物，但是，准妈妈一定不要去人多拥挤的地方，以免被人群碰撞，如果准妈妈自己开车出门，一定要系好安全带，以保证安全。

## 要保持室内空气流通

在节假日里，家里如果来了不少客人，也会有男性抽烟，所以在家里准妈妈一定要经常开窗通风，以保证室内空气的新鲜。最好是告诉亲友不要在家抽烟。

## 要注意运动

准妈妈在节假日里一定要注意适量运动，千万不要长时间地坐在沙发上看电视。不要因为放假而放弃了运动，一定要保持适量运动的好习惯。

## 注意旅行

节假日是旅游旺季，正值怀孕中期的准妈妈可以随家人远游，发生流产或早产危险的可能性小；怀孕初期及后期的准妈妈则只能做轻松的一日游。

如果准妈妈在节假日里突然出现身体不适，或者突然出现腹部疼痛、阴道流血等症状，一定不要拖延，要尽快去医院检查。

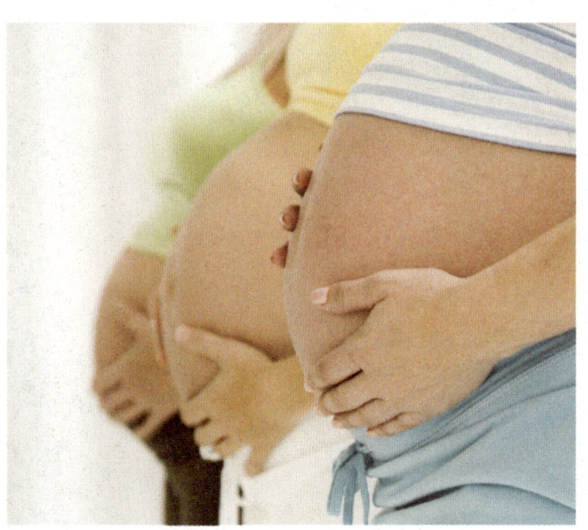

# 第168天

准妈妈进行第4次产检。

## 第四次产检——糖尿病筛查

准妈妈容易在20周之后患妊娠期糖尿病，一般在孕24周会进行糖耐量检查，以筛查孕期糖尿病。

怀孕期间若患上糖尿病，容易发生早产、先兆子痫、胎儿过大等情形，胎儿过大不仅容易难产，生下的宝宝也可能有呼吸困难、窒息等现象，而准妈妈的产道也容易受伤。只有定期产前检查，监测血糖变化，早期给予生活指导和干预，才能降低母婴并发症的发生，顺利妊娠并分娩。

### 糖耐量实验

服用50克葡萄糖进行糖耐量实验。一般是在5分钟之内，把溶有50克葡萄糖的100毫升水喝下去，从喝糖水的第一口计时，一个小时后通过测手指血检查准妈妈的血糖水平。

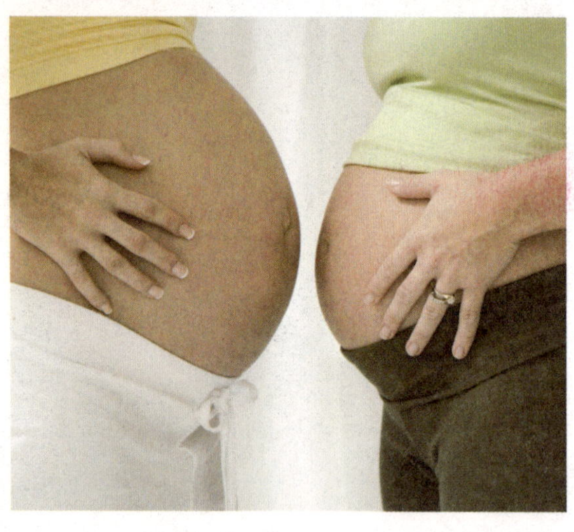

如果超过7.8，就认为是异常的，如果小于7.8，就是正常的。糖耐量实验，早饭可以吃也可以不吃，只要不吃得过多就可以。

### 孕期预防糖尿病

主要通过调整饮食来实现。在孕中期、后期热量一般每日要控制在7 535～9 209千焦为宜；蛋白质摄入量每日以100～110克为宜；适当限制碳水化合物的摄入量，以每日摄入200～250克为宜；增加膳食纤维的摄入量，应多吃大豆及豆制品；每日供给一定量的奶类、动物肝脏、蛋、鱼、虾、豆类、干果类、大量的新鲜叶菜类。有浮肿和高血压的患者，要限制盐的摄入量。

### 孕期治疗糖尿病

糖尿病准妈妈除了在孕期严密监测血糖、尿糖外，也应坚持糖尿病的治疗，积极控制血糖。在孕期控制血糖时，因为磺脲类口服降血糖药可通过胎盘使胎儿畸形或死亡，应禁止使用这类药物，改用胰岛素制剂。此外在怀孕期、分娩期均应密切监护，防止出现酮症酸中毒。还应根据情况选择适当的分娩时间和分娩方式，防止出现母婴意外。

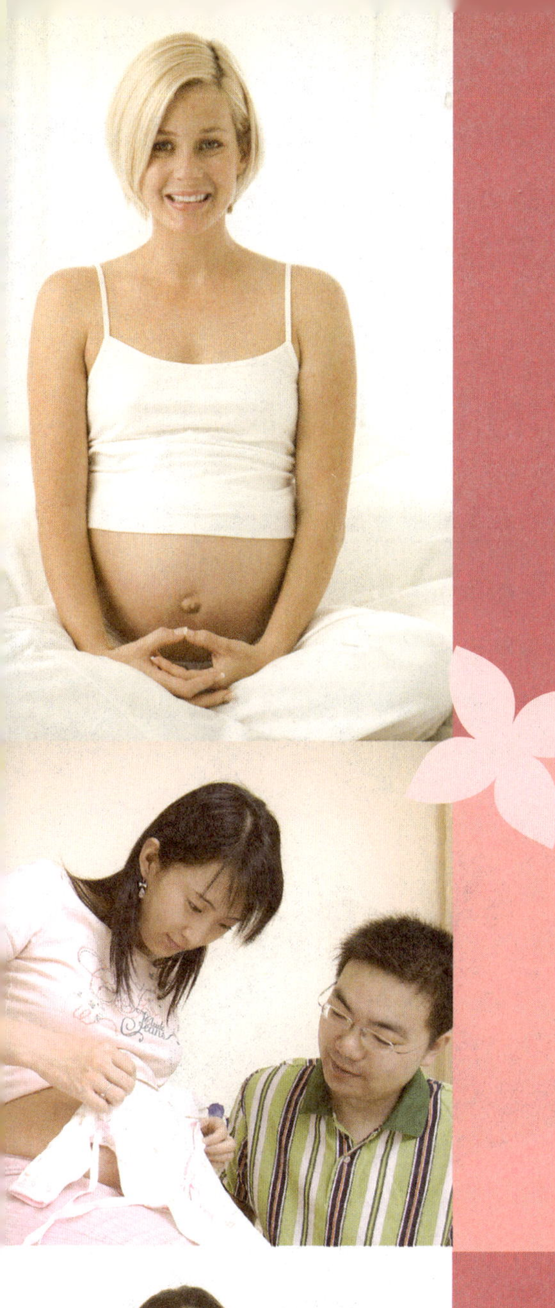

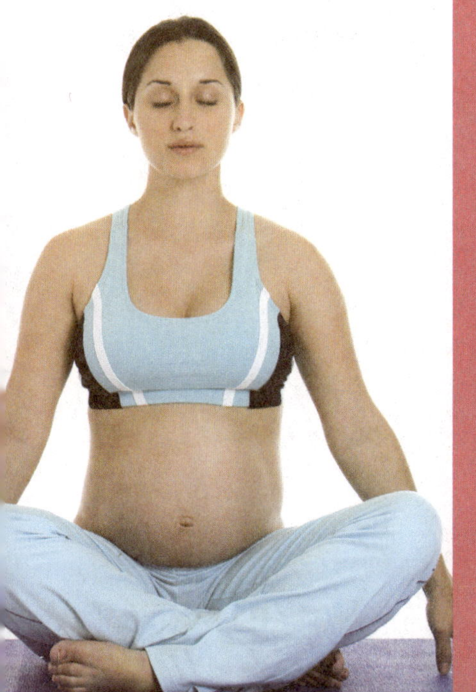

7

# 第7个月

DI-QI GE YUE

## 准妈妈的身体越来越笨重

# 第169天

孕期日历　准妈妈可以阅读一些让自己放松的文字。

## 准妈妈要阅读一些轻松的书籍

孕晚期，准妈妈的行动越来越不方便，你可以通过阅读一些轻松的书籍来丰富生活。

### 轻松一点的杂志

准妈妈可以阅读一些时尚类的杂志，虽然身形发生了变化，但也不要忘记准妈妈也能做一个时尚的准妈妈，而且时尚杂志漂亮的图片、新鲜的资讯，也能帮助准妈妈放松心情；也可以读一些育儿类的杂志，杂志短小精悍的小问题，可以帮助准妈妈解决自己遇到的各种问题，也可以储备一些知识，有助于今后的育儿，尤其是有孕育经验的妈妈的经验分享，更能让准妈妈摆脱怀孕后被孤立的感觉。

### 读一些轻松的美文

小散文集和诗歌集很适合准妈妈阅读，清新淡然的美文和诗歌，如潺潺的流水，让准妈妈感到宁静的同时，还能体会到自然的温馨，如徐志摩的诗歌、林清玄的美文等，都流露出淡雅的美丽。

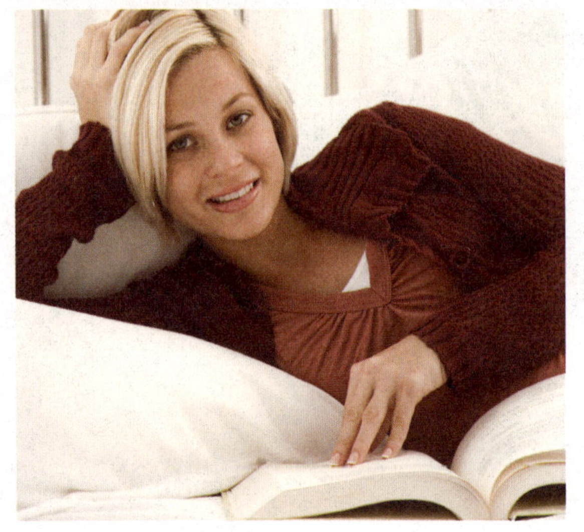

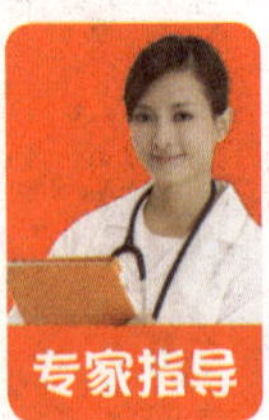

专家指导

孕中晚期，准妈妈常会出现眩晕。怀孕期间如果需要变换姿势或位置时，如从躺位、蹲位和坐位转为站立位的过程，要缓慢，应尽量放慢速度，以免造成大脑突然供血不足；头晕发生时多喝开水，以增加血容量；锻炼时应避免出汗，淋浴时应避免水温过高，以防血管扩张血压下降；不要站到高台上，以免头晕眼花导致意外发生；最好不要长时间站立，建议每隔30分钟就坐下休息；头晕发作时应立即坐下或侧卧休息；必要时到医院请医生给予处理。

孕期日历

有的准妈妈可能会患上低血糖。

第170天

# 准妈妈也可能患低血糖

虽然在孕期，有不少准妈妈会患妊娠期糖尿病，但有一部分准妈妈却会血糖过低，也应该引起注意。

## 低血糖也不容忽视

由于怀孕后新陈代谢加快，胰岛血流量比非孕时增多，故胰岛生理功能非常旺盛，准妈妈血中胰岛素水平偏高，以致准妈妈血糖（尤其是空腹血糖）偏低，从而出现头晕、心悸、乏力、手颤和出冷汗等症状。此外，由于准妈妈怀孕初期血中孕酮增多，导致出现妊娠反应性呕吐，加上这时一般吃得比较少，而身体消耗大，故也可加重头晕等低血糖症状。

妊娠期间低血糖，很容易造成流产、早产、死胎现象的产生，所以妊娠期间的营养保健是非常重要的，千万不可忽视。

## 主要通过饮食调理

注意三餐的营养，尤其是早餐，可多吃些牛奶、鸡蛋、肉粥、蛋糕等高蛋白和高碳水化合物的食物，必要时可吃第四餐。此外，还可随身携带些饼干、糖块、糖水和水果等方便食品，以便一旦出现低血糖症状时立即进食，使头晕等低血糖症状得以及时缓解。

高纤饮食有助于稳定血糖浓度。当血糖下降时，可将纤维与蛋白质食品合用。多吃新鲜苹果，苹果中的纤维能抑制血糖的波动。纤维本身也可延缓血糖下降，餐前半小时，先服用纤维素，以稳定血糖。两餐之间服用螺旋藻片，可进一步稳定血糖浓度。

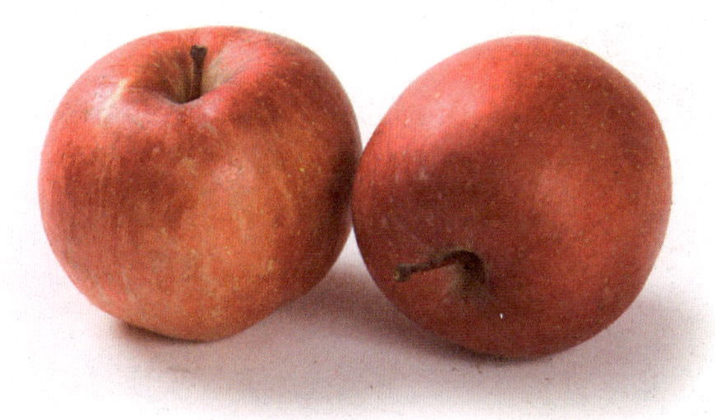

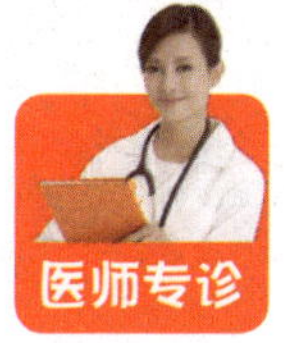

医师专诊

胎教时传声器的使用方法：当怀孕5~6个月以后，可将传声器放于下腹部，靠近胎儿头部，母子同步听，每日1~2次，时间不要过长，一般不超过10分钟，传声器的声强一般在60分贝左右，也可父母子同听。详细用法要事先看说明，或遵医嘱。

# 第171天

孕7个月最适合拍大肚写真。

## 准妈妈拍写真的注意事项

现在拍孕期写真的准妈妈越来越多，都会化点淡妆，换上各样款式的孕妇装，拍一些时尚的、前卫的照片，有的还特意要求露出圆鼓鼓的肚皮或在肚皮上画一些彩绘，很温馨、可爱。

### 孕7个月最合适

一般选择在孕7个月左右比较合适，最好不超过9个月。孕7个月肚子已经比较明显，但不算很大，准妈妈的行动会方便一些，发生意外的可能性比较小，超过9个月假性宫缩会越来越明显，行动也很不便。

### 选择专业的机构

专业的准妈妈摄影机构，摄影师也比较有经验，而且有很多专门的孕妇装可以选择，服装也干净，他们会定期对服装消毒。最重要的是，拍摄间的镁光灯不会有辐射，发生危险的可能性非常低。

### 时间不宜过长

注意拍摄时间不宜太长，也不宜设计“高难动作”，最主要的就是要突出准妈妈幸福的感觉，最好照几张与准爸爸在一起的温馨照片。最好不要拍外景，如果拍外景，要注意保暖和防晒。

### 要化淡妆

在拍摄时尽量不要给准妈妈做指甲美容，最好化淡妆，如果有条件，化妆品可以自己带去。如果有自己平时喜欢的衣服，也可以带上，穿自己的衣服。

### 彩绘要用绿色环保的

画在肚皮上的彩绘很逼真、很可爱，但一定要注意用无污染的材料。

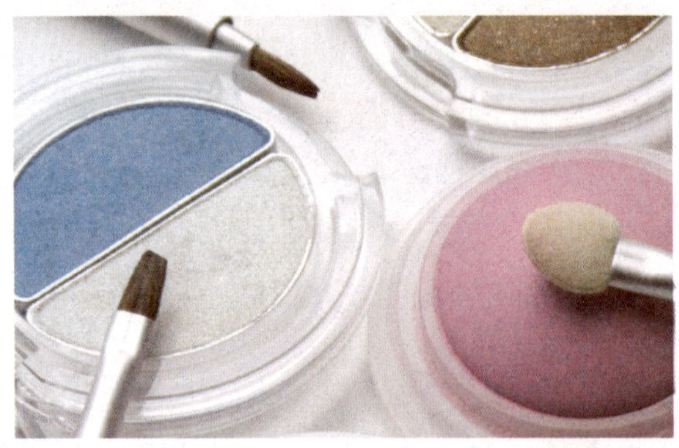

**准妈妈经验分享**

孕期写真只要拍20张左右就好，主要是留个纪念。多拍的话，准妈妈的体力难以支撑。

孕期日历

准妈妈要减少上网时间。

第172天

# 上网时间不宜太长

现在很多准妈妈在孕期还会坚持上网，最好少上一会儿，注意休息。

电脑辐射，是每个职场准妈妈都担心的问题。截至目前，并没有权威调查显示电脑辐射与胎儿健康之间存在必然联系，因此准妈妈只要不是在庞大的机房、工作站等大功率的辐射环境下工作，日常使用电脑不会对孕妇及胎儿造成影响。不过，考虑到准妈妈的身体状况和对于胎儿的关切，准妈妈可以适度调节上网情况。

## 注意使用电脑的时间

怀孕的前三个月是胎儿发育敏感期，准妈妈可考虑避免使用电脑。孕中晚期准妈妈每日使用电脑的时间不宜连续超过4小时，每小时休息10分钟。如担心辐射可给电脑加视保屏。不要在网上无限制地浏览或玩游戏，戒除全天开着电脑的习惯。

## 注意与电脑的距离

因工作需要仍需使用电脑，应与电脑保持一臂的距离，与他人操作的电脑保持两臂的距离。上班的时候，要留心别人的电脑从你侧背面散放的辐射，可申请调换到靠窗的位置。

## 坐姿正确，缓解疲劳

要防止长时间坐位引起的盆腔血液循环不畅，应当休息片刻，做到张弛有度；要注意电脑与座椅的高低配合，在腰、背后放上舒服的靠垫，不要弯腰驼背，头和身体要同电脑屏幕保持一定的距离，这样眼睛脖颈都不容易觉得累了。

如果准妈妈使用电脑后经常手腕疼，应减少使用电脑的时间，如果不行可以买一个腕托安在电脑键盘上，这样可以减轻对腕神经的压迫。

## 开窗换气，注意洗脸

多开窗换气，增加空气流通；电脑使用后，脸上会吸附不少电磁辐射的颗粒，所以准妈妈要及时用清水洗脸，这样将使所受辐射减轻70%以上。

## 注意营养，加强锻炼

注意补充蛋白质、维生素和磷脂类营养素，如多吃樱桃可改善长期面对电脑而产生的头痛、肌肉酸痛；加强身体锻炼，增强体质。

# 第173天

在胎动明显的时候和胎儿做做游戏吧！

## 游戏胎教怎样进行

胎儿情绪好的时候，可以和他做游戏，他一定会很高兴。

准妈妈怀孕7~8个月时是胎动最明显的时候，所以可在此时进行；一般而言胎儿需要8~12小时的睡眠，所以如果在饭后1~2小时陪胎儿玩耍，母亲可以明显地感受到胎动，胎儿的手脚也会随着母亲的动作，而产生不同的反应。

游戏胎教最好是在团体中和有音乐的良好环境中进行，以不危险、有趣味性为原则。

（1）用一只手压住腹部的一边，然后再用另一只手压住腹部的另一边，轻轻挤压，感觉胎儿的反应。这样做几次，胎儿可能有规律地把手或脚移向妈妈的手，胎儿感觉到有人触摸他，就会踢脚。

（2）用有节奏性的东西拍打肚子，感觉胎儿的反应，通常重复几次下来，胎儿会有反射动作。

（3）用两三拍的节奏轻拍腹部，如果你轻拍肚子两下，胎儿会在你拍的地方回踢两下，如果轻拍三下，胎儿可能会回踢三下。

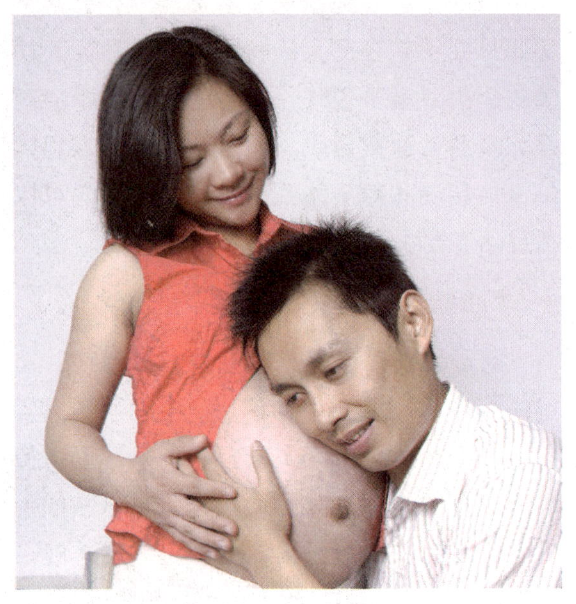

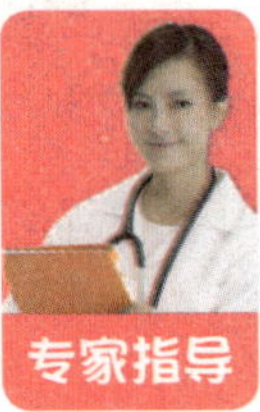

专家指导

铜的补充在孕晚期尤为重要，特别是在冬天，补铜能够有效降低早产率。铜在人体内不能储存，必须每日补充。世界卫生组织建议，铜的摄取量为每天2毫克。

补铜应以食补为主，含铜较多的食物包括海鲜、动物肝脏、粗粮、坚果、蔬菜、巧克力、红色肉类、蘑菇以及番木瓜、苹果等。另外，天然水中也含铜，但需要注意的是，纯净水经过过滤，铜也被过滤掉了，因此孕妈妈要多喝天然水，少喝纯净水。

孕期日历

孕7个月以后，准妈妈易出现下肢静脉曲张。

第174天

# 孕7个月后为何易静脉曲张

出现静脉曲张时，准妈妈可时常变换姿势，休息或睡觉时将下肢及脚垫高，穿弹力的长筒袜，多做脚部运动，以缓解不适症状。

由于增大的子宫刺激甚至压迫使下肢静脉的静脉瓣失去了本来的功能，不能阻止血液倒流，从而使血液瘀滞在皮肤下面的静脉中，静脉血管由此发生迂曲扩张，形成静脉曲张。表现为血管膨胀，皮肤上可见条条青筋，有时还会感到局部酸痛不适。

## 预防和减轻的方法

（1）适当休息，不要久坐或负重，要减少站立和走路的时间；控制体重，超重会增加身体负担。

（2）养成每天步行半小时的习惯，穿合脚的鞋子，做适度温和的运动，可以避免过量的脂肪堆积，保持良好的血液循环并强韧血管。

（3）每天午休或晚间睡眠时两腿应稍微抬高；睡觉取左侧卧位。

（4）尽量减少咳嗽、便秘；去厕所蹲的时间不宜过长。

（5）不要用太热或太冷的水洗澡，洗澡用水的温度要与人体温度相同。

（6）严重的下肢静脉曲张需要卧位休息，用弹力绷带缠缚下肢，以预防曲张的静脉结节破裂出血。一般静脉曲张在分娩后会自然消退。有时静脉曲张发展严重，产后需要考虑外科手术治疗。

## 弹力袜的作用

使用弹力袜，可人为改善下肢血液循环，使下肢水肿减轻，缓解不适和疼痛，防止静脉曲张程度加重；母体的血液循环会得到很大改善；使用后，心脏搏动次数有所减少的同时，由于子宫收缩引起的流产概率也降低了。

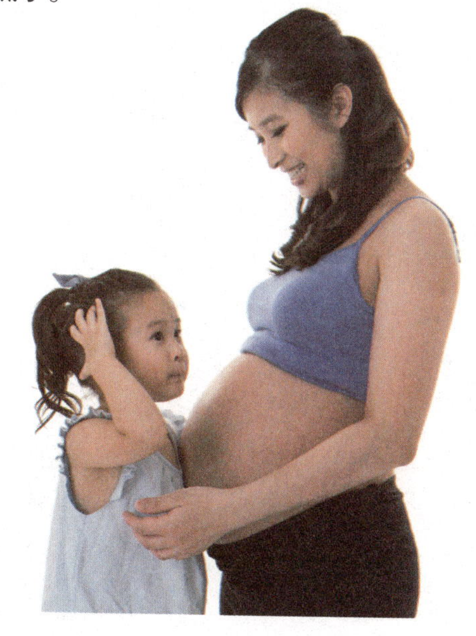

# 第175天

准妈妈可以给胎儿讲讲匡衡的故事。

## 讲故事——凿壁借光

这个故事赞扬了匡衡勇于战胜艰苦的条件，勤奋读书的精神。

匡衡在少年时就非常勤奋好学。可是由于家里很穷，所以他白天必须干许多活，挣钱糊口。只有在晚上，他才能坐下来安心读书。不过，他又买不起灯油，天一黑，就无法看书了。匡衡心疼这浪费的时间，内心非常痛苦。

匡衡的邻居家里很富有，一到晚上好几间屋子都点起油灯，把屋子照得通亮。匡衡有一天鼓起勇气，对邻居说："我晚上想读书，可买不起灯油，能否借用你们家的一寸之地呢？"邻居一向瞧不起比他们家穷的人，就恶毒地挖苦说："既然穷得买不起灯油，还读什么书呢!"匡衡听后非常气愤，不过他更下定决心，一定要把书读好 。

匡衡回到家中，悄悄地在墙上凿了个小洞，邻居家的灯光就从洞中透过来了。他借着这微弱的光线，如饥似渴地读起书来，渐渐地把家中的书全都读完了。

匡衡读完这些书，非但不满足，反而深感自己所掌握的知识远远不够，他想继续多看一些书的愿望更加迫切了。

匡衡听说附近有个大户人家，有很多藏书，都是平常人难得一见的珍籍善本。匡衡求知若渴，非常心仪这家的藏书。于是，他卷着铺盖出现在大户人家门前。他对主人说："请您收留我，我给您家里白干活不要报酬。只是让我阅读您家的全部书籍就可以了。"主人被他的精神所感动，答应了他借书的要求。

匡衡就是这样勤奋学习的，通览古今典籍，变得无所不晓。有志者，事竟成，匡衡终于成了西汉时期有名的学者。

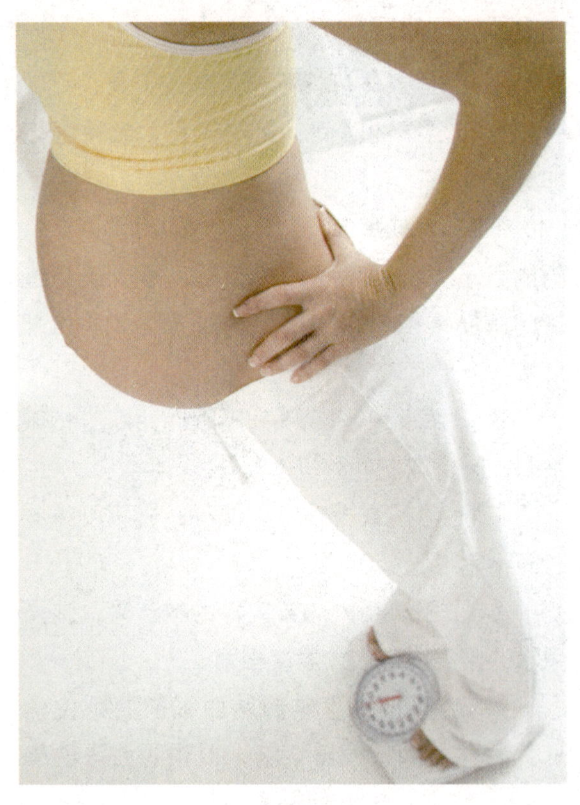

# 妈妈爱阅读，宝宝更聪明

怀孕第8个月直到生产前，是施行阅读胎教的最佳时机。

阅读胎教，就是将优美的文学作品或诙谐有趣的儿童故事等以柔和的语言传达给胎儿，以促进胎儿情感、语言和智力的发育。

一般人都认为准妈妈的求知欲会直接影响胎儿。因此，准妈妈们最好每天多读一些书，并把书上的事情讲给胎儿听。定时念故事给腹中的胎儿听，可以让胎儿有一种安全与温暖的感觉，准妈妈若一直反复念同一则故事给胎儿听，会令其神经系统变得对语言更加敏锐。

比如读诗文，诗文能启迪人的心智，特别是我国从古代流传下来的不少让人赞不绝口的精美诗篇，那是前人的智慧宝藏和才华结晶，拥有深邃的内涵、多变的形式，以及丰富的情感。准妈妈如果每天有一段时间能沉浸在唐诗宋词或现代诗文那璀璨的文化与优美的意境里，诗的蕴藉幽远、词的瑰丽典雅会使准妈妈产生深挚的情感，这些传到胎儿的大脑里，会成为最深刻的内涵，在潜移默化中改变着胎儿的气质，可能宝宝生来就酷爱读书，并且慢慢形成儒雅的气质。可见准妈妈如果能每天“一卷在手”，胎儿会受益匪浅。

怀孕第8个月直到生产前，是施行阅读胎教的最佳时机。因为胎儿的意识萌芽发生在怀孕第7～8个月的时候，此时胎儿的脑神经已经发育到几乎与新生儿相当的水平，一旦捕捉到外界的信息，就会通过神经管将之传达到胎儿身体的各个部位。此时，胎儿脑外层的脑皮质也很发达，因此可以推测胎儿具有思考、感受和记忆事物的可能性。

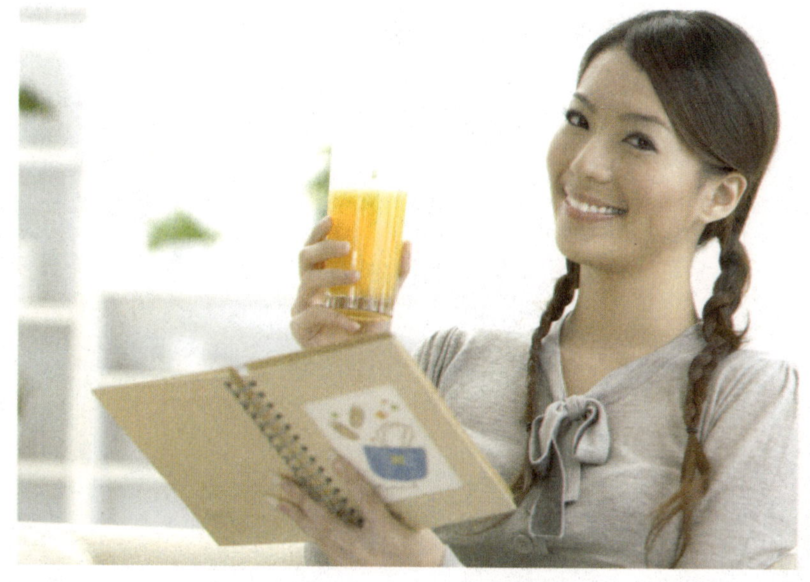

# 第177天

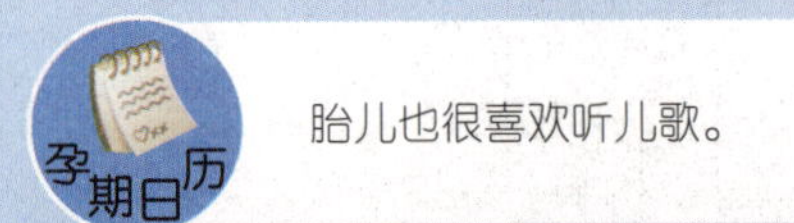


胎儿也很喜欢听儿歌。

## 儿歌集锦

给胎儿读儿歌，他一定会很好奇地听，然后能慢慢地记下来。

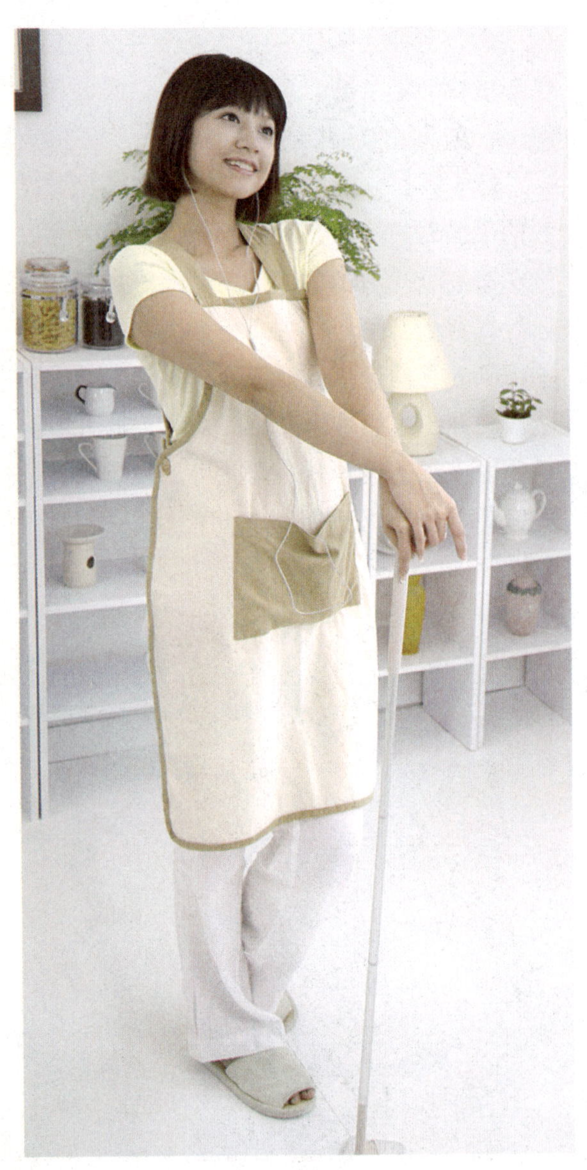

新年到——新年到，放鞭炮，小朋友，拍手笑。

红花——花园里，花儿开，我看花，不去采。

小树苗——小树苗，快长大，小朋友，爱护它。

看图书——看图书，要坐好，慢慢翻来仔细瞧。

大苹果——大苹果，甜又香，宝宝吃了脸儿圆。

睡午觉——小麻雀，你别叫，宝宝睡午觉，身体长得好。

手牵手——小朋友，手牵手，走到马路上，看到大高楼。

小宝宝醒来了——小宝宝，睡午觉，醒来了，眯眯笑。

雨——千条线，万条线，数不清，剪不断，落在水里就不见。

小毛驴——小毛驴儿，爱打滚儿，滚过来，滚过去，叽里咕噜一身泥。

孕期日历

胎儿处于睡眠状态时，胎动减少或没有。

第178天

# 胎动减少要及时找到原因

妊娠周数越多，胎动越活跃，但至孕晚期胎动会逐渐减少。

一般情况下胎动次数减少有以下几种原因：

（1）当胎儿安静或睡眠时胎动较少。准妈妈最好在每天固定的时间里数胎动，以便保证计数的准确。有时轻轻拍拍腹部或吃一些东西，胎儿就会醒来，这时再数胎动，才比较准。

（2）服用镇静药的准妈妈胎动会有所减少，停药后能恢复。

（3）当子宫、胎盘血流量减少，胎儿有慢性缺氧时，胎动会减少，缺氧严重时胎动消失，就像人有病不愿多活动一样。

（4）建议准妈妈平时严密观察，如果胎动连续3个小时少于3次，就应考虑有宫内窘迫的可能，应及时去正规医院妇产科进行详细的检查。

准妈妈的体温如果持续过高，超过38℃，身体周边血流量就会增加，从而使胎盘、子宫的血流量减少，胎儿因为轻微的缺氧，也会致使胎动减少。如果是一般性的感冒而引起的发烧，对胎儿不会有太大的影响。但如果是感染性的疾病或是流感，尤其对于接近预产期的准妈妈来说，对胎儿的影响就比较大了。所以，为胎儿健康着想，准妈妈需要尽快去医院，请医生帮助。

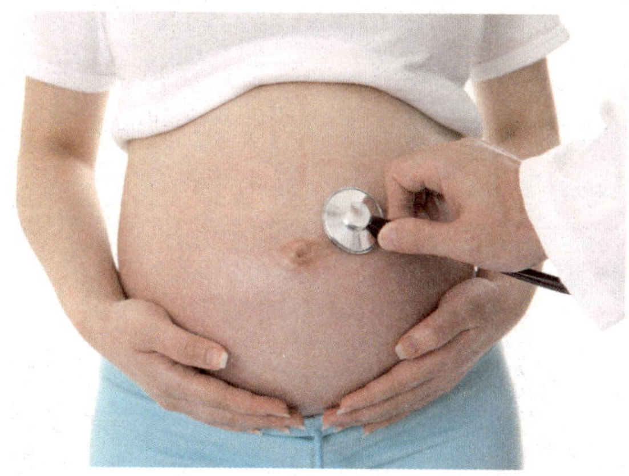

**做好准爸爸**

在密闭的空调房间，人的体温调节、水盐代谢以及循环、消化、神经、内分泌和泌尿系统都会发生变化，限制营养吸收。而喝粥是一种很好的补充营养的办法，它能增强食欲、补充水分，有效防止便秘，预防感冒，防止喉咙干涩，调养肠胃。准爸爸不妨为准妈妈煮一锅鲜香美味的粥，让它来调适准妈妈的肠胃和心情吧！

# 第179天

孕期日历　拉梅兹呼吸法有助于分娩。

# 练习拉梅兹呼吸法，为分娩做准备

一般情况下，建议准妈妈从怀孕7个月开始进行拉梅兹呼吸法的训练。

## 拉梅兹呼吸法

拉梅兹呼吸法主要通过对神经肌肉进行控制、产前体操及呼吸技巧训练的学习过程，有效地让产妇在分娩时将注意力集中在对自己的呼吸控制上，从而转移疼痛，适度放松肌肉，能够充满信心地在分娩过程发生产痛时保持镇定，以达到加快产程并让胎儿顺利出生的目的。

要想在分娩时更好地运用拉梅兹呼吸法，平时应当认真努力练习，这样才能在分娩时熟练应用。不要等到临盆前才匆匆忙忙去上课。这样的话，一旦上了产床，会因方法运用不够熟练使效果大打折扣。

## 具体方法

拉梅兹呼吸法分为5个阶段，在产前训练胸部呼吸法。吸气时身体紧张，呼气时身体放松。吸气时用鼻子，呼气时用嘴巴（在所有呼吸方法中都如此）。

具体步骤：

（1）吸气，同时收紧头皮，然后呼气，同时放松头皮；

（2）吸气，同时皱眉，呼气，同时舒展眉头；

（3）吸气，同时耸肩，呼气，同时放松肩膀；

（4）吸气，同时握拳，呼气，同时放松手掌；

（5）吸气，同时提肛，呼气，同时放松肛门；

（6）吸气，同时扳紧脚跟（也可以绷紧脚尖），呼气，同时放松脚掌。

拉梅兹呼吸法最好每天都进行练习。

采用拉梅兹呼吸法时，最重要的是需要准妈妈充分了解分娩过程中自身的身体变化及胎儿的状态，这样才能使拉梅兹呼吸法发挥最大作用。

准妈妈最好及早参加医院提供的准妈妈学校的学习，早日认识生育过程和相关知识，尤其是及时学习拉梅兹分娩呼吸法，并能够熟练掌握，以便在分娩中合理利用。准爸爸如果能陪准妈妈一起练习拉梅兹呼吸法的话，效果将会更好。

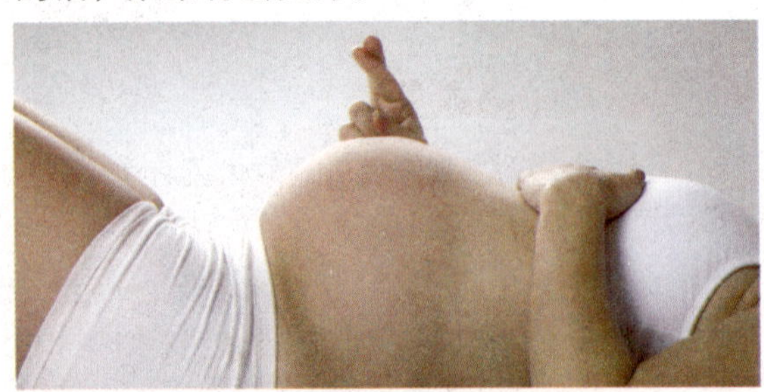

孕期日历

注意预防早产。

第180天

# 怎样预防早产

正常情况下，胎儿都在280天左右（38～42周）降生，称为足月产。据世界卫生组织制定的定义，在怀孕29～37周发生的分娩为早产。

## 预防早产

（1）预防早产的关键是加强孕期保健，从妊娠早期开始，定期做产前检查，以便尽早发现问题，进行恰当的处理。

（2）要积极预防和治疗急慢性疾病，如糖尿病、贫血、高血压及各种异常妊娠。

（3）注意改善生活环境，减轻劳动强度，增加休息时间。

（4）保持心境平和，消除紧张情绪，避免不良刺激。

（5）要摄取合理的、充分的营养。

（6）妊娠后期绝对禁止性生活。因为精液中的前列腺素经阴道吸收后会促进子宫收缩。

（7）一旦出现早产迹象应马上卧床休息，并取左侧位以增加子宫胎盘供血量；有条件应住院保胎。

## 早产的处理

（1）选择适合的医院生产，前往有新生儿加护中心的医院生产，以减少早产儿转送所造成的体温降低、呼吸窘迫等并发症。

（2）随时注意早产征象。每天固定3次以手触摸下腹，注意每小时子宫收缩（变硬）次数，如在30周前每小时多于3次，30周以后每小时多于4次，即应卧床休息，补充水分，若仍不能改善，则需立刻就医。

（3）若有不正常出血、破水、妊娠并发症等，则需立即寻求医师帮助，不能在家中自己观察。

## 准爸爸帮帮忙

进入妊娠晚期，准妈妈的身心负担加重，不仅由于胎儿的发育而导致生理负担加重，而且由于日益迫近的分娩更是心情紧张，这时候准妈妈更需要准爸爸的关心。准爸爸要理解妻子此时的心理状态，解除妻子的思想压力，对妻子的烦躁不安和过分挑剔应加以宽容、谅解。

# 第181天

不妨想象一下胎儿是什么样子吧。

## 想象胎教：把美好传递给胎儿

想象胎教就是想象美好的事物，使准妈妈自身处于一种美好的意境中，再把这种美好的情绪和体验传递给胎儿。

用一些更积极的思想、概念来替代否定性的思维模式，能在短时间改变准妈妈对生活的态度和期望。准妈妈如果在孕期产生一些不好的联想感受，胎儿能够意识到，从而会引起精神上的异常反应。这样的胎儿出生后大多有情感障碍，出现感觉迟钝、情绪不稳、体质差等现象。所以，准妈妈应多想一些美好的事物。

### 想自己向往和喜欢的事情

想象，是一种能充分发挥和调动主观能动性的心理活动，它可以使任何一个人的生活变得轻松和快乐。准妈妈可以置身于一个舒适的环境中，或是坐着，或是躺着，使身体完全放松，想自己向往和喜欢的事，如想着自己抱着未来的宝宝、逗着宝宝玩的情景。

### 在大脑里保留美好的情景

在大脑里保留美好的情景的同时，在内心对自己作一些十分积极的、肯定的陈述。如“我和宝宝及全家人围在桌前温馨吃饭的场景”“我和宝宝正在度过一个美好的傍晚”等。

### 想象自己在清新的大自然中

想象自己置身在清新的大自然中，开阔的绿色草地，旁边是潺潺的小溪，也许是在海边细软的沙滩上，能看到波浪起伏。你继续漫步、探索，越来越多地看到丰富多彩、美不胜收的景色。

准妈妈要觉得这一过程是欢快有趣的，要坚持做下去，可以是10分钟，也可以是半小时。每天都反复做，或尽可能地经常去做。

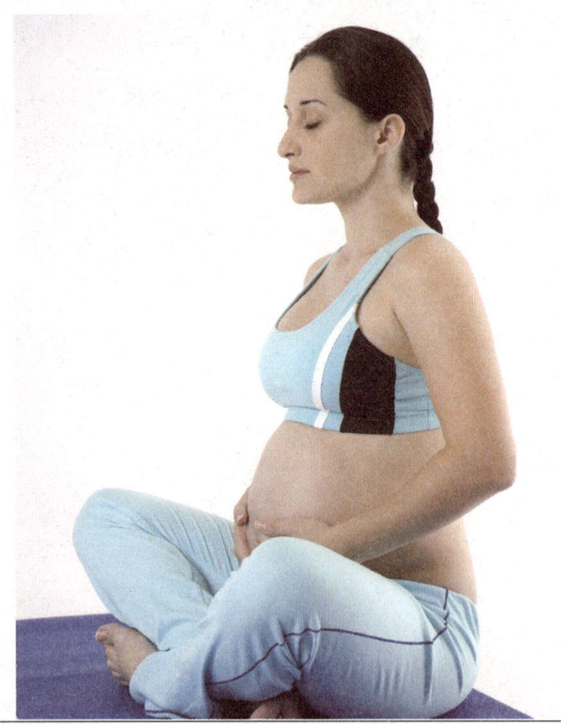

若发现胎位不正，可在医生指导下进行自我矫正。

第182天

# 胎位不正的自我矫正

在孕28周前，胎儿还小，羊水相对较多，即使胎位不正大多也能自行转正，但若在孕30周后仍胎位不正，就要在医生指导下进行自我矫正。

## 胸膝卧位法

适用于30孕周后胎位仍为臀位或横位者，7天一疗程。具体操作为准妈妈于饭前、进食后2小时或早晨起床及晚上睡前，先去排空尿液，然后放开腰带，双膝稍分开（与肩同宽），在床上，胸肩贴在床上，头歪向一侧，大腿与小腿成90° 直角，双手下垂于床两旁或者放在头两侧，形成臀高头低位，以使胎头顶到母体的横膈处，借重心的改变来使胎儿由臀位或横位转变为头位。每天做2～3次，每次10～15分钟，一周后进行胎位复查。

## 桥式卧位矫正法

准妈妈仰卧床上，腰部垫高30～35厘米（2～3个枕头），双小腿拱起。每天只做1次，每次10～15分钟，持续1周。

## 侧卧位矫正法

适宜于横位和枕后位，具体做法为侧卧时可同时向侧卧方向轻轻抚摩腹壁，每天做2次，每次10～15分钟。

## 艾灸穴位法

可帮助矫正胎位，可配合胸膝卧位法一同做。具体做法为：准妈妈采取坐位，脚踩在小凳上，松开腰带，用点燃的艾卷熏至阴穴（双侧脚小趾外缘）。这样，可使内分泌系统兴奋，雌激素和前列腺素分泌量增多，促进子宫活动，从而使胎儿转位。每天1次，每次15～20分钟，一周后进行胎位复查。

经过以上方法矫正仍不能转为头位，需由医生采取外倒转术。若至临产前还不能正常就难以自然分娩，要提前住院，由医生选择恰当的分娩方式。

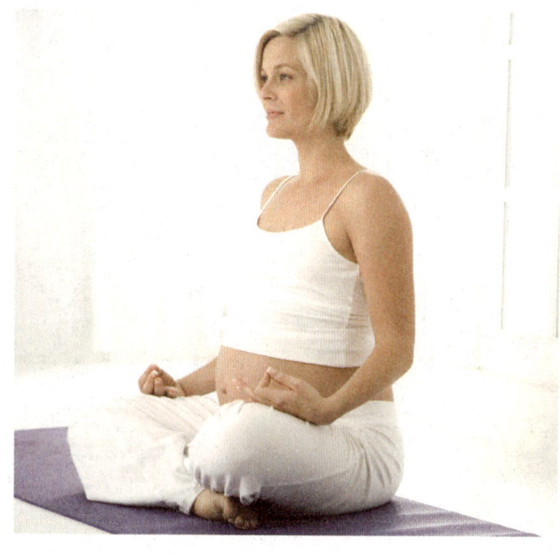

# 第183天

准妈妈毛发增多是正常现象。

## 准妈妈长胡子正常吗

由于激素水平的改变，准妈妈的毛发增多会比较明显，如上唇、下颏、颊部、前臂，小腿及阴部的毛发增多最明显，是正常的生理现象。

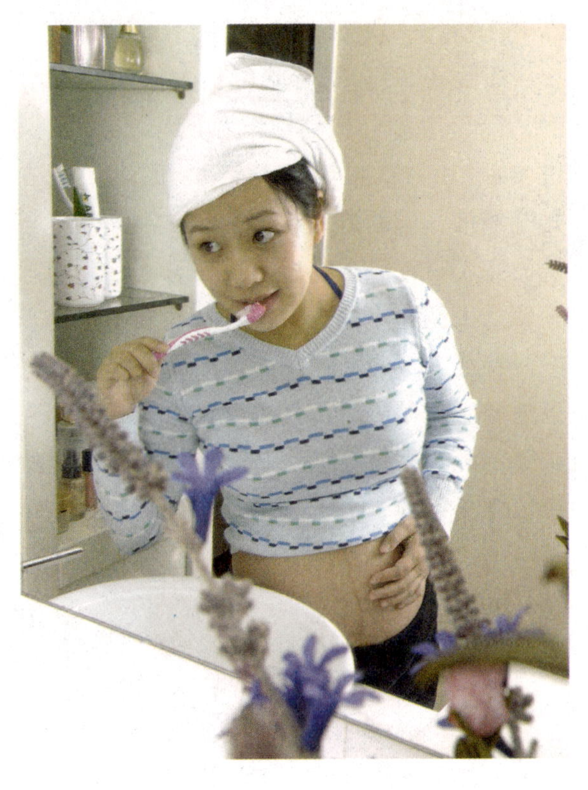

妊娠期间，准妈妈的毛发也出现一些明显的异常，如准妈妈会出现多毛症，主要表现为上唇、面部原来的汗毛变粗变黑，有时在四肢或背部的汗毛会变得很明显，可同时伴有痤疮或其他男性化现象。

这是由于妊娠后体内发生一系列的生理性改变，这大都与激素的水平变化有关。女性在妊娠中，前叶的促肾上腺皮质激素分泌亢进，由此引起肾上腺皮质激素及卵巢、肾上腺分泌的雄性激素增加，其结果使头发的生长期延长，并使大多数准妈妈早期均发生了不同程度的多毛现象。

这是正常的生理现象，不要过于担心，也不要随意刮除或用除毛药品等，分娩结束后，激素会逐渐回归正常，这个现象自然就会消失。

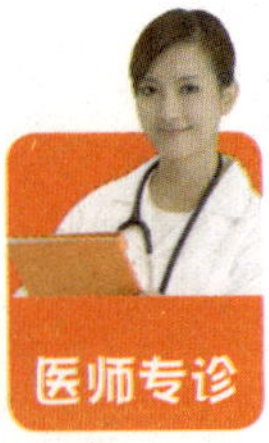

医师专诊

准妈妈确诊阴道炎后，一定要在医生指导下积极治疗：妊娠12周以内，可用2%～3%苏打水、洁尔阴清洗外阴及阴道，同时每天换内裤，并将之与毛巾和盆一起洗烫；妊娠12周以后，在按上法清洗后，轻轻擦干外阴并在阴道深部放置制霉菌素栓剂、咪康唑或克霉唑栓剂，每晚睡前使用；有外阴炎时，可用达克宁霜涂于外阴，一般10～14天为一疗程，停药7天后复查，症状消失2周后第3次复查霉菌，痊愈后方可结束治疗；妊娠35周以后，为避免宫内感染，不宜进行阴道内操作。

孕期日历

怀孕7个月以后可以对胎儿进行外语启蒙了。

# 第184天

## 胎儿的外语启蒙

胎儿的听觉器官在26孕周时发育成熟，从怀孕7个月后开始，可以给胎儿做一些外语启蒙，尤其是英语。

### 从简单的字母开始

如果准妈妈和准爸爸想发掘宝宝的外语天赋，也可教宝宝26个英语字母，先教大写，然后是简单的单词。如教A这个英语字母时，一边反复地发好这个音，一边用手指写它的笔画。这时最重要的是能通过视觉将"A"的形状和颜色深深地印在脑海里。因为这样一来你发出的"A"这一字母信息，就会以最佳状态传递给胎儿，从而有利胎儿用脑去理解并记住它。

### 可以借助音像制品

如果准妈妈觉得自己的英文能力有限、发音不够标准，或者觉得在"非英语为母语"的环境中实行英语胎教有一定困难，那么就不要勉强进行英语胎教，可以选择一些句型简单、内容健康、重复性高的英文音像制品，借助它有趣的内容、清晰的发音、活泼的气氛，同样可以起到很好的效果。

在进行外语胎教时，准妈妈要用真挚的感情和耐心，切勿急躁，敷衍了事。另外，在胎儿出生之后，仍要持续与胎儿进行英文沟通，不然，胎儿对英文的熟悉程度便会日久生疏。

时尚准妈妈：

准妈妈可以给胎儿哼唱一些简单可爱的英文儿歌：

ABC song（英文字母歌）

A–B–C–D–E–F–G,
H–I–J–K–L–M–N,
O–P–Q, R–S–T,
U–V–W, X–Y–Z,
X–Y–Z, now you see,
I can say my A B C.

Row, row, row your boat（小船摇啊摇）

row row row your boat,
gentely down the stream,
merrily merrily merrily merrily,
life is but a dream.

Apple tree（苹果树）

Apple round, apple red,
Apple juicy, apple sweet,
Apple apple, I love you,
Apple sweet, I love to eat.

# 第185天

准妈妈的作息习惯会影响到胎儿。

## 胎儿的作息随妈妈

宝宝的生活习惯早在胎儿时期就已逐渐形成和发展，准妈妈有良好的作息习惯，对自己和胎儿及出生后的宝宝都有益。

在出生前，胎儿和母亲就形成了相似的生活习惯，因此可以说准妈妈的生活习惯是胎儿生活习惯的基础，研究表明，早起型母亲所生的宝宝，一生下来就有早起的习惯，而晚睡型母亲所生的宝宝，一生出来就有晚睡的习惯。因此，准妈妈养成规律、科学的生活作息，对以后宝宝的生活作息至关重要。

### 早睡早起

准妈妈的睡眠时间不要少于8个小时，晚上最好10点左右睡觉，早晨6点多起床，一定要吃早饭。

### 三餐定时、定量

最理想的吃饭时间为早餐7～8点、午餐12点、晚餐6～7点，三餐之间最好安排两次加餐，进食一些点心（饼干、坚果）、饮料（奶、酸奶、鲜榨果汁等）和蔬菜水果，可以适当补充能量。

用餐时不宜囫囵或合并，且分量要足够，把热量摄取与营养的均衡平分在各餐之中。

### 运动锻炼

注意运动锻炼，如晨练、瑜伽、游泳等运动形式都是不错的选择，即便是每天慢跑和散步也有利于改善体质。

### 休闲

每天晚上把手机关掉，或读书或听听音乐，然后早点睡觉。周末少参加聚会，多和家人或两三个朋友相约外出，划划船、钓钓鱼、逛逛公园等。

**准爸爸帮帮忙**

准爸爸督促妻子进行产前检查。妊娠期间，多陪妻子到围产保健医院定期复查，特别是怀双胎或有妊娠高血压综合征、贫血、心脏病、前置胎盘等产科合并症或并发症的准妈妈，要遵照医嘱增加检查次数。

听一听《月光奏鸣曲》吧。

# 音乐欣赏——《月光奏鸣曲》

这个曲子就像月光一样，洒在我们的身上，是那么的皎洁，缓缓流淌。

准妈妈一边听，一边用心感受这轻轻划过心底的音符。

第一乐章，情感的表现极其丰富，有冥想的柔情。

第二乐章，比较短小，节奏轻快，好像是瞬间留下的温存的微笑。

第三乐章，感情起伏不平，内心的激动表现得更为强烈。在尾声中，沸腾的热情达到顶点时，突然沉寂下来，但汹涌澎湃的心情并没有就此平静。

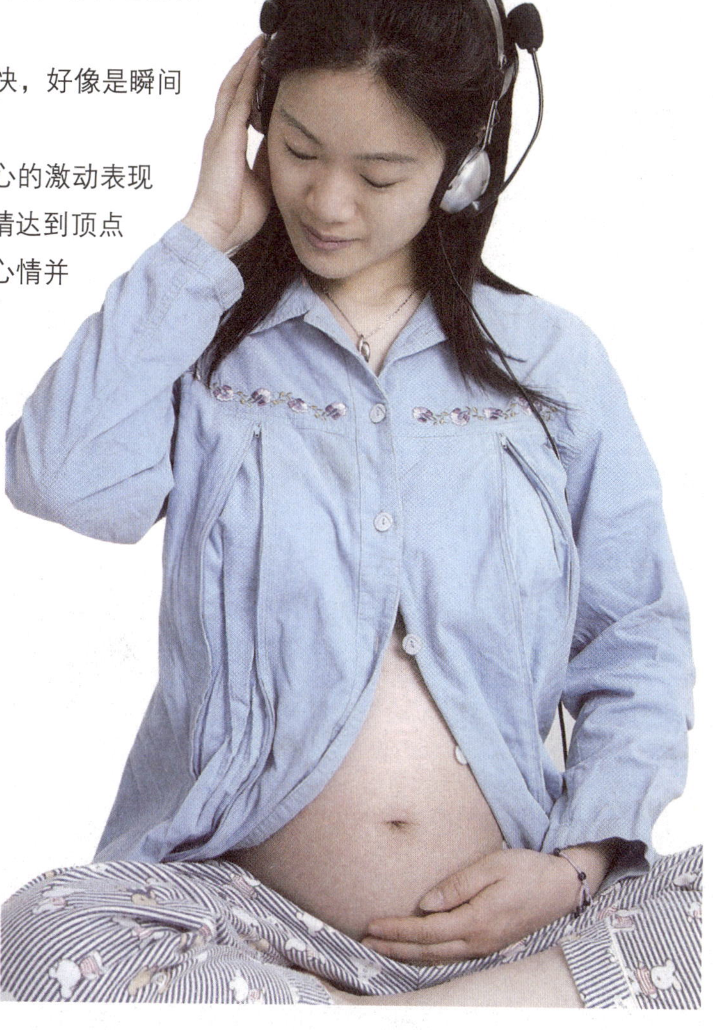

# 第187天

有特殊情况的准妈妈需要用托腹带。

# 准妈妈需要使用托腹带吗

一般情况下准妈妈不需要用腹带，只有在以下特殊情况下，准妈妈可以使用腹带。

托腹带的主要作用是帮助准妈妈托起腹部，并对背部起到支撑，减轻日渐膨隆的腹部给准妈妈造成的沉重负担。孕期使用托腹带，不仅可以协助支撑腹部，减轻腰酸背痛现象，同时也可以减少腹部的皮肤被往下拉扯的程度，多少可减轻产后肚皮松弛的现象。是否需要托腹带是因人而异的，并非所有的准妈妈都需要使用托腹带。

## 需要使用腹带的准妈妈

（1）胎位为臀位，经医生做外倒转术转为头位后，为防止其又回到原来的臀位，可以用托腹带来控制。

（2）连接骨盆的各条韧带发生松弛性疼痛的准妈妈。

（3）多胞胎或者胎儿过大，站立时腹壁下垂比较剧烈的准妈妈。

（4）有过生育史，腹壁非常松弛，成为悬垂腹的准妈妈。

## 腹带的选择

（1）腹带要可随腹部的增大而增大，方便穿戴及拆下，透气性强不闷热。

（2）选择伸缩性强的托腹带，这样才可以从下腹部托起增大的腹部，从而阻止子宫下垂，保护胎位并能减轻腰部的压力。

为了不影响胎儿的发育，托腹带不可包得过紧，并且在晚上睡觉的时候解开。

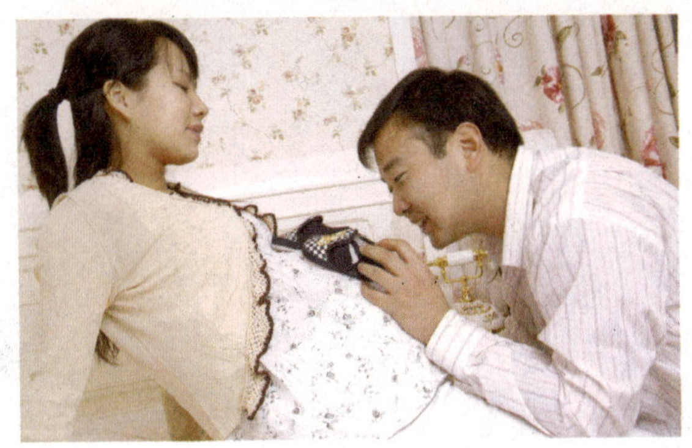

### 准妈妈经验分享

孕中期准妈妈经常出现打嗝的现象，这是因为随着胎儿及子宫的逐渐增大，膈肌抬高引起打嗝。当然也不排除其他消化系统疾病引起打嗝的可能性。如果情况严重的话，建议及时到医院产科进行详细检查，对症治疗。发生打嗝时不要心焦气躁，通常数分钟内可自动缓解。因慢性病导致的打嗝在解痉、加强胃动力治疗后也无大碍。

# 准妈妈吃加餐需要注意什么

随着胎儿的生长发育，一日三餐不再能够满足准妈妈的营养需要，因此准妈妈要适当加餐，或少吃多餐。

准妈妈最理想的吃饭时间为早餐7～8点、午餐12点、晚餐6～7点，三餐之间最好安排两次加餐，进食一些饼干、坚果、牛奶、酸奶、鲜榨果汁和蔬菜水果等。

## 加餐在正餐2个小时以后

加餐可以适当补充能量，使下一餐用餐前不致太饿，也有利于营养均衡。而且，增加进食次数，少量多餐可以减少血糖变化的幅度，有利于身体健康。

## 加餐的量不要过多

把热量摄取与营养的均衡平分在各餐之中，量不要过大，以免影响正餐的正常进行，避免营养的过剩。

## 加餐要丰富

**谷类食物**：如全麦面包或者燕麦片等，这是加餐的基础。

**牛奶或酸奶**：准妈妈每天可以饮用500毫升牛奶，建议分两次喝完。早上喝一杯，临睡之前喝一杯。

**新鲜水果**：准妈妈每天可食用的水果量以不超过500克为宜，并且应尽量少吃含糖量丰富的水果，以免导致肥胖。

**坚果**：坚果是准妈妈补充微量元素的良好食物。不论哪种坚果，每天的进食量也不宜过多，建议一天吃上3次，每次一小把即可。

建议准妈妈不要选择市售含添加剂的饮料、膨化食品、腌渍食品作为加餐食物，如薯片、豌豆脆、腌渍的火腿香肠等，这些食物中大部分含有添加剂和防腐剂，对胎儿不利。

**准爸爸帮帮忙**

和准妈妈出门时，准爸爸最好走在准妈妈前面。出门时很多准爸爸会像往常一样，走在妻子的身后，很有“君子风度”。然而，大腹便便的妻子在人多的场合需要准爸爸的保护，走在来来往往的人群中时，准爸爸更多的时候应比妻子走得靠前一些，在前面侧身保护妻子不被迎面走来的人群碰到。

# 第189天

孕期日历

多种肉类都可供准妈妈选择。

## 不爱吃肉的准妈妈怎么补充营养

不爱吃肉的准妈妈容易缺蛋白质和B族维生素，因此在日常饮食中尤其要注意补充这类易缺的营养成分。

### 多种肉类适合准妈妈

平时我们说的肉是猪肉和牛肉，如果准妈妈不爱吃，其他肉类味道和营养价值也不错，可以尝试吃一下。

鱼肉不仅含有优质蛋白质，适量的脂肪，丰富的维生素、无机盐，还含有多种不饱和脂肪酸，海鱼最适合准妈妈，每周最好能够吃2～3次；兔肉的蛋白质含量高，而脂肪含量极低，非常适合怀孕前就比较胖或者体重超标的准妈妈；鸡肉比较嫩，脂肪分布均匀，容易消化和吸收。民间关于孕妇不宜吃鸭肉和兔肉，否则会导致婴儿扁嘴或兔唇的说法并没有什么科学依据，实际是鸭肉和兔肉性凉，更适合有内热的人吃。

### 改变烹饪方式

如果准妈妈不喜欢吃肉，可以采取熬汤喝汤不吃肉的方式，或将肉做成馅。

### 可多补充其他食品

多摄取奶制品，可以每天喝2杯牛奶，或每天250毫升牛奶、1杯酸奶，也可以每天吃2～3块奶酪；多选用豆制品，豆类富含植物蛋白，并且其必需的氨基酸组成与动物性蛋白相似，比较容易被人体吸收利用，可以常吃豆腐、豆芽、豌豆、扁豆，平常多榨点豆浆喝；选择全谷物粮食、鸡蛋和坚果，全麦面包和麦片都是全谷物粮食，可在早餐时适当增加，每天适当地吃几粒坚果和2个鸡蛋。

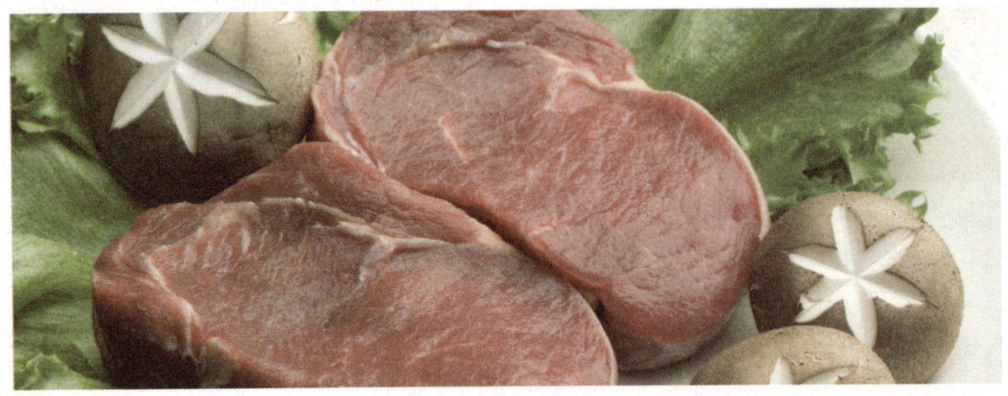

孕期日历

富含不饱和脂肪酸的油类更适合准妈妈。

第190天

# 哪种食用油更适合准妈妈吃

准妈妈应选择富含维生素和矿物质的食用油来为自己和胎儿提供所需的营养。每种油所含营养成分不一样，准妈妈可在孕期将多种油换着吃，以保证营养的均衡摄取。

## 适合准妈妈的食用油

准妈妈宜食用富含单不饱和脂肪酸和多不饱和脂肪酸的食用油。

油茶子油，含有丰富的维生素E，并且能够促进钙的吸收，对胎儿的大脑发育和健康起着非常重要的作用。

亚麻子油，富含Ω-3不饱和脂肪酸，可以在人体中转化为DHA，对胎儿和婴儿的大脑神经系统发育有较好的作用。

核桃油，含丰富的维生素E、人体需要的多种微量元素，以及含量高达92.1%的亚油酸、亚麻酸等不饱和脂肪酸，核桃油不但能促进人体机能健康平衡，有效抵抗外界疾病，还能改善记忆，帮助宝宝脑部健康发育。

其他常见食用油有大豆调和油、花生油、橄榄油、葵花子油、玉米油、芝麻油等，可经常交替食用。

## 注意用油方法

在烹调过程中，一定要注意油温不宜过高，因为单不饱和脂肪酸在高温条件下容易变成饱和脂肪酸，丧失其营养价值；还要注意食用油不能够反复使用；注意食用油的储藏和保质期。

## 用油小妙招

在怀孕期间，准妈妈们比较容易出现皮肤瘙痒和干裂现象，用油茶子油经常涂抹，可预防和缓解这种情况；涂在肚子上，还可有效防止妊娠纹；每天早晨空腹生食1匙油茶子油，可以帮助准妈妈轻松解决便秘问题。此外，油茶子油还可以用于婴儿尿疹、湿疹，直接涂在宝宝的皮肤上，安全有效。

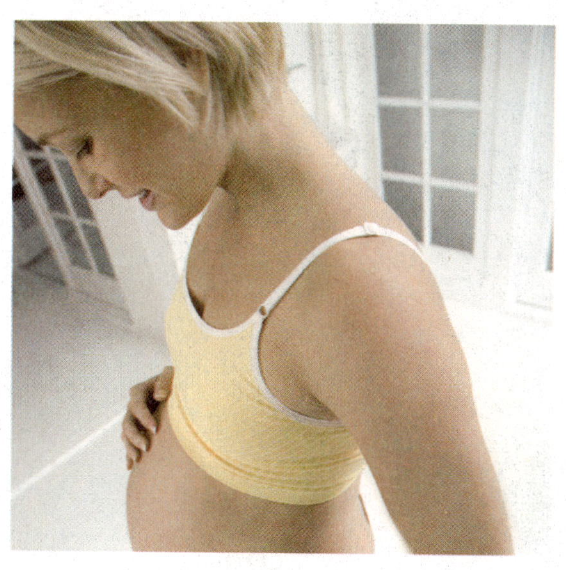

# 第191天

孕期日历

准爸爸可给准妈妈做做按摩。

## 准爸爸按摩有讲究

准爸爸给准妈妈按摩，不仅能放松准妈妈的肌肉、缓解各种不适，还能增进感情，让准妈妈轻松愉快，对宝宝的到来更有信心。

### 按摩前的准备

准爸爸彻底清洁双手，去掉戒指、手镯或手表，并搓暖双手；准妈妈服装以舒适为宜；应避开刚吃饱或饥饿的时候，以免影响消化器官；选择温度适宜、灯光柔和、安静的地点，例如卧室的床上就是不错的地方；可播放一些轻松的音乐来放松心情。

### 帮准妈妈按摩时的注意事项

（1）在帮准妈妈按摩前，要先征询中医师的意见，力道的控制要稳定适宜，针对酸痛的地方进行轻压即可。

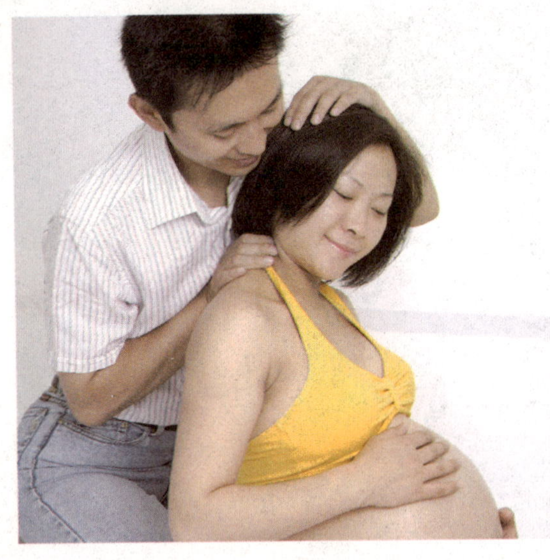

（2）孕早期不适宜按摩，孕中晚期可针对准妈妈几个紧张或酸痛的地方，轻柔地进行肌肉放松式的按摩。准妈妈的合谷、三阴交、肩井穴位是不能承受强刺激的，按摩这些穴位易引起流产。

（3）准妈妈侧躺最好，不要压到肚子，也不要使用精油，可使用一些润肤油。

### 按摩方法

**头部按摩：**用双手轻轻按摩头和脑后，3～5次；用手掌轻按太阳穴，3～5次。可缓解头痛，松弛神经。

**肩部按摩：**双手按压在准妈妈肩上，并慢慢下滑至肩膀处；再以手掌之力将肩胛骨附近肌肉轻轻往上推，重复数次。帮助气血循环，达到舒缓、放松经络的目的。

**胸部按摩：**从腋下以乳晕为中心聚拢胸部，然后向中央聚拢胸部，反复6次以上。可促进乳腺分泌，预防产后乳疮。

**腿部按摩：**把双手放在大腿的内外侧，一边按压一边从臀部向脚踝处进行按摩，将手掌紧贴在小腿上，从跟腱起沿着小腿后侧按摩，直到膝盖以上10厘米处，反复多次，可消除浮肿，预防小腿抽筋。

准妈妈如果想去外地的亲人身边分娩，就要事先做些准备。

第192天

# 准妈妈外地分娩注意事项

许多准妈妈希望到外地的亲人身边分娩，以便亲人照顾，这对准妈妈是有利的，但是要注意做好事前准备。

## 出发前做次产检

在外出前要到医院做一次检查，并将去外地分娩的事告诉医生，请医生确定动身日期和提醒注意事项。

## 不宜太晚

长途旅行可能发生早产，如果是在孕10个月长途跋涉，随时都有可能分娩。因此，最迟应在怀孕第9个月末以前动身，这样比较安全。避免坐比较颠簸的交通工具，旅程中注意休息。

## 找好医院

换地区分娩，要预先在异地找好医院，并带好整个妊娠材料，以便到新的医院及时护理。还要按照医院的要求进行产检，并把原来的产检结果交由新的医生参看。

## 最好有人陪同

去外地必须有亲人或医护人员陪同，带好分娩用物和新生儿用品，以免中途分娩措手不及。

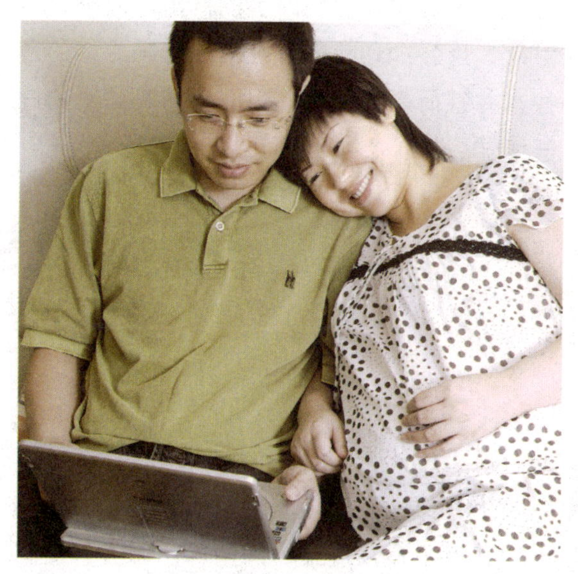

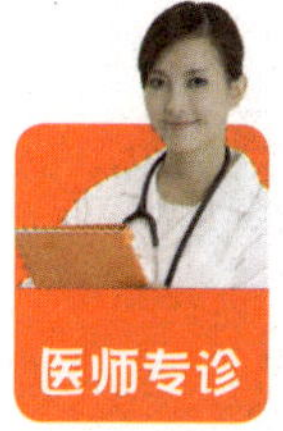

医师专诊

过分紧张会降低准妈妈的免疫力。女性在怀孕和分娩前后，免疫力相对较低。同时，这个阶段的女性心理非常紧张,尤其是长期的情绪紧张会使身体更加衰弱，这种紧张也会对机体免疫力产生不良影响。因为紧张的情绪可以引起大脑一系列反应，当大脑中的下丘脑受到紧张情绪的刺激后，脑垂体也随之受到刺激，而脑垂体又去刺激肾上腺，促使肾上腺分泌的糖皮质激素增高，这将导致抗体产生减少，最后影响免疫反应的完成。所以，紧张的情绪通过机体这一特殊途径，可以大大削弱准妈妈对疾病的免疫力。

第193天

准妈妈并非绝对不能用药。

# 准妈妈别患恐药症

准妈妈患病要谨慎用药，但不是回避任何药物，否则反而会加重病情，对胎儿更不利。

不能片面地认为，凡是药物都会伤害胎儿，生病后拒绝用药，而是靠自身的免疫力、抵抗力硬撑着。事实上，准妈妈患病就意味着她的抵抗力已经降低，免疫功能不足以抵御对抗疾病因子的作用，如不及时治疗，反会加速疾病本身对准妈妈身体的危害，并继而影响胎儿。因此，准妈妈用药应既慎重，又不能因担心而回避用药。

## 孕期用药原则

（1）任何药物（包括中草药、中成药）的使用必须得到医生的同意并在医生指导下应用。

（2）能少用的药物则少用，可用可不用的，则不用。

（3）必须用药时，应尽可能选择对胎儿无损害或不良反应最小的药物，如因病情和治疗需要而必须长期应用某种药物而该药又会导致胎儿畸形时，则应果断终止妊娠。

（4）切忌自己滥用药物或听信所谓的“秘方”“偏方”，以防止发生意外。

（5）避免使用不了解的新药。

（6）根据治疗效果，注意随时减药和停药。

（7）在遵循上述各用药原则的基础上，应把药物应用剂量、种类、时间等减到最少。

## 孕期用药和多种因素有关

药物对胎儿的有害作用，与胎儿的月龄、药物剂量、疗程长短、遗传素质等有关，其中最重要的是药物性质及用药时的胎龄。因此，在孕早期尽量避免用药，孕中期用药相对安全一些；如需用药，尽量用对胎儿不良反应小的药物。

### 准妈妈经验分享

准妈妈便秘食疗食谱推荐：①牛奶鸡蛋饮：将1只鸡蛋打入250毫升牛奶中，搅匀、煮沸，变温后加少许蜂蜜。每日早起饮用。②土豆汁：新鲜土豆250克，洗净去皮后榨汁。每日早期空腹饮用15毫升。③蜂蜜盐水汤：蜂蜜30克、食盐6克，用适量开水调匀即成。每日早、晚各1次。

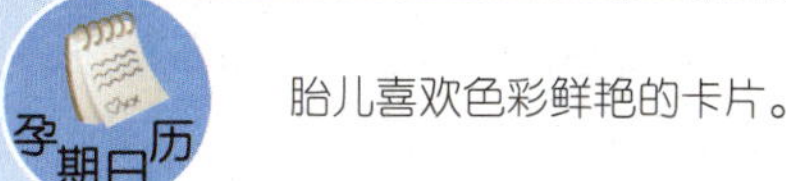

胎儿喜欢色彩鲜艳的卡片。

第194天

# 给胎儿"看"一些鲜艳的卡片

准爸爸或准妈妈要拿着卡片，讲给胎儿听，告诉他卡片的内容、颜色等。

各种图片和照片是教宝宝认识事物比较好的工具，图片的内容更加广泛，可以让胎儿认识更多的事物。

准妈妈要选择那些形象逼真、准确、色彩鲜艳，图画单一清晰的识图卡片或书教胎儿学习。

准妈妈在教胎儿认识卡片时要加入想象和描述，帮助胎儿学习，比如，教宝宝认识 "人"。一边正确发音，一边用手指临摹字形，并将注意力集中在字的色彩上加深印象。重要的是准妈妈要保持平静的心情和集中注意力，在学习前，就要把呼吸调整得均匀而平静，然后闭上眼，用头脑把"人"的形状反复描绘出来。

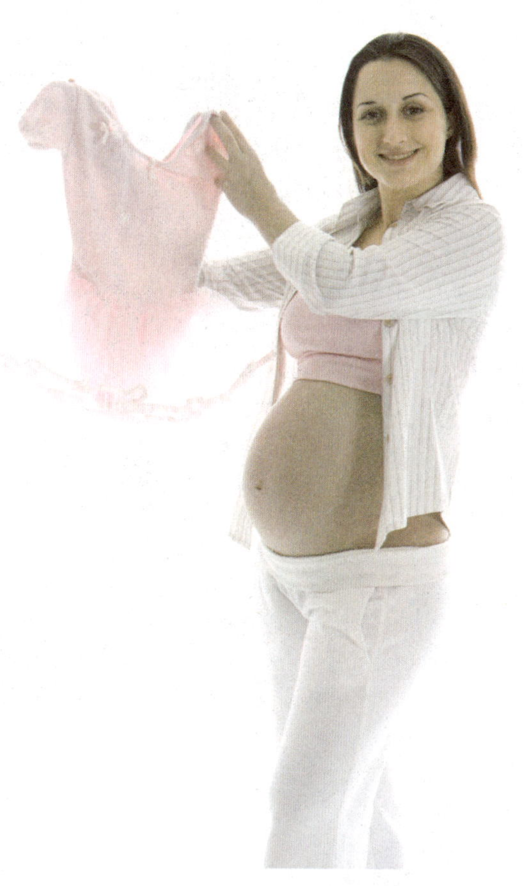

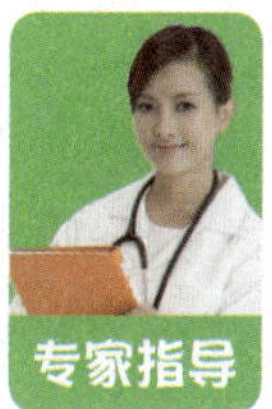

专家指导

准妈妈出现鼻塞时，未经医生的许可，千万不要自作主张到药房购买抗过敏药自行服用，也不要随便使用鼻塞喷剂，这些药物很可能会对胎儿的健康造成危害。准妈妈可以使用脸部蒸汽机，利用热蒸汽的原理来舒缓鼻腔的充血，堵塞；到药房购买鼻子专用的清洗器，利用生理盐水清洗鼻子，借以消炎消肿，以达到疏通鼻子的目的；如果流鼻血的话，多半量很少，而且在使用湿卫生纸塞住鼻子之后，一般在几分钟之内就可以控制住。

第195天

欣赏一下拉斐尔的名画《西斯廷圣母》吧。

# 名画欣赏——《西斯廷圣母》

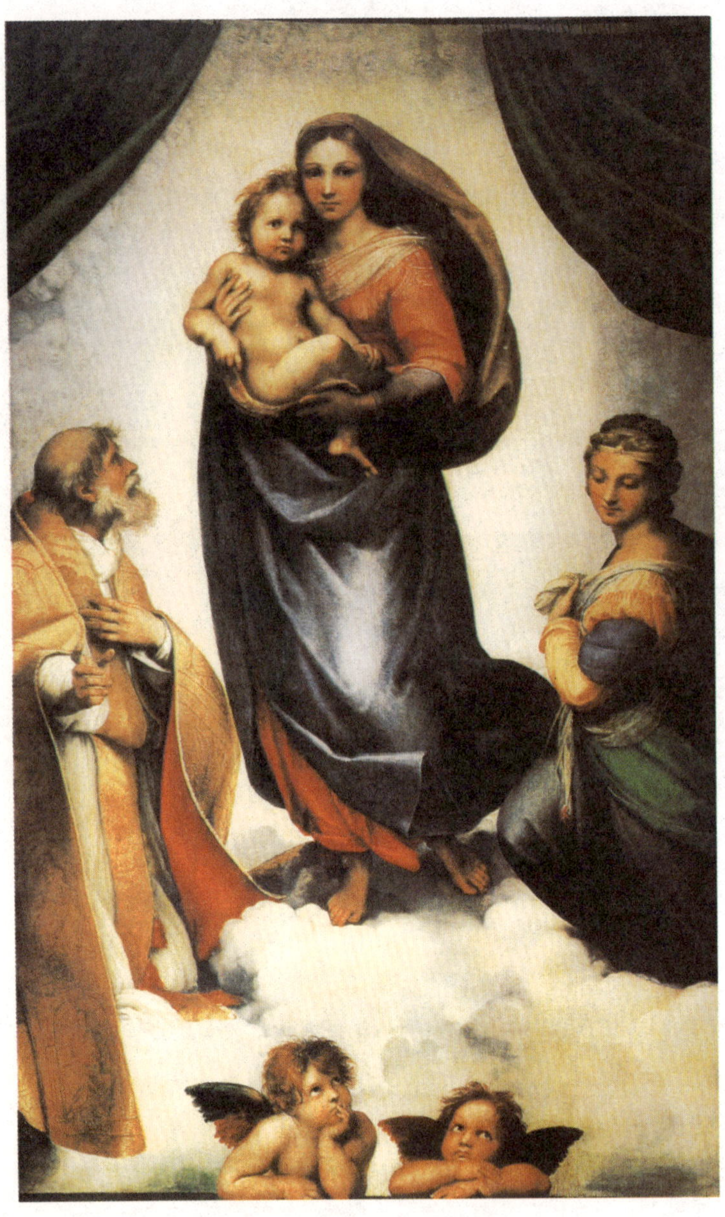

《西斯廷圣母》为拉斐尔“圣母像”中的代表作，它以甜美、悠然的抒情风格而闻名遐迩。这幅画中的圣母被世人认为是圣母画中的绝品，画中的圣母一扫中世纪以来的圣母像中那种冰冷、僵硬、不可亲近的模样，将圣母描绘成一个美丽、温柔、充满母性的意大利平民妇女，她的脸上洋溢着坦然的骄傲；为自己手中怀抱着的基督，她的脸上又洋溢着深厚的带有牺牲精神的母爱，因为她将要把心爱的儿子奉献给人世。

位于中心的圣母体态丰满优美，面部表情端庄安详，秀丽文静，趴在下方的两个小天使睁着大眼仰望圣母的降临，稚气童心跃然画上。拉斐尔的这幅名画对美丽与神圣、爱慕与敬仰的把握都恰到好处，显示出高雅的格调，因而使人获得一种升华的精神享受。

高度近视的准妈妈一定要注意保护眼睛。

第196天

# 高度近视的准妈妈，孕晚期要尤其注意

高度近视的准妈妈，孕晚期应到眼科查一下眼底，看一下是否有眼底病变发生。

## 高度近视的准妈妈危险比较多

高度近视患者，其眼球曲率增加，眼轴较长，一般有并发症。高度近视的人，在剧烈运动、震动和撞击、提重物等状况下，都可能导致视网膜脱落。分娩时腹压增高，视网膜脱落的风险比正常人要高。但并不是高度近视就不能自然生产。

高度近视的准妈妈，要请眼科医生来把关，如果经眼科医生眼底检查显示可以进行顺产，而且胎儿体重不大、胎位正常、骨盘大小合适，可以考虑自然分娩，即使在分娩过程中发生网脱，经过手术也可以恢复。

近视眼不是绝对的剖宫产指征，患有高度近视的准妈妈能否顺产，需要看情况而定，在妊娠晚期可以做眼底检查来协助分娩方式的选择。做过近视眼手术的准妈妈在分娩时应避免过度用力。

## 吃什么有利于胎儿的眼睛

如果准妈妈或准爸爸视力不佳或患有近视，准妈妈可以适当多吃些富含维生素A的食物来改善自身和胎儿的视力。维生素A又称抗干眼病维生素，对人眼视力有着非常重要的作用。当维生素A缺乏时，人眼对弱光敏感性就会降低，使暗适应时间延长，甚至造成夜盲症及干眼病。

**富含维生素A的食物有：**动物肝脏、蛋黄、牛奶、鱼肝油、胡萝卜、苹果等等。其中尤以鸡肝含维生素A最多，胡萝卜还可以促进血色素的增加，从而提高血液的浓度。

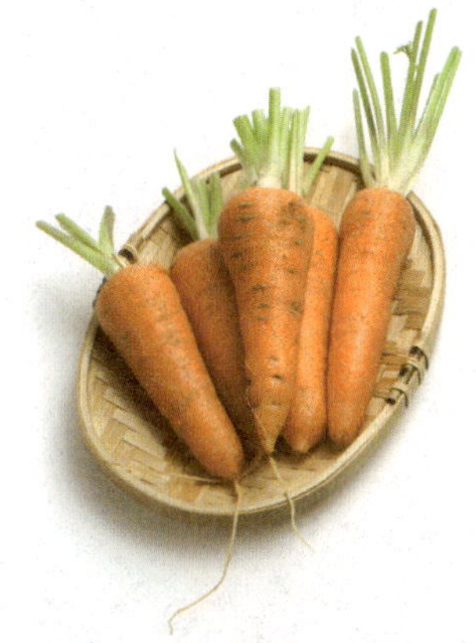

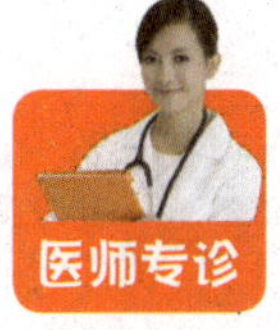


如果分娩后出现眼前黑影飘动、眼球转动时有闪光等感觉，接着很快出现视力下降、视物变形、缺损，甚至完全遮挡等，就要马上请眼科医生检查，看是否出现了视网膜脱落。

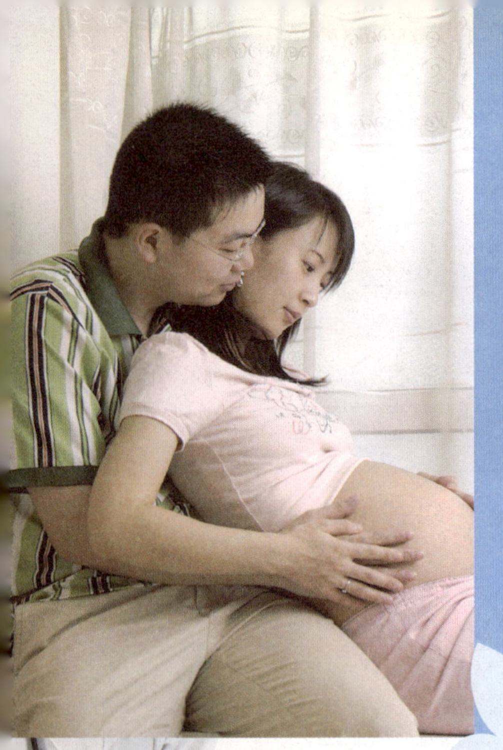

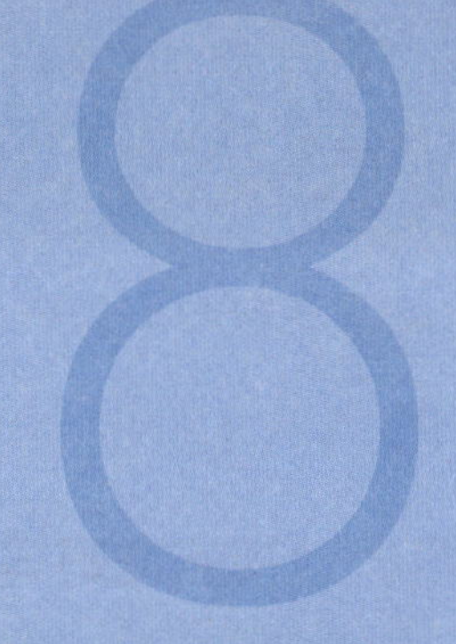

# 第8个月

DI-BA GE YUE

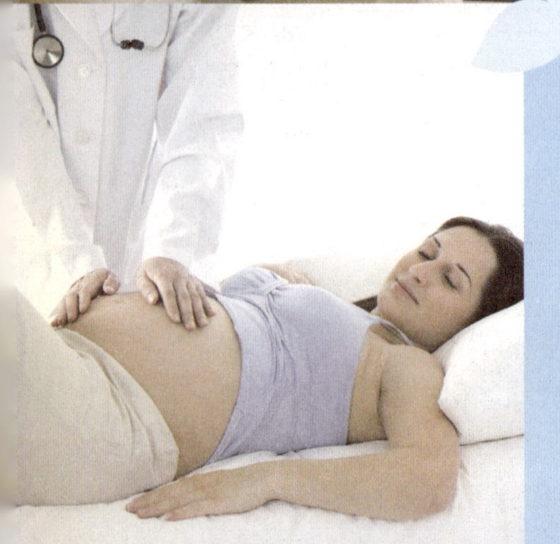

## 孕晚期要坚持做产检

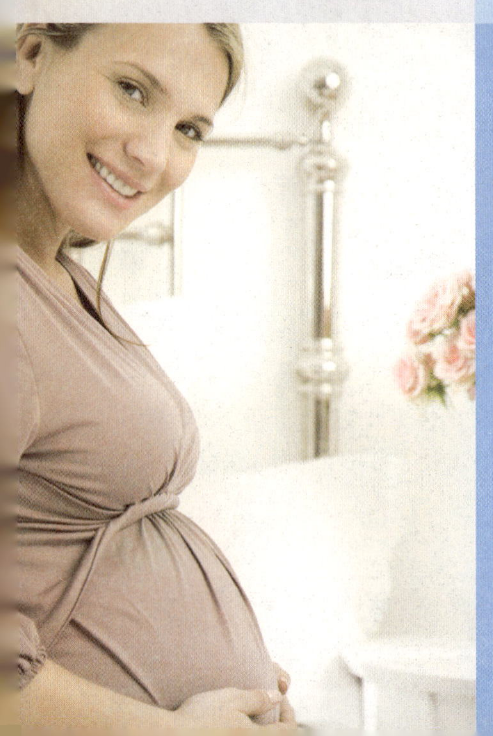

孕期日历

准妈妈可以给胎儿讲成语故事。

第197天

# 讲故事——望梅止渴

望梅止渴，原意是梅子酸，人想吃梅子就会流涎，因而止渴。后比喻愿望无法实现，用空想安慰自己。

东汉末年的一个夏天，曹操率领大军去讨伐张绣。

这天，骄阳似火，军队在一个大荒原里行走，士兵们一个个累得满脸通红，浑身流汗，嗓子眼里像要冒火似的。可是，提前准备的水，早已喝光了。曹操看行军的速度越来越慢，担心贻误战机，心里很是着急。

可是，眼下几万人马连水都喝不上，又怎么能加快行军速度、击败敌人呢？他急忙叫来向导，询问他："这附近可有水源？"向导摇摇头说："泉水在荒原的另一边，要绕道过去，还有很远的路程。"

曹操心里十分焦急，他想：一定得想个办法走出这里才行！忽然，他望见前面远远的地方，有一片郁郁葱葱的梅林，心里有了主意。

曹操高兴地对士兵们说："有水啦！有水啦！"士兵们一听，就争先恐后地问："在哪儿？在哪儿？"曹操指着前面的树林说："你们看，前面那片梅林，结的梅子又多又大又酸，不是比水还强吗！"说完，还咽了一下口水，好像酸梅已经吃到了嘴里似的。士兵们一听说有酸梅，不觉都从舌根底下流出口水来。嘴里有了口水，立刻就觉得不怎么渴了。行军的步伐也加快了许多。不久，他们终于走出荒原，找到了水源。

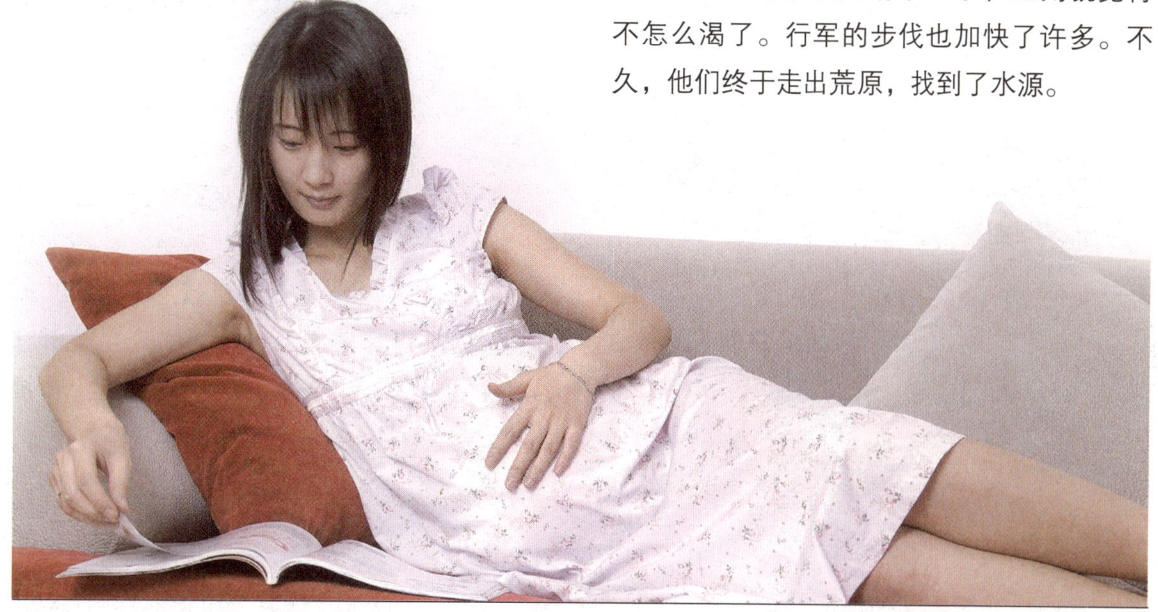

# 第198天

维生素C有助于创口愈合。

# 维生素C可降低分娩危险吗

为了胎儿发育和母体健康，准妈妈需要增加维生素C的摄入量，准妈妈每日膳食中维生素C供给量应为80毫克。

## 维生素C有利分娩和健康

准妈妈服用维生素C有利于防止发生羊膜早破。

维生素C能促进创口愈合，无论是正常产或做会阴切开或剖宫产，胎儿娩出后子宫内的创面，都需要有足够的维生素C促进愈合。

维生素C还有增强机体免疫力、抗感染的功能。如果在准妈妈的饮食中加强维生素的补给能够防止白细胞中的维生素C含量下降。所以，准妈妈补充维生素C对分娩也有利。

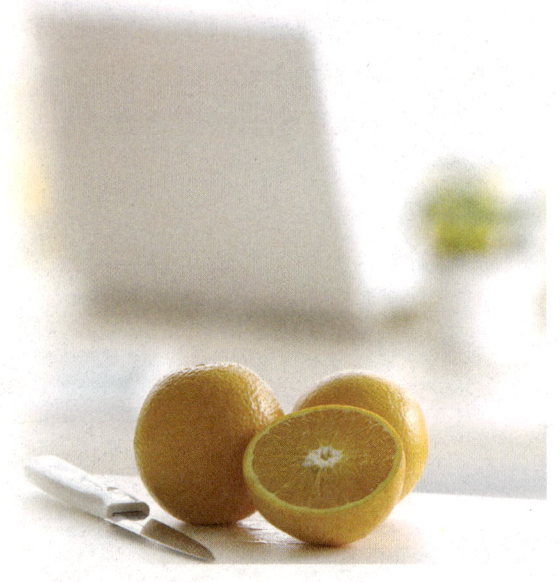

## 注意补充维生素C

在怀孕期间，由于胎儿发育占用了不少营养，所以准妈妈体内的维生素C及血浆中的很多营养物质都会下降；并且水溶性维生素C在人体内存留的时间不长，未被吸收的维生素C很快会被排出体外。所以准妈妈要注意补充维生素C。

## 富含维生素C的食物

准妈妈不仅要在医生指导下服用维生素C药丸，同时还应当多吃一些含丰富维生素C的水果和蔬菜。

含维生素C丰富的食物有油菜、白菜、菠菜、茄子、青蒜、雪里红、辣椒、花菜等，水果有鲜枣、橘子、橙子、柠檬、猕猴桃等。

维生素C在高温下易被破坏，所以一般瓶装橘子汁中维生素含量并不高；生吃西红柿、小红萝卜、水萝卜等比西瓜、苹果、梨的维生素C含量还高；柿子椒、小白菜等含维生素C较高，烹调中如果用热油急火快炒可以减少损失，这也是保存维生素C的好方法。

孕期日历

孕晚期应停止性生活。

# 第199天

## 孕晚期还能进行性生活吗

在妊娠后期由于准妈妈困倦感、疲劳感等的影响，性欲要求和性活动会显著降低与减少，为了准妈妈和胎儿的健康，孕晚期最好停止性生活。

准妈妈的肚子在妊娠8个月前后迅速变大，这时往往腰酸背痛、身体懒得动弹、性欲减退。这个时期应比妊娠中期减少性交次数，缩短性交时间。如果准妈妈身体不适或有早产迹象要停止性生活。

在妊娠晚期，子宫容易收缩，因此要避免给予机械性的强烈刺激。

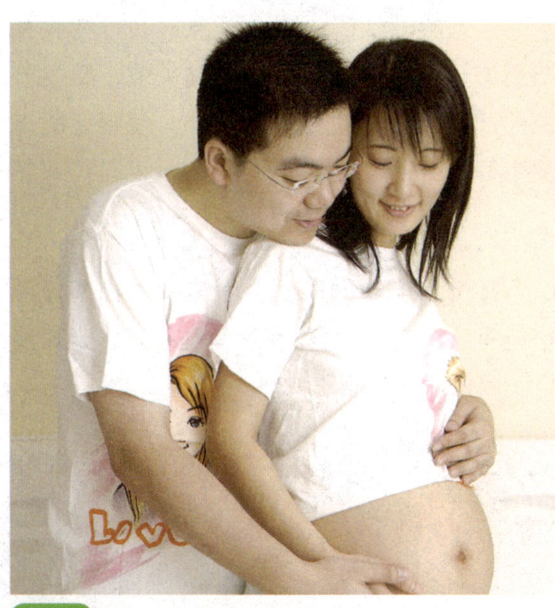

### 产前1个月禁止性生活

在产前的1个月，性生活应严格禁止。因为这时性交极易引起子宫收缩，发生早产；也可因阴茎触碰宫颈，引起出血，或引起羊水流出，严重时可使胎儿发生宫内窘迫，甚至窒息死亡。此外，妊娠晚期性交还有可能将细菌带入阴道，细菌在阴道内潜伏繁殖，易发生产后感染。

### 准妈妈性生活后腹痛

有些准妈妈性生活后会出现腹痛，这与生殖道的肌肉发生收缩有关，还会引起子宫的收缩，不仅会使准妈妈感到腹痛，还有可能会引起流产、早产、胎盘早期剥离和胎膜早破等情况，从而危及母婴健康。

因此，孕晚期不宜性生活，妊娠中期性生活也应有所节制，一旦发生性生活腹痛，更应禁忌性生活。

**准妈妈经验分享**

大多数医生会建议怀多胞胎的准妈妈在怀孕20周开始减少运动量。但如果怀多胞胎的准妈妈出现其他并发症需要卧床休息的话，可能就要在更早的时候停止运动计划，要牢记在进行任何运动计划之前，都要保证先向医生咨询其安全性。

第200天

避免久站和弯腰。

# 孕晚期怎样保护腰部

孕晚期，准妈妈的腹部凸出较大，要避免长时间站立和弯腰，注意保护好腰部。

## 掌握正确的弯腰姿势

如果准妈妈需要做弯腰动作，不要直接弯腰下蹲，那样会增加腹部压力，使子宫受压迫，影响胎儿。需要弯腰时，要慢慢轻轻向前，屈膝并把全身的重量分配到膝盖上，然后落腰下蹲，将东西捡起放在膝上，再用手支起上身，使自己站起来。放东西也是一样，先屈膝，然后落腰下蹲，放下东西后，双手扶腿慢慢起立。

准妈妈铺床、铺沙发、清洗浴室都可以参考这个姿势。

## 正确穿袜子

孕晚期，准妈妈不要弯腰穿袜子。正确的方法是：先把一只脚放在椅子上，同侧的腿弯曲，对侧的腿伸直。

## 少干活，多休息

适当休息，少活动，必要时可用托腹带托起增大的子宫，减少腰肌的受力，如果需要可用骨盆恢复带固定骨盆，就会有所改善。

## 注意腰部保暖

注意腰部保暖。平卧睡觉时，可在膝关节后方垫个枕头或软垫，使髋关节、膝关节屈曲起来，帮助减少腰背后伸，使腰背肌肉韧带得到充分休息。

## 少看电视

减少看电视的时间，看电视时让椅背与坐垫呈120°，让身休稍稍有些后仰。坐在沙发上时腰后面垫个小靠垫。

准妈妈经验分享

准妈妈在运动的过程当中，如果觉得很累就应该把运动量降低，因为每个准妈妈的身体素质都不一样，生活习惯也不一样，不应强求一致，在运动中以没有不适的感觉为原则。而且不要因为运动而导致脱水、力尽气竭，也不要去尝试在怀孕前没有接触过的运动。

准妈妈要学会区分生理性浮肿和病理性浮肿。

第201天

# 怎样区别生理性浮肿和病理性浮肿

孕晚期，准妈妈易出现浮肿，但是准妈妈要分清生理性浮肿和病理性浮肿，以免发生严重危险。

## 生理性浮肿

大部分准妈妈在妊娠晚期都会出现轻微的下肢水肿，这是正常现象。主要是因为孕期血容量增加；血管通透性改变；下肢静脉压增高；水钠代谢紊乱。

一般生理性浮肿，准妈妈多休息、注意饮食即可缓解。但是要注意监测血压和尿蛋白，如有异常，要考虑是否是病理性浮肿。

## 病理性浮肿

水肿范围较大，由踝部及小腿延至膝盖以上，甚至外阴部、腹部、上肢、面部等；一般卧床休息6~8小时后不消退；伴有血压升高或血尿。经过一晚休息后，早上醒来后水肿还很明显，而且整天都不见明显消退。

异常的孕期腿、脚肿的根源主要是妊娠高血压综合征，因为妊娠期高血压可引起准妈妈心肾功能的异常，从而导致浮肿。如患妊娠高血压综合征要及时到医院做全面检查，否则影响胎儿和准妈妈的健康。

### 准爸爸帮帮忙

胎儿最喜欢准爸爸的声音，从第四个月开始，胎儿就能听到和分辨准爸爸的声音。准爸爸可以经常在讲话的时候抚摸子宫里的胎儿，轻轻地拍打妻子的腹部，让胎儿感受到抚摸的压力。习惯了准爸爸这样做的胎儿，甚至会对准爸爸的声音、抚摸更为敏感，而每当准爸爸到来时，他会期盼已久似的做出反应。

不要以为准爸爸的声音和外界的声音没有两样而忽略了和胎儿的交谈，通过准爸爸全方位的感觉刺激，胎儿会辨识出你。

# 第202天

孕期日历

孕晚期进行适量运动有助于分娩。

# 孕晚期适度运动有利于分娩

孕晚期，适量的运动有利于准妈妈顺利分娩，缩短产程。

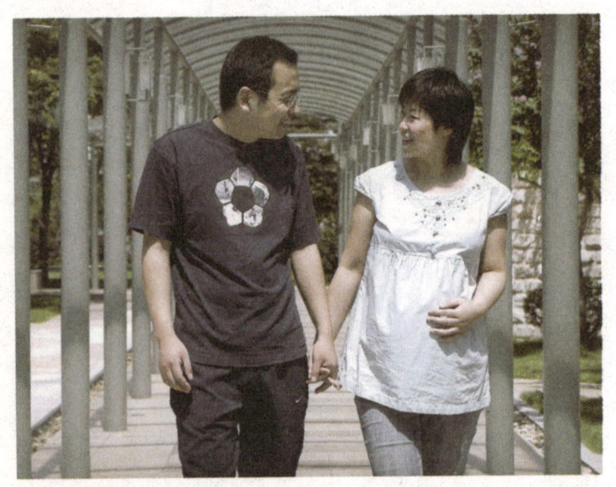

## 孕晚期适度运动好处多

（1）运动强健肌肉、增强耐力、增强血液循环，帮助准妈妈应付身体承受的额外负担，使身体逐渐适应妊娠和分娩的需要。孕期体操可以增加会阴部组织的弹性和扩张性能，使胎儿易于通过软产道，并且减少会阴部组织的损伤。

（2）运动不仅可以锻炼肌肉、关节和韧带，还可以缓解身体的疲劳和不适，减少妊娠水肿和高血压的发生。

（3）适当且合理的运动能促进准妈妈的消化、吸收功能，不仅可以给腹中的宝宝提供充足的营养，而且也为准妈妈补充了体力，有利于分娩。

（4）运动可以控制孕期体重，不至于使体重增加过多。孕期保持合适的体重，会使分娩更容易、更轻松，产后也可在短期内恢复正常体型。

（5）适当运动能使胎儿及与分娩直接有关的骨盆关节和肌肉得到锻炼，促使骨盆关节松弛，骨盆容积增加，为日后的顺利分娩创造条件。

## 运动要适量

自孕7个月起，子宫已过度膨胀，宫腔内压力已较高，子宫口开始渐渐地变短，准妈妈身体负担逐渐加重，孕晚期开始，应适当减少运动量，以休息和散步为主，散步的时间不能太长，以不感到疲劳为宜。过于频繁和剧烈的活动会诱发宫缩，导致早产。

## 出现不适要停止运动

在运动过程中一旦出现头晕、气短，宫缩频率增加，某个部位疼痛，阴道突然有血丝或大量流血等情况，要立即停止运动，向专家咨询情况是否正常，是否适合再继续做运动。

准爸妈可根据自己的血型来判断胎儿的血型。

第203天

# 胎儿血型怎样判断

正常情况下人的血型按ABO系统可分为A型、B型、O型和AB型四种。根据准妈妈和准爸爸的血型可以推断出胎儿的血型。

婴儿通过染色体上的基因，遗传得到了父母的特征。人体细胞中的46条染色体，其中也有血型基因。人类血型分类有很多种，常见的为ABO血型系统。

含有血型基因的那一对染色体，一条上有父亲的血型基因，另一条上有来自母亲的血型基因。这样，婴儿由A、B、O三种血型基因，形成OO、OA、AA、OB、BB、AB六种血型。因为A和B型血型基因是显性基因，O型血型基因是隐性基因。O型血型基因在与其他血型基因并存时，只显对方，不显自己。OA表现为A型，OB表现为B型，OO表现为O型，BB表现为B型，AA表现为A型，AB就是AB型。

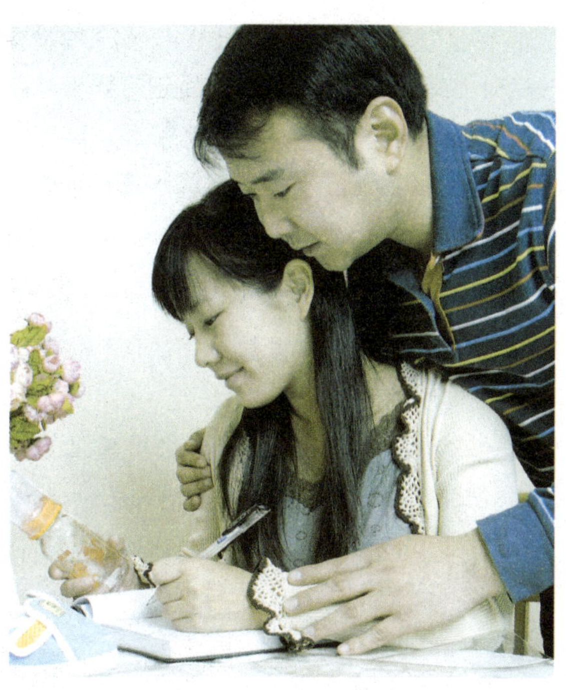

## 血型的遗传关系

| 父母血型 | 子女可能血型 | 子女不可能血型 |
|---|---|---|
| A×A | A，O | B，AB |
| A×O | A，O | B，AB |
| A×B | A，B，AB，O | |
| A×AB | A，B，AB | O |
| B×B | B，O | A，AB |
| B×O | B，O | A，AB |
| B×AB | A，B，AB | O |
| AB×O | A，B | AB，O |
| AB×AB | A，B，AB | O |
| O×O | O | A，B，AB |

产前要注意检查母胎血型是否一致，如果不一致胎内就会发生抗原抗体反应，胎儿出生后就表现为“新生儿溶血症”，主要症状是新生儿黄疸。

第204天

臀位属于比较常见的异常胎位。

# 什么是臀位，臀位有什么危害

臀位就是以胎儿臀部为先露部，最先进入骨盆入口，胎儿的头朝上在子宫底部，臀位是较常见的异常胎位，占分娩总数的2%～4%。

## 臀位对胎儿危害较大

**脐带脱垂**：破水后，如果是头先露，胎头头围大，塞满子宫口，而臀位可能是膝先露或是足先露，脐带容易从空隙脱出，挤在子宫口，使脐带受挤压，氧气供应中断，此时胎头还在子宫里，一时不能娩出，结果造成胎儿缺氧死亡。

**胎头嵌顿**：臀部娩出以后，胎头应在8分钟内娩出，否则容易造成胎儿缺氧。但由于胎头直径比臀部直径大，常常出现胎儿身体娩出，胎头卡在宫口不能娩出的情况。

## 臀位是否需剖宫产

臀位采用剖宫产率较高，但并非都需要剖宫产，要根据准妈妈的年龄、胎次、骨盆大小、胎儿大小及臀先露的类型，有无合并症等情况综合分析来判断。如果产力好、骨盆大小正常、胎儿不大，单臀位，又无其他合并症，可考虑经阴道分娩。

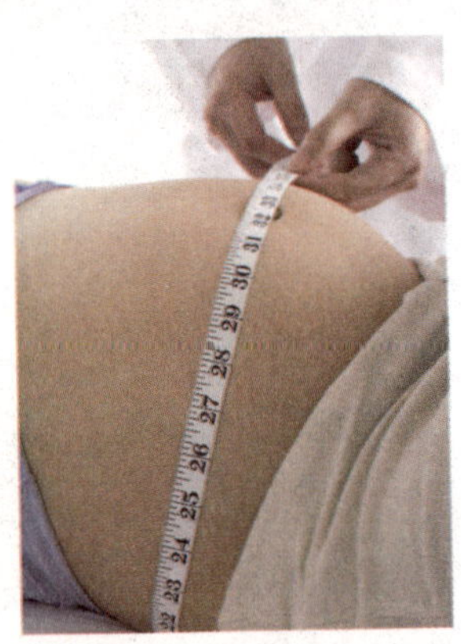

## 臀位自行矫正法

这是一种简便、有效的纠正胎位的方法，其有效率可达92%。

准妈妈平卧床上，腰部垫高20厘米（1～2个枕头），双小腿自然下垂在床沿。每日早晚各做一次，每次10～15分钟，3天为一疗程。

矫正方法安排在妊娠30～34周内效果最好；矫正宜在饭前进行，矫正时要平静呼吸，肌肉放松；垫子应柔软、舒适、高度适中；如出现阴道流水、流血或胎儿心音突然改变，应停止此法。

## 臀位出现早破膜

臀位出现早破膜常是难产的信号，更易发生脐带脱垂，属于紧急并发症。

破水后，应抬高臀位，采用头低足高位，防止脐带脱垂；勤听胎心音，发现胎心音有变，要注意脐带脱垂。一旦脐带脱垂，可采用脐带回纳术，尽快结束妊娠，抢救胎儿生命。

准妈妈要在孕期做好产后腰痛的预防。

第205天

# 预防产后腰痛应从孕期开始

在怀孕时，尤其是怀孕后期，腹内胎儿不断增大，造成准妈妈的腰椎过度前凸，经常保持这种姿势，增加了腰部负担，加之受内分泌影响，骨关节及韧带都较松弛，易出现腰酸背痛的现象。

## 孕期做好腰痛防治

从怀孕初期即应开始预防腰痛，均衡合理地进食；避免体重过度增加而增大腰部的负担，造成腰肌和韧带的损伤；避免长时间站立、行走；注意充分休息，坐位时可将枕头、坐垫等柔软物垫在后腰上，以减轻腰部的负荷；睡觉时最好取左侧卧位、双腿弯曲，减少腰部的负担；穿轻便柔软的鞋子，注意脚后跟的保暖；不要穿高跟鞋；避免弯腰等腰部活动过大的举动；在医生指导下，适当地做一些预防腰痛的体操。

## 如何防止腰痛

（1）使用腹带承托日渐增大的腹部，减少增大的子宫带给脊椎的压力；

（2）从坐位转站位的时候，要用手扶着桌子或椅子；

（3）注意站立时的姿势，正确的站姿是两腿微分，后背挺直，挺胸，收下颌；

（4）不坐太软的椅子，同时，椅子高度要合适，坐下时后背下部要紧靠椅背；

（5）减少弯腰，如果需要弯腰拿东西或穿鞋子等，可请人代劳，或采用正确的姿势蹲下。

## 有腰椎疾病的准妈妈更要护理好

腰椎间盘突出或者腰椎骨折术后的准妈妈，基本都能平安度过妊娠期。但需要注意的是，分娩前还是以保守治疗为主，多卧床休息，禁忌牵引、针灸、X光、CT检查，禁用芳香类药物（如药油、膏药等），以免引起宫缩导致早产。

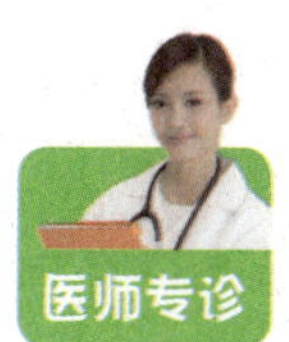


有些准妈妈出现右腰、右下腹部疼痛，并有尿频、尿急等尿路感染症状，易误诊为尿路感染或尿路结石。实际上是“卵巢静脉综合征”的妊娠期并发症，应去医院诊治，切莫擅自服用氟哌酸等消炎药。

# 第206天

到孕晚期时，准妈妈要警惕一些情况的发生。

## 孕晚期要警惕异常情况

到了妊娠晚期，因接近分娩，会出现很多新的情况，准妈妈应有所准备，并恰当处理。

### 见红

阴道流出血性黏液，称为“见红”或“血先露”。这是由于子宫颈发生变化，子宫颈内口附近的胎膜与子宫壁分离，毛细血管破裂出血的结果。此为分娩先兆，通常分娩将在24～48小时内发生。准妈妈应注意保持外阴部的清洁，及早到医院检查处理，确认是否为分娩先兆。

### 宫缩

出现规律性、阵发性的子宫收缩，至少10分钟1次，每次持续30秒钟。此时不论是否临近预产期，都有分娩的可能。

### 胎膜早破

阴道突然有大量液体流出，似尿液，持续不断，时多时少，这可能是胎膜早破。胎膜破裂后，上行感染机会增多，脐带脱垂危险增大。准妈妈这时应平卧，由他人用担架或救护车及时送入医院。为防止感染，局部应使用消毒会阴垫。

### 胎盘异常

胎盘位置异常，会引发头痛、眼花、血压突然升高；阴道流血，无腹痛。准妈妈如果伴有腹痛，可能是胎盘早期剥离，须立即入院就医。

### 胎心律过快或过慢

每分钟160次以上或120次以下、不规则或胎心减弱，说明胎儿有危急情况，应立即入医院处理。

### 胎动次数逐渐减少

通常胎动不可少于10次/12小时。如果胎动次数减少，或12小时未感到胎动，这是胎儿宫内缺氧的表现，准妈妈应立即入院进行处理。

**准爸爸帮帮忙**

在孕期，丈夫应提醒妻子注意劳逸结合，适当做些家务和必要活动，切不可过度保护，否则弊多于利。

孕晚期准妈妈的身体常常会出现各种疼痛。

第207天

# 孕晚期常出现的几种疼痛

孕晚期会出现各种疼痛，有些是正常的，注意缓解疼痛即可，有些是疾病引起的，要引起足够的重视。

## 腰痛

怀孕中晚期，随着胎儿月龄的增加，子宫胀大，造成腰背部负担增加，加上子宫对神经的压迫、骨盆关节的松弛，从而引起腰背痛。散步和适度的运动可预防腰背疼痛，按摩、洗澡、伸懒腰、做深呼吸在减轻疼痛方面也有一定效果。

## 头痛

在妊娠中晚期，如果出现头痛，可能是由对分娩的不安和恐惧造成的。但是也有可能是疾病引起的，如妊娠高血压综合征引起的高血压、感冒、龋齿和中耳炎、脑内疾病等。最应该引起重视的就是准妈妈患了妊高征，要及时诊治。同时，在饮食中应注意避免摄取过多的盐、碱食物，注意休息、调整情绪。

## 乳房痛

怀孕后会出现乳房触痛和刺痛的感觉，这属于正常的生理反应，是乳房增长、乳腺增生而引起的，不必担心。分娩后排乳即可使疼痛减轻并逐渐消失。

## 骨盆痛

有些准妈妈在怀孕后期，会出现坐骨神经痛，这是由于卵巢黄体及胎盘分泌的松弛素的作用，使骨盆各关节、韧带发生松弛，关节的活动度加大。

疼痛时，尝试做做局部热敷，用热毛巾、纱布和热水袋都可以，热敷半小时，可减轻疼痛感觉；也可以每天在盛有温水的浴盆中浸泡，疼痛也可慢慢缓解。平时不能劳累，穿平底鞋，卧硬板床休息，可在膝关节后方垫上枕头，使髋关节、膝关节屈曲，以减少腰部后伸，使腰背肌肉、韧带、筋膜得到充分休息。

## 臂痛

妊娠晚期，当准妈妈把胳膊抬高时往往感到一种异样的手臂痛，或有一种蚂蚁在手臂上缓慢爬行的感觉。这是由于增大的子宫压迫脊柱神经的缘故。准妈妈平时应避免做牵拉肩膀的运动或劳动，以减缓疼痛，分娩后会恢复正常。

# 第208天

准妈妈练字能够静心。

## 准妈妈可以练练字

虽然胎儿还不识字，但是准妈妈练习书法，可以陶冶胎儿的情操。

汉字有其本身的艺术造型，汉字通过点画线条的强弱、浓淡、粗细等丰富变化，以书写的内容和思想感情的起伏变化，以字形、字距和行间的分布，构成优美的章法布局，有的似玉龙琢雕，有的似奇峰突起，有的俊秀俏丽，有的气势豪放，这些都可使书写文字带上强烈的艺术色彩。

中国书法是一门古老的艺术，从甲骨文、金文演变而为大篆、小篆、隶书，至定型于东汉、魏、晋的草书、楷书、行书诸体，书法一直散发着艺术的魅力。

学习书法，对文学、哲学、美学、天文、地理、历史等知识都将有所触及。不管是准妈妈练字还是欣赏书法，都能让心静下来，在文字艺术中，对胎儿产生潜移默化的影响。

### 准妈妈经验分享

准妈妈家里如果有废旧的饮料瓶，不妨取来做个漂亮的花瓶：

1.将饮料瓶从距离瓶口1/3处剪开，取下面的部分备用。共剪3个，一个大的，两个稍小的。

2.取一个稍小的瓶子，将彩色胶带顺着瓶子竖直贴出若干条纹，最好使用多种颜色，这样花瓶将更加漂亮。

3.取另一个稍小的瓶子，将彩色胶带顺着瓶子绕圈贴出美丽的螺旋纹路，颜色可根据自己的喜好选择。

4.将最后一个大的瓶子开口部分沿着圆周剪成宽0.5厘米、长5厘米左右的细条，然后将所有细条弯曲，用彩色胶带绕圈固定在细条底部。

5.这样三个漂亮的花瓶就做好了，准妈妈不妨取一些漂亮的石块放在瓶底，这样花瓶就不会因为太轻而倒下了。

孕期日历

准爸爸也要了解一些分娩知识。

第209天

# 准爸爸也应该学习分娩知识

准爸爸学习分娩知识，可以帮助准妈妈应付分娩前的各种问题和突发事件，有助于消除准妈妈的紧张情绪。

在妊娠晚期，准妈妈的身心负担加重，不仅由于胎儿的发育而导致生理负担加重，而且由于日益迫近的分娩更是心情紧张，此时准妈妈更需要准爸爸的关心。这时由于情绪上的多变和心理上的紧张、焦虑，准妈妈通常是一个人无法安心看书，学习孕产知识。因此准爸爸就要多学一点孕产知识，既能帮助准妈妈解决遇到的问题，也能对突发事件有个提前准备。除此之外，准爸爸要更加关心准妈妈，担负起责任。

（1）理解妻子此时的心理状态，解除妻子的思想压力；对妻子的烦躁不安和过分挑剔应加以宽容、谅解；坦率陈述自己对孩子性别的态度，表明生男生女都一样喜爱的立场。

（2）帮助妻子消除对分娩的恐惧心理；和妻子在一起学习有关分娩的知识，帮助妻子练习分娩的辅助动作和呼吸技巧。

（3）为妻子分娩做好经济上、物质上、环境上的准备，也为迎接新生命的来到做好准备；留出足够的时间，和妻子一起学习哺育、抚养婴儿的知识；检查孩子出生后所需用具是否齐全，不够的要主动补齐。

（4）保证妻子的营养和休息，为分娩积蓄能量；准爸爸要主动承担家务，并注意保护妻子的安全，避免妻子遭受伤害；准爸爸还要帮助妻子做好胎教工作，做好家庭自我监护，以防妻子早产。

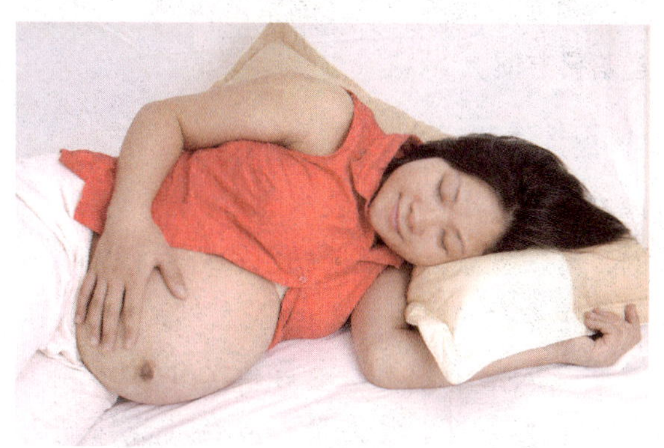

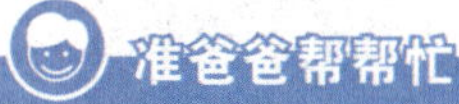

准爸爸帮帮忙

发怒是由强烈的刺激引起的一种紧张情绪。准爸爸要尽量避免让妻子受到这种强烈刺激，多创造缓解妻子紧张情绪的外环境，引导妻子学会自我放松和自我平衡。同时，准爸爸要开动脑筋，丰富妻子的业余生活。

第210天

可以给宝宝准备一些婴儿用品啦。

# 陪准妈妈一起给宝宝准备物品

准爸爸陪准妈妈一起准备宝宝的用品，迎接宝宝的出生，是最幸福的事情。

## 卧室条件

新生儿卧室最好保持比较稳定的温度与湿度。条件允许的话，最好把室温控制在21～24℃之间，湿度为60%～65%。新生儿卧室最好有充足的阳光，通风，清洁。

## 婴儿床

床的大小，以足够供婴儿睡到五六岁为好；床铺四周栏杆的高度，以婴儿站起来不会掉落为准，不要有棱角；栏杆与栏杆之间的距离要小，避免婴儿的头部通过；栏杆的起落要方便。

## 婴儿尿布

尿布用柔软、易吸水的布；尿布要浅色的，方便观察大小便的颜色；可用旧床单或旧的棉布衬衣、衬裤，但必须洗净，用开水烫后在太阳下暴晒以消毒；尺寸为50厘米长，50厘米宽，呈方形；应当准备40块左右；还应再制作一些棉尿垫，棉尿垫放在尿布和褥子之间，以减少褥子被大小便弄脏弄湿的次数；棉尿垫的尺寸为30厘米×40厘米，外用棉布做套，内用腈纶棉或涤纶棉做絮，要准备6块左右；也可购买一次性尿布或者尿裤。

## 衣服

**衬衣：**一定要用柔软、手感好、通气性好和保暖性好、易于吸水的棉织品，颜色宜浅淡；最好做成斜大襟式样，和尚领；衣服要宽大一些；准备3件以上。

**棉衣：**可采用衬衣式样，要用棉布制作里子和面子，用新棉花做絮，但不要太厚，以保证柔软；棉裤做成平脚裤式，也可将鞋与棉裤做成连体式。

**鞋子：**婴儿出生3个月内不用穿鞋。如果为了保护脚不受凉，可用毛线织软鞋，也可用棉线勾成软鞋，鞋的长度可在8厘米左右。

**帽子、袜子、手套、围嘴：**冬天要给婴儿准备一顶帽子，可用细毛线织成；袜子和手套要棉质和毛线的，准备一两双即可；围嘴多准备几个。

## 其他用具、药品

奶瓶、奶锅、包被、毯子、小褥子、小枕头、澡盆、脸盆、浴巾、毛巾、婴儿皂等。

其他用品如温度计、体温表、热水袋、便盆、手纸等。

孕期日历

脐带绕颈没那么可怕。

第211天

# 脐带绕颈不可怕

脐带绕颈后，只要不过分拉扯脐带，就不会影响脐带的血流，绝大多数胎儿不表现任何异常，所以脐带绕颈不必惊慌。

## 脐带绕颈的原因

脐带富有弹性，其血管的长度超过脐带的长度，血管呈螺旋状盘曲，有很大的伸展性。脐带绕颈是晚期妊娠中常见的情况，发生率为20%～25%，多数绕颈1周，少数绕颈两周，3周以上的很少见。一般认为与脐带过长、羊水过多和胎动过频有关。

超声检查已成为产前检查的重要手段，超声可看到胎儿是否有脐带绕颈、缠绕周数及松紧度如何。

## 胎儿会自己挪动

胎儿是很聪明的，当有不适感时他会主动运动摆脱窘境。脐带缠绕较紧、胎儿感到不适时，他会向周围运动，寻找舒适的位置，左动动、右动动，当胎儿转回来时，脐带缠绕自然就解除了，胎儿就会舒服地休息一会。当然，如果脐带绕颈圈数较多，胎儿自己运动出来的机会就会少一些。

## 脐带绕颈要注意

胎儿脐带绕颈，是怀孕时常见的一种现象，在产前很少会造成胎死腹中或神经系统损伤的情形，只要胎儿的活动正常，并不需要特别的紧张。但当脐带缠绕过紧时可影响脐带血流，出现胎心率改变，严重者可导致胎儿宫内窘迫，甚至胎儿死亡。如果在妊娠晚期发现胎儿有脐带绕颈现象，准妈妈应当减少活动，注意休息，学会数胎动，胎动过多或过少时，应及时去医院检查。

## 自然生产最好

生产方式以自然生产为好，除非遇到胎儿心搏监测出现窘迫的现象而无法矫正时，才会采取剖宫生产的方法。没有人会单纯因脐带绕颈而直接剖宫产，只要医生能随时处理，胎儿的健康应该不会受到影响。

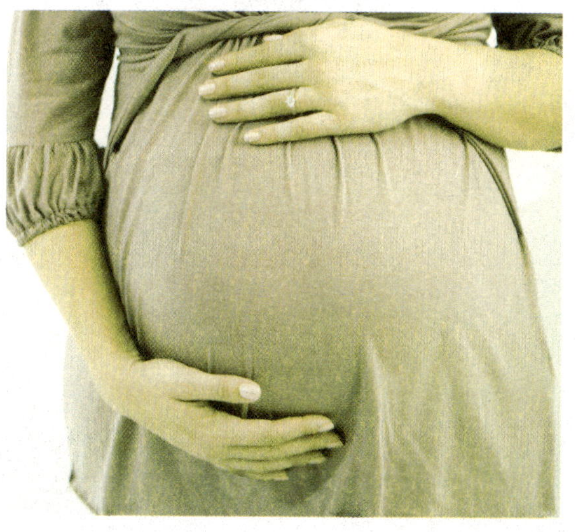

# 第212天

准爸妈要做好胎心监护。

## 认真做好胎心监护

胎心是胎儿存活的重要证据，也是胎儿安危状态的最好反映，因此产前要注意胎心是否正常。

听胎心即听胎儿心脏跳动的声音，是产前检查的重要内容之一。胎心与胎动一样，是胎儿存活的客观标志，产前检查听胎心，可了解胎儿在宫内的安危情况。

### 正常的胎心音

在孕28周后应每日听一次，每次1分钟，以便监测胎儿的健康状况。准妈妈及其家属在家中能够测听胎心音，没有听筒也可由家属将耳朵贴在准妈妈的腹壁上数胎心，听胎心音要注意跟准妈妈的心跳声和肠鸣声等区分。

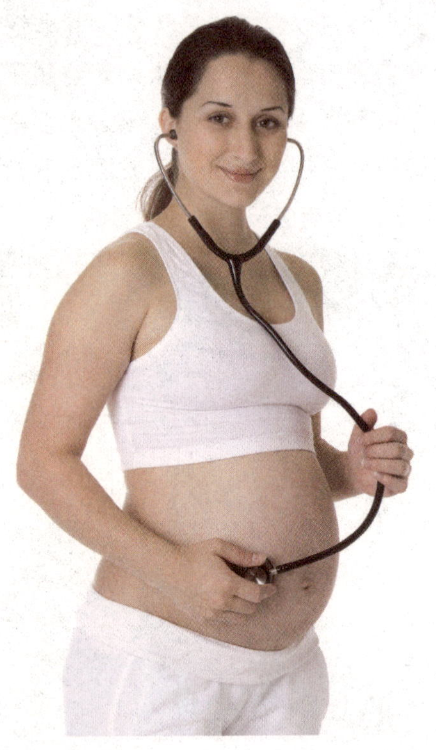

正常胎心音犹如枕边手表的嘀嗒声，具有一定的规律，一般情况下，在怀孕20周时便可测听到胎心音了，正常的胎心率比较快且强而有力，每分钟120～160次。

### 自测胎心音

听胎心音时，准妈妈取仰卧位，两腿伸直，准爸爸可以直接用耳朵贴在准妈妈腹壁上听胎心音，或者用专听胎心音的木听筒听胎心音，其声响是滴答、滴答的跳动，一般每分钟为120～160次。过快、过慢或不规则，均属异常现象。超过160次应当警惕胎儿缺氧；低于120次更危险，因为如果胎儿缺氧，先是心跳加快，后逐渐变慢。

### 胎心音的位置

孕20～24周就可听到胎心音。24周前听胎心的位置在脐与耻骨联合之间，24周以后胎心音位置随胎位不同而不同。怀孕24周后胎位正常时，听胎心音的正确位置是脐下正中部，或脐部的左右两旁。

孕期日历

骨盆的形态和大小与分娩有密切关系。

第213天

# 分娩前做骨盆测量

每个准妈妈在确定妊娠后，就应该定期做好产前检查，事先测量好骨盆的数值，做到心中有数，如果骨盆过小，就要事先做好手术分娩的思想准备。

## 分娩前要检查骨盆

分娩前要检查骨盆，因为胎儿从母体娩出时，必须通过骨盆。除了由子宫、子宫颈、阴道和外阴构成的软产道外，骨盆是产道的最重要的组成部分。分娩的快慢和顺利与否，都和骨盆的大小与形态是否异常有密切的关系。

胎儿能不能通过骨盆而顺利地分娩，既与骨盆的大小、形态有关，也和胎儿的大小有关。如果骨盆大小正常，而胎儿过大，胎儿与骨盆不相称时，也会发生难产。

## 骨盆小的准妈妈要注意

骨盆不够大的准妈妈，怀孕期间要合理摄取营养，注意不要过食，避免胎儿长得太大；适当进行体操锻炼，以改善体质，适应分娩时的需求，并可以促使骨盆关节松弛，使骨盆的容积增加，有利于胎儿娩出；发现胎位异常，需在医生指导下进行矫正，直至临产前转为正常胎位；孕期注意认真接受分娩健康教育，了解分娩过程；选择一个自己接受的分娩方式，以充分放松内心，积极与医生配合，顺利分娩。

## 骨盆狭窄

如果准妈妈有骨盆结构上的异常，如小儿麻痹病患、有过骨盆骨折病史、身材过于娇小，甚至是侏儒症患者，由于骨盆的出口预期无法让胎儿顺利通过，这时应以剖宫生产为宜。

## 盆骨疼痛

有些准妈妈在怀孕后期，骨盆前方（耻骨联合）与后方（骶尾骨部位）会出现疼痛，有撕裂样感觉，行走、坐位或卧床转身时疼痛加重，甚至行动困难。这是由于怀孕后期，卵巢黄体及胎盘分泌的松弛素的作用。这种变化有利于胎儿的娩出，但同时也使准妈妈感到骨盆疼痛。可参考第207天进行处理。

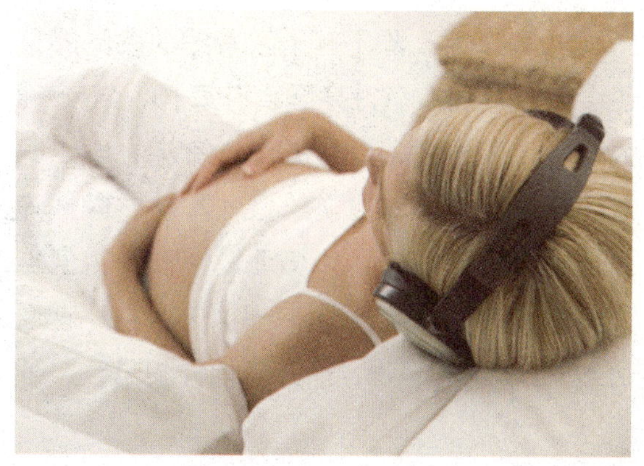

# 第214天

孕晚期如果出现一些不适症状，准妈妈不要过分担心。

## 孕晚期，这些不适症状无需担心

到了怀孕后期，种种不适加剧，准妈妈要注意休息，不要过于担心，有特殊情况及时就医，就能顺利度过怀孕的最后这段时间。

### 各种疼痛

孕晚期，准妈妈身体的各种疼痛会加剧，此时既要放松心情，不要过于担心，又要提高警惕，注意特殊情况的发生，各种疼痛在第207天介绍过，准妈妈可以作为参考。

### 仰卧性低血压及头晕

准妈妈在平躺时忽然会感到心悸、头晕、眼睛发黑、盗汗等，这时应立刻改变姿势，减少子宫对血液回流的压迫，平时左侧卧比较好。

### 子宫收缩

大部分准妈妈在30周以前并不会感到强烈的子宫收缩痛，只会感到下腹部紧绷，到了孕30周以后，除了有子宫紧缩的感觉外，还会感到疼痛。有时甚至会有每10～20分钟的规则宫缩出现，尤其是在分娩前的1～2周最明显，这就是一般说的假性阵痛。假性阵痛会随着姿势改变、休息而慢慢恢复，但若是真的阵痛，则会从每20分钟一次，一直增加到3分钟收缩一次，而且可能伴随见红、子宫颈扩张等变化，准妈妈要注意分辨，以便做好准备。

### 呼吸困难及胸闷

出现这些状况的时候，准妈妈要减少活动量，保持愉快的心情；如果平躺时喘得比坐姿时厉害，或是伴随有严重的水肿，要及时就医。

### 频尿及尿失禁

孕晚期，很多准妈妈一用力就容易有尿液从尿道渗出，也就是所谓尿失禁。这些症状大部分在产后都会恢复正常，平时注意多喝水、多上厕所、不憋尿。如果是泌尿系统疾病等引起的尿失禁，要注意及时就医。

### 腰背痛及双手酸麻无力

孕晚期，准妈妈身体承受的力道增加，往往采取往后仰、脖子往前倾的姿势，这常造成从头部、肩膀到腰背的酸痛，甚至会牵扯到肩膀附近的神经，造成手臂酸麻无力。孕晚期可以进行适量的运动，以维持肌肉的强度，休息和局部热敷都会改善这种情况。

孕期日历

腹式呼吸好处多多。

第215天

# 准妈妈学会腹式呼吸好

到了孕晚期，准妈妈常有喘气困难、胸闷的感觉，练习腹式呼吸法，不仅能缓解准妈妈的这些不适，对胎儿的健康和顺利分娩都有好处。

## 腹式呼吸好处多

孕晚期准妈妈的耗氧量明显增加，并且胎儿生长发育最快，在狭小的子宫内会感觉憋闷，如果准妈妈练习腹式呼吸，不仅能给胎儿输送新鲜的空气，还可以镇静准妈妈的神经，消除紧张与不适，在分娩或阵痛时，缓解紧张的心理。

## 腹式呼吸的方法

腹式呼吸要经常练习，最好请医生做示范，以免方法不对对胎儿造成影响。

背后靠一小靠垫，把膝盖伸直，全身放松，两手轻轻放在肚子上，然后开始做腹式呼吸。用鼻子吸气，直到肚子膨胀起来；吐气时，把嘴缩小，慢慢地、有力地坚持到最后，将身体内的空气全部吐出来。注意吐气的时候要比吸气的时候用力，慢慢地吐。每天早晚各做10～15次即可。

每一次练习前，准妈妈可以告知胎儿"妈妈现在正在把新鲜的空气传递给你！"这样的练习可以达到事半功倍的效果。

## 腹式呼吸的注意事项

呼吸要深长而缓慢；用鼻呼吸而不用口；一呼一吸掌握在15秒钟左右，即深吸气（鼓起肚子）3～5秒，屏息1秒，然后慢呼气（回缩肚子）3～5秒，屏息1秒；每次5～15分钟，时间不宜过长；呼吸过程中如有口津溢出，可徐徐下咽。

## 子宫收缩时可做腹式深呼吸

以腹式深呼吸代替用力，也可使产妇觉得舒服些。当收缩变得强烈时，腹式深呼吸的吐气能压迫腰骨内侧，会对产妇有所帮助。

# 第216天

当准妈妈发生一些不良状况时，需要及时引产。

## 出现哪些情况需要被迫引产

由于某些特殊原因，准妈妈会招致不良恶果或危险，只有终止妊娠，进行引产手术。

引产必须到医院，由专业医生进行手术，防止处理不当而发生出血、感染等并发症。

**（1）患慢性肾炎的准妈妈**：有重度妊娠高血压综合征的准妈妈，以超声波等方法检查，发现胎儿严重畸形或胎儿不能生存者，需立即引产。

**（2）羊水过多的准妈妈**：如经医师确诊为羊水过多致使准妈妈恶性反应及胎儿畸形者，应立即引产，终止妊娠。

**（3）宫内死胎**：倘若准妈妈感觉胎动消失，经医生检查确定胎儿死在宫内者，应立即引产排除死胎，以保证准妈妈的生命安全。

**（4）准妈妈患有糖尿病或其他严重器质性疾病**：患这些病症的准妈妈，因身体虚弱、精力不济，若继续妊娠对准妈妈本身与胎儿都不利，应当考虑引产。

### 引产后的护理

（1）引产成功后住院3～5天，如果一切正常，即可出院，出院后注意休息。

（2）注意子宫收缩情况、流血量、是否发烧等。

（3）根据引产经过，酌情使用子宫收缩药和抗生素，促进子宫复旧，减少出血，预防感染。

（4）发现流血过多或感染时，要积极治疗。

（5）引产后1个月内注意外阴部卫生，禁止性生活。

（6）休息1个月后，如果未发现异常即可恢复工作。

（7）引产1个月后复查，并选用新的避孕方法。

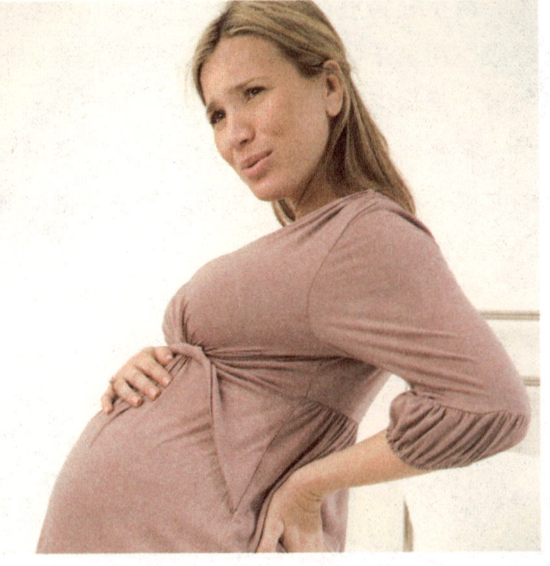

孕期日历

准妈妈在孕晚期容易发生焦虑。

第217天

# 如何克服孕晚期焦虑

到了孕晚期，准妈妈常常会感到焦虑。家人要多关心和帮助准妈妈，准妈妈也可以采取一些措施来改善焦虑心理。

调查显示，有98%的准妈妈在妊娠晚期会产生焦虑心理，准妈妈要善于调节自己，家人也要多关心准妈妈。

孕晚期子宫已经极度胀大，各器官、系统的负担也接近高峰，加之由于临近预产期，准妈妈对分娩的恐惧、焦虑或不安会加重，极容易导致情绪不稳定、精神压抑等心理问题。

## 克服分娩恐惧

最好的办法是准妈妈和丈夫一起学习相关的医学知识，了解分娩全过程以及可能出现的情况，了解如何进行产前训练以及分娩时怎样配合，这对减轻准妈妈的心理压力、解除心理负担大有帮助。

## 做好分娩准备

积极做孕晚期检查，特别是临近预产期时，丈夫应留在家中，使准妈妈心中有所依托。要让准妈妈感到家人及医生为自己做了大量的工作，并对意外情况也有所考虑，就会心中有底了。对分娩隐约产生恐惧的时候，去学习一些分娩知识，并和家人一起为未出世的小宝宝准备一些必需品。这样，会使准妈妈心情好转，对分娩从恐惧逐渐变为急切的盼望。

## 转移注意力

根据兴趣做一些转移注意力的事，如编织一件小毛衣、让丈夫帮助布置一个喜欢的居室、和丈夫一起去钓鱼、听优美的轻音乐，或漫步于环境优美的大自然中看夺目的彩霞、如洗的晴空、郁郁葱葱的树木以及五彩绚丽的花朵。这些方法都可镇定准妈妈的情绪。

## 经常去散步

这时，最适宜的运动莫过于散步。散步有利于血液循环和神经调节，可安定准妈妈的神经系统，放松紧张与焦虑的心态，振奋精神。

## 增强做母亲的感觉

准妈妈可常把丈夫的手放到自己的腹部，同他分享幸福，或与别的准妈妈交谈，或翻阅书籍，或为胎儿准备婴儿用品。

# 第218天

有特殊指征的准妈妈才需要进行剖宫产手术。

## 剖宫产好还是顺产好

分娩方式常见的有经阴道自然分娩和剖宫产分娩。各项指征正常的准妈妈，医生会鼓励自然生产，有特殊指征的准妈妈才会进行剖宫产术。

### 自然生产好

一个健康的准妈妈，如果骨盆大小正常、胎位正常、胎儿大小适中，准妈妈也无各种不适宜分娩的合并症和并发症，无医疗上剖宫产的手术指征，医生会鼓励准妈妈自然分娩。

自然生产，临产时有节律的子宫收缩、舒张，使胎儿的胸腔也发生有节律地舒缩，从而使胎儿的肺得到锻炼，为婴儿出生以后的自动呼吸创造有利条件；胎儿经母亲产道挤压作用可将在子宫内吸进的羊水及黏液挤压出来能减少新生儿并发症；经阴道分娩时，胎儿头部受盆底挤压易激起呼吸而高声啼哭；阴道分娩可使产门扩张得很大，有利于准妈妈产后恶露的排泄引流，产后子宫恢复得快；不会出现手术生产时器械损伤新生儿的危险。

### 哪些准妈妈需要剖宫产

剖宫产对母婴健康存在潜在危害，不能将其当做分娩“捷径”，准妈妈不要盲目，应遵循适应证选择剖宫产。

准妈妈骨盆狭小或畸形；子宫、宫颈、阴道肿瘤；宫缩乏力，经过处理无效者；胎位不正；前置胎盘、胎盘早期剥离；先兆子宫破裂；巨大胎儿；高龄初准妈妈，年龄在35岁以上者；重度妊娠高血压综合征或有其他严重合并症，如心脏病等；胎儿宫内缺氧等。

### 剖宫产危险多

剖宫产对母体的精神和肉体都是创伤；手术时麻醉意外虽然极少发生，但有可能发生；手术时可能发生大出血及副损伤，损伤腹内其他器官，术后也可能发生泌尿、心血管、呼吸等系统的合并症；术后有可能发生子宫切口愈合不良、产后流血、子宫内膜异位症等；术后子宫及全身的恢复都比自然分娩慢；影响再次妊娠和分娩；剖宫产的新生儿，有可能发生呼吸窘迫综合征。

孕期日历

准妈妈要加强乳房护理。

第219天

# 准妈妈如何护理好乳房

乳房是女性的重要器官，为了保证产后乳房不变形，以及婴儿能顺利地吸吮乳汁，要加强对准妈妈的乳房护理。

乳房是很敏感的器官，在孕晚期和哺乳期，由于乳房增大，血管增加。支配的神经也增多，变得更加敏感，因此在孕期增加乳房的护理十分重要。每天做乳房护理，可预防乳头破裂而导致发炎，并可矫正乳头凹陷。

## 清洗乳头

自妊娠6个月开始，每日应用清水擦洗乳头及其周围皮肤皱褶的地方，以增加乳头表皮和根部皮肤的韧性，避免哺乳时发生破裂和感染。如果内陷乳头上有积垢或痂盖，可先涂上些植物油，使它软化后再用水和肥皂洗去，最后冲洗干净。

## 纠正乳头内陷

每天应该用10分钟的时间提拿自己的乳头，使其呈挺立的状态，这样不仅可以避免哺乳时乳腺炎的产生，而且健康的乳头才可以提供宝宝丰富的乳汁，吃母乳长大的宝宝免疫力才更强。

## 按摩乳头

将按摩膏和油涂在乳头和乳房上，轻轻地按摩，可使乳头皮肤增厚并富有弹性，使乳房皮肤光滑，帮助促进乳腺导管发育成熟。按摩之后，把按摩膏和油洗去，再涂上润肤霜于乳头和乳房皮肤上。一旦发现由于刺激乳头引起宫缩，就应停止，以防发生早产。

## 结实乳房

由于怀孕期脂肪沉积、乳房增大，容易造成产后乳房松垂。为减少其松垂，在怀孕期可每星期做一次胸膜。用面膜膏遍涂乳房及胸肌上，令乳房和胸肌增强收缩力。

## 戴合适的文胸

戴合适的文胸，以减小对乳头的刺激，保证乳房健康和美观。随着胸围的增大，文胸大小需要相应调整。

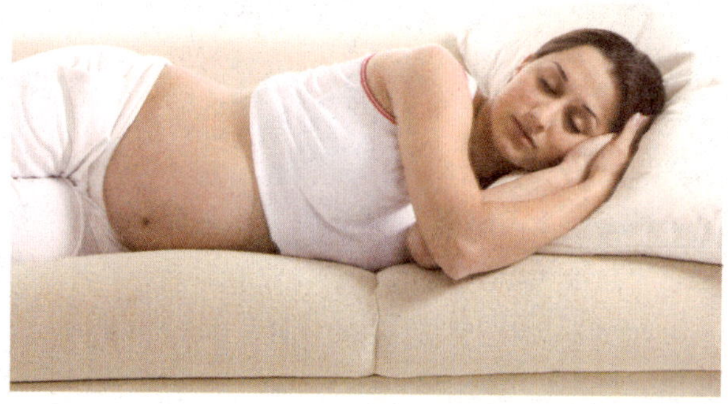

# 第220天

准妈妈在孕晚期可能会出现“后背发麻”的情况。

## 为什么孕晚期容易“后背发麻”

随着准妈妈体形的巨大改变，脊柱神经根受压可出现生理性“后背发麻”。

### 孕后期易出现“后背发麻”

怀孕7个多月后，准妈妈体型会发生很大的变化，体重增加、组织水肿、下腹外挺、肌肉关节松弛都可使脊柱神经根受压，引起“后背发麻”的症状。脊神经根受压导致的生理性发麻可以进行保守治疗缓解，而且这种发麻的症状多数在产后都可得到完全的改善。

### 多注意生活习惯

准妈妈们对此不用过分担心，只要在平时多注意一下身体的行动，如不要长时间做一个姿势，保持适量的活动，避免用电脑时间过长等，都可不同程度地缓解、避免生理性“后背发麻”。

### 警惕持续性“后背发麻”

但是如果经过休息、锻炼等方法调适，准妈妈“后背发麻”的症状持续存在，就应该尽快到医院产检，排除是否先兆流产和其他专科疾病，如糖尿病、脑部疾病、心血管疾病、肺病、颈椎病等。

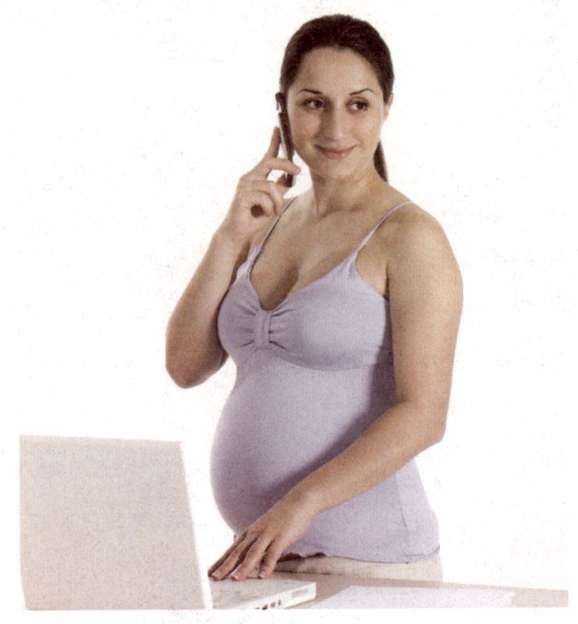

### 准妈妈经验分享

准妈妈每天都少不了吃水果，吃剩的果核常常被随手丢掉。其实准妈妈吃剩的果核如果充分利用起来，也能给准妈妈带来不小的乐趣。很多水果的种子都可以发芽，准妈妈吃完水果可以把种子留下做盆栽，种一个小小的绿色森林来愉悦自己和胎儿的身心吧！比较常见的可以用种子做盆栽的水果有：荔枝、龙眼、橘子、橙子、桃子、苹果、柠檬、火龙果等。另外，一些豆类和根茎类蔬菜也可以做盆栽。

母婴联合免疫可有效地阻断乙肝母婴传播。

第221天

# 如何降低乙肝病毒的母婴传播概率

孕期注射乙肝免疫球蛋白对阻断乙肝病毒母婴传播非常有效，但是准妈妈也要注意孕期生活，配合医生进行积极治疗和联合免疫阻断。

## 有乙肝的准妈妈要注意

怀孕期间要定期到指定医院进行孕期检查，包括肝功能系列指标、血常规、B超等，了解肝脏变化情况；孕期用药要特别注意，可以在医生指导下，使用一些安全的保肝药物，尽量避免使用对肝脏有毒性作用的药物；妊娠36周后，应绝对禁止性生活，防止流产、胎膜早破及宫内感染；怀孕后，要在医生指导下及时进行联合免疫阻断，阻断母婴传播。

## 联合免疫阻断

在产前、产时对准妈妈进行适当干预，进行积极治疗和注射乙肝免疫球蛋白。

产后新生儿应立即注射乙肝免疫球蛋白和乙肝疫苗，随后在宝宝1个月和6个月时再分别注射乙肝疫苗。

采用上述联合免疫的方法，阻断母婴传播的成功率可高达90%~95%。

## 乙肝免疫阻断并不绝对安全

乙肝病毒母婴之间的传播途径有3种，分别为宫内感染、产程感染和产后感染。接种疫苗可以很好地做到预防产后感染，但是并不能阻断宫内感染的可能性。母体内HBV-DNA的浓度高到一定程度时，将大大削减药物的免疫作用，乙肝病毒仍会通过胎盘感染胎儿。

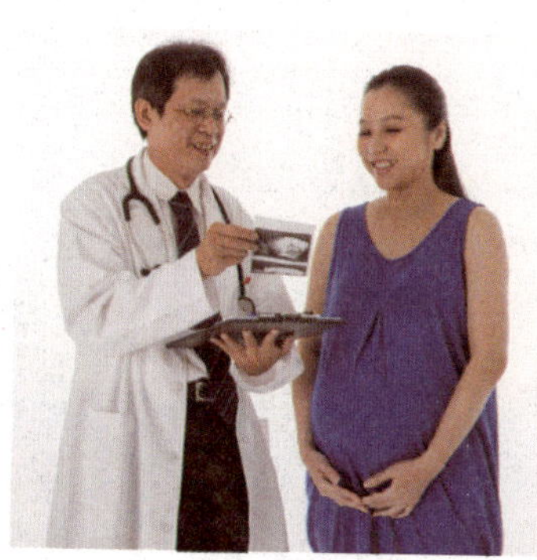

“大三阳”的准妈妈，最好在孕期进行乙肝病毒DNA水平监测。如母体内有高浓度HBV-DNA，在孕晚期注射免疫球蛋白的同时，还要采用一些高效、安全的抗乙肝病毒的药物，以大大抑制病毒的复制。

## 如何检验阻断效果

一般情况下，进行母婴阻断后1年左右就应查乙肝两对半，检查表面抗原是不是阴性，特别要看产不产生表面抗体而且表面抗体是不是在10%以上，如果是就可以，不是则需要加强。1~3岁之间还是要进行动态监测，到了3岁以后，一般就没有太大问题了。

第222天

带胎儿一起认识大自然吧！

# 带胎儿去公园

胎儿也要接触一下大自然，认识一下花、草、虫、鱼。

现在胎儿的小世界越来越精彩了，他的各个器官都发育成熟了，各种感官也发育成熟了，可以带他到公园，既让他接触一下大自然，又能促进他的各种感官能力的发展。

让胎儿闻一闻花香，刺激他的嗅觉发育。准妈妈散步的时候，供给胎儿的氧气量要比坐着时高出2~3倍，散步还能让准妈妈的心情变得愉悦和放松。

让胎儿听听鸟叫，鸟的叫声对胎儿来说很新奇，会让他增加一种听的感受。

在散步的同时，最好有准爸爸或家人陪同，一路走可以和胎儿聊聊鲜花的味道、颜色、叶子的形状，也可以把这些变成相应的胎教故事讲给胎儿听。

胎儿已经能感知冷和热了，在带胎儿散步，感受大自然的美好的时候，念一些关于四季的童谣给他听，让他对四季有个初步的印象。

**胎教小贴士**

四季童谣

春天，
仿佛是个温柔的小姐姐，
静静地走来，
带走了结冰的小河，
带来了美丽的花朵，
带走了厚厚的棉袄，
带来了和暖的微风。
夏天，
仿佛是个欢快的小弟弟，
快乐地跑来，
带走了人们的毛衣，
带来了深绿的树叶，
带走了清爽的微风，
带来了火辣的太阳。
秋天，
仿佛是一位和蔼的母亲，
缓缓地走来，
带走了火辣的太阳，
带来了湛蓝的天空，
带走了娇艳的鲜花，
带来了丰收的喜悦。
冬天，
仿佛一位严肃的叔叔，
渐渐地走来，
带走了火红的枫叶，
带来了满天的雪花，
带走了耕种的辛苦，
带来了新春的祝福。

孕期日历

准妈妈在孕晚期要补充钙。

第223天

# 孕晚期要补充充足的钙

孕中期，准妈妈每天需补充1000毫克钙，孕晚期需增加至1200毫克。

## 孕晚期要加大补钙力度

胎儿20颗乳牙和第一颗恒牙均在孕8个月时钙化，并且胎儿体内的钙一半以上是在怀孕的最后两个月储存的，因此钙的摄入对胎儿骨骼和牙齿的发育十分重要。我国营养学会建议孕晚期准妈妈每日钙摄入量为1200毫克。

但是补钙也要适量，摄入过量的钙可能产生不良反应，有增加肾结石的危险性，还会造成胎儿娩出困难。

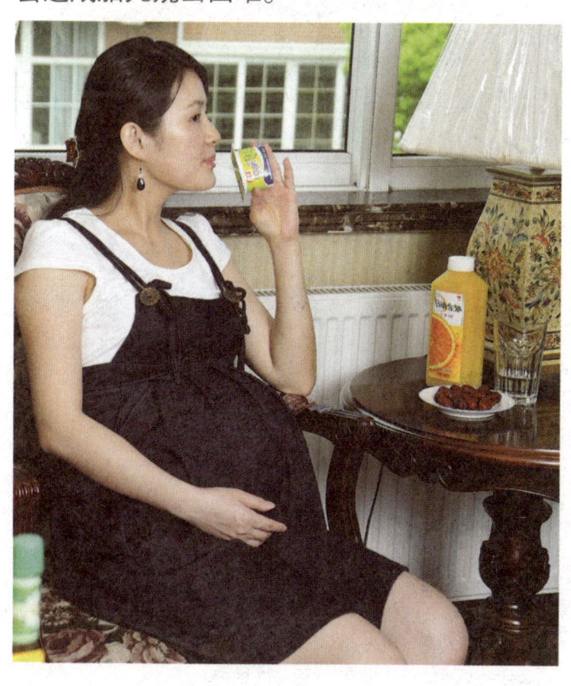

## 怎么补钙

主要采用食补，食物中钙的最丰富来源是奶和奶制品，不仅含量丰富，而且吸收率高，发酵的酸奶更有利于钙的吸收，是准妈妈最理想的钙源；虾皮、鱼类含钙丰富，在烹调鱼时应加些醋，使鱼骨变酥，可连骨一起食用，虾皮含钙量也很高，经常食用有利于健康；豆制品和芝麻酱也是必不可少的补钙食品；蔬菜含钙量虽多，但吸收较差。

补钙的同时要有适宜量的维生素D，以利于钙的吸收利用。

## 钙片如何选择

符合膳食营养元素参考摄取量的钙片最好，钙片中钙的含量，是依与钙结合的化合物的重量而定，如碳酸钙约含40%的钙、葡萄糖酸钙约含9%的钙；市售钙片大约分为天然钙片与合成钙片，根据需要综合选择；一些由骨粉、牡蛎壳等所构成的天然钙补充剂，如果来源不良，有重金属污染的可能，要避免服用。

怀孕40周时，胎儿体内的钙已增至30克左右，大约只有母体所需量的2.5%，只要准妈妈多注意一下饮食，就可以满足胎儿和自身的双重需求。

# 第224天

准妈妈要避免长时间仰卧。

# 如何预防孕期仰卧综合征

孕期仰卧综合征，一般发生在孕28周之后，特别是32～36周时最易发作，常在仰卧7分钟左右开始出现，准妈妈要避免长时间仰卧。

妊娠晚期，准妈妈如果仰卧时间太长，就会出现突然性地出汗和发冷，引起心跳加剧，气喘厉害，甚至呼吸困难，造成神志不清，这就是仰卧位低血压综合征。

## 预防孕期仰卧综合征

（1）对已发生过仰卧位低血压或有低血压病史的准妈妈，要重点保护。

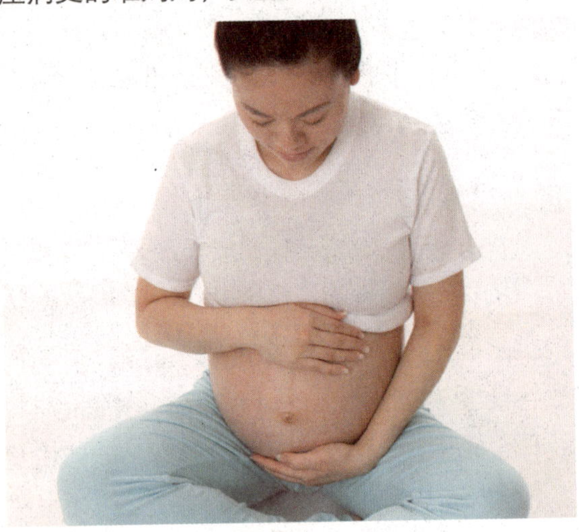

（2）必须坚持在睡觉时取左侧卧位或偶尔取右侧卧位，使腰椎前弯度减小。

（3）临睡前适当饮用些流质食物，如蛋汤、菜汤之类，可有效地减少疾病发作。

（4）睡觉前应避免过多出汗、过食甜食、过于劳累，活动后不宜立即卧床，更不宜仰卧。

## 出现孕期仰卧综合征的处理

一旦仰卧综合征发生，应立即侧卧，或侧卧后缓缓平坐，以减轻子宫压迫心脏和下腔静脉，恢复大脑血液供应。如果发病严重而且频繁发病，可以服用阿托品预防。使用剂量应根据血压降低的程度决定，遵照医师的意见。

如果在产前确诊为本病，一定要到医院分娩，以免发生危险，即使症状减轻，也不可麻痹大意。

### 准妈妈经验分享

准妈妈在工作时要见缝插针，利用一切机会适时地跟胎儿进行交流。比如在整理桌上的文件时，可以一只手整理，一只手抚摸着肚子，告诉他："宝贝，妈妈这是在整理文件。"也可以在进行任何工作之前事先抚摸一下肚子，告诉胎儿自己准备做什么，还可以跟胎儿说："宝贝，妈妈要开始工作了，你可以看看妈妈是怎么工作的"。

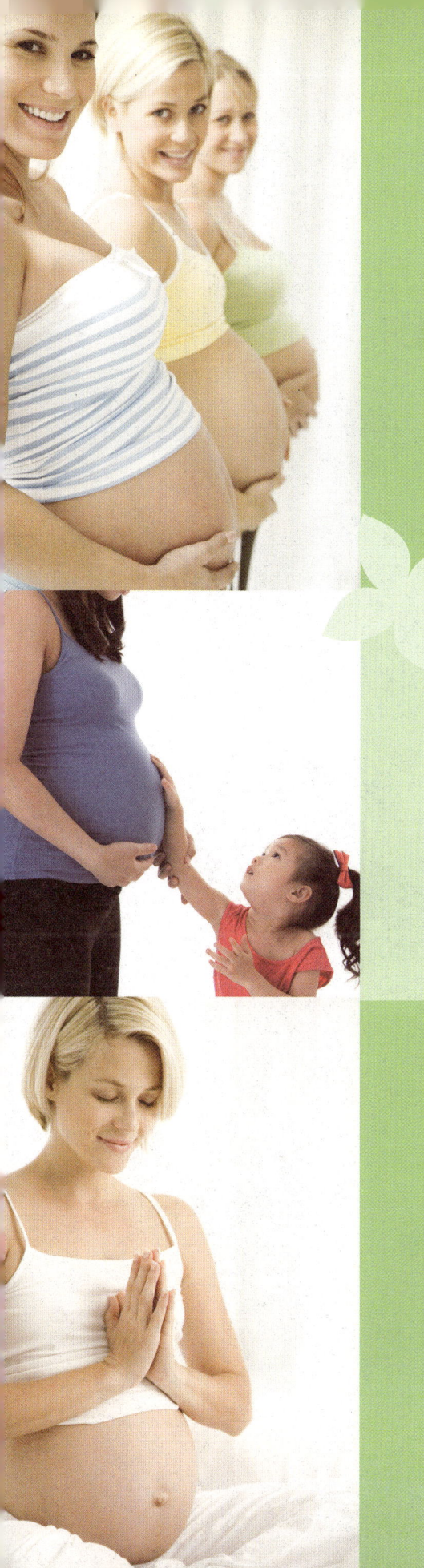

9

# 第9个月

DI-JIU GE YUE

# 预防早产不要怕

# 第225天

准妈妈出现早产征兆时要及时处理。

## 出现早产征兆怎么办

早产的征兆一般是出现较强烈宫缩，下腹胀痛，有下坠感，甚至有出血症状。

### 早产的征兆

早产常有胎膜早破、羊水外流、阵阵腹痛、阴道少量流血等症状。

### 分清宫缩

如果宫缩每5~10分钟内就有一次，每次持续30秒以上，同时伴有阴道血性分泌物排出，并在观察过程中子宫颈口有进行性的扩张，并且宫口已开至2厘米以上者，应属于临产；如果子宫有规律性收缩，子宫颈口扩张至4厘米以上，或胎膜已破裂，则是早产。

### 早产怎么办

容易发生早产的准妈妈应该尝试学习以手去感觉下腹部子宫的收缩，如果每小时子宫收缩超过4~5次，表示子宫收缩的次数增加，子宫变得不稳定，有发生早产的可能性，需要卧床休息或进一步处理。若卧床休息无法改善，应尽快与医护人员联络或到医院就诊。

除了子宫收缩频率增加之外，如果准妈妈感觉下腹胀痛，有下坠感，出现胀痛或痉挛腰酸，或者阴道分泌物增加甚至出血的症状时，也要注意早产的可能性，应立即就医。

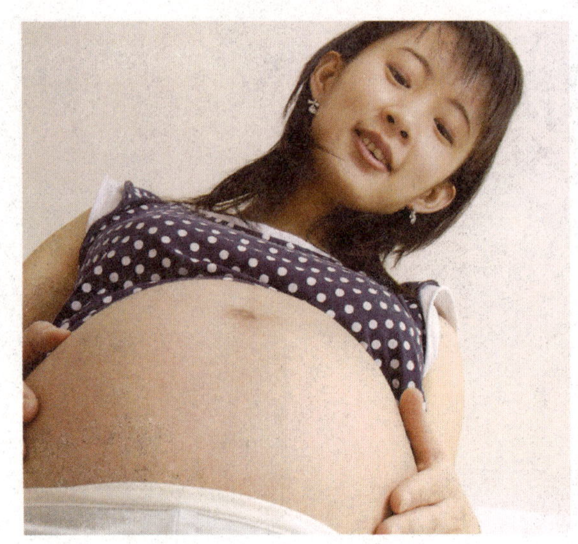

**准妈妈经验分享**

妊娠晚期准妈妈每天的食物摄入量：米、面400~500克，豆类及豆制品50~100克，蛋类50~100克，牛奶500克，畜、禽、鱼肉类150~200克，动物肝脏50克（每周1~2次），蔬菜（绿叶蔬菜）500~700克，水果200克。

孕期日历

准妈妈要认识到分娩是自然的生理过程。

# 第226天

## 认识即将来临的分娩

准妈妈应该认识到，分娩是自然的生理过程，不是疾病，住院分娩后即可平安出院，并做好分娩前的准备。

分娩，是指胎儿脱离母体作为独自存在的个体的这段时期和过程。分娩的全过程共分为三个产程。第一产程，即宫口扩张期；第二产程，即胎儿娩出期；第三产程，胎盘娩出期，指胎儿娩出到胎盘排出的过程。

### 临产的征兆

怀孕足月的准妈妈要随时注意临产的先兆，若出现下面的征兆之一，应及时到医院检查等待分娩。

**宫缩**：子宫出现不规则收缩，准妈妈会感到肚子每隔一定时间就紧一次，越来越勤，这是临产的一个重要现象。

**见红**：子宫开始有规则收缩前后，阴道会流出一些混有血的黏液，这就是见红，医学上叫做产兆。

**破水**：绝大多数准妈妈是在子宫口开全前后破水，少数准妈妈可在开始临产前破水，孕足月时阴道若是流出羊水时，表示已经破膜，要开始临产了。

**子宫底降低**：在分娩前两周左右，准妈妈会出现子宫底下降、腹部向前下部凸出的现象，此时胎动较前减少，对初准妈妈来讲，预示胎头已入盆固定。

### 分娩疼痛

由子宫收缩引起的疼痛，将会贯穿整个分娩过程，分娩痛是生理性疼痛，一般人都可以忍受。要对分娩的疼痛有充分的思想准备，否则在分娩过程中大喊大叫，会延长产程，对准妈妈和胎儿都不利。

在分娩期间可以采用一些方法减轻分娩疼痛，如宫缩间歇期间保持活动；宫缩期间采取舒服的姿势休息；尽可能保持直立；尽量不去想宫缩，把注意力集中到自己的呼吸上；两次宫缩的间隙要放松，以节省体能到需要时使用；借助呻吟、叹息等来减轻疼痛；要经常排空小便，以使膀胱不致因胀满而占据本属于胎儿的空间。

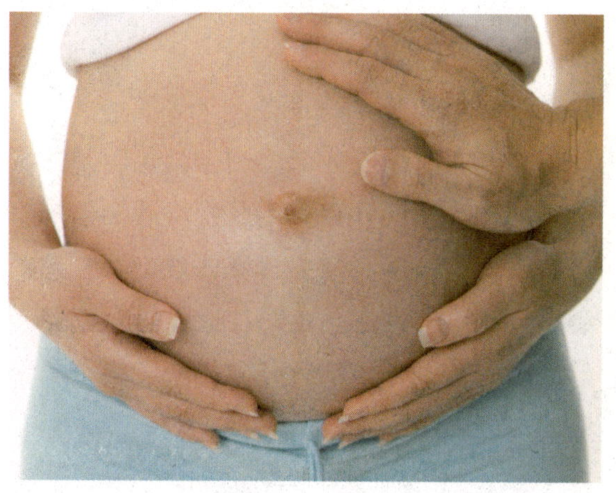

# 第227天

总的来说分娩方式总共有两种。

## 分娩方式有哪几种

分娩方式有自然分娩、无痛分娩、人工辅助分娩以及剖宫分娩等几种方式，准妈妈在妊娠后期了解相关知识，可以使分娩过程更加顺利。

总的来说，分娩方式有两种：经阴道分娩和剖宫产分娩。阴道分娩包括自然分娩和仪器助产分娩。仪器助产分娩又分为产钳助产术、胎头吸引术两种。

### 自然分娩

也叫顺产，是指靠准妈妈子宫阵发的有力的节律收缩将胎儿由阴道推出体外的分娩方式。一般提倡和鼓励准妈妈自然分娩，准妈妈可以参看第218天的介绍。

### 产钳助产

采用产钳助产法时，先在骨盆底区注射局部麻醉药，然后做外阴切开术，在产钳帮助下娩出胎儿。正确使用产钳助产，母体创伤较少，对胎儿也无害。

### 胎头吸引术

医生通过吸引器牵拉胎头，帮助胎儿娩出。由于负压的作用，婴儿娩出后头部常有血肿。血肿一般不需要特殊处理，经数周后会完全吸收。但应防止对血肿揉擦，以免造成血肿的扩大，表皮若有破损，应给予局部处理，防止感染。

### 会阴切开术

在分娩时为避免阴道或肛门严重损伤，可能会实施会阴切开术，有利于胎头的娩出。如果需要行产钳术和胎头吸引术，则必须行会阴切开术。会阴切开术后要注意护理。

### 剖宫产

就是剖开腹壁及子宫，取出胎儿。剖宫产有严格的适应证，准妈妈及家人不能随便选择剖宫产。具体的适应证参看第218天的介绍。

### 水中分娩

水中分娩就是准妈妈坐进盛满水温约30℃，盐水浓度与羊水相同的消毒溶液的浴缸中待产。这是我国比较少见的分娩方式。

### 无痛分娩

通常所说的“无痛分娩”，在医学上其实叫“分娩镇痛”，是用各种方法使分娩时的疼痛减轻，甚至使之消失。应该咨询医生，然后再决定可否进行无痛分娩。

孕期日历

准妈妈要了解如何在分娩过程中运用拉梅兹呼吸法。

第228天

# 拉梅兹呼吸法在分娩中的应用

分娩过程中使用拉梅兹呼吸法，可以减轻分娩的疼痛，分娩前就要进行练习。

## 分娩第一产程第一阶段（子宫颈扩张至3厘米左右）

此时使用胸部呼吸法，该阶段准妈妈子宫每5～20分钟收缩一次，每次收缩长达30～60秒。准妈妈可以随着子宫收缩的频率开始吸气、吐气，反复进行，直到阵痛停止才恢复正常呼吸。该呼吸法需要每天练习。

## 分娩第一产程第二阶段（子宫颈扩张至3～8厘米）

此时使用腹部深呼吸法，但是要随着宫缩的力度和节奏使用不同的呼吸频率，而且要注意每次吸入和呼出的量要一致。具体呼吸的节奏要根据宫缩的情况自行调节。宫缩的同时还可以用双手在腹部由内向外轻轻按摩，按摩的节奏也要与呼吸的节奏一致。该呼吸法需要每天练习。

## 分娩第一产程第三阶段（子宫颈扩张至8～10厘米）

先用腹部深呼吸法吸气呼气3次，第4次吸气时，屏住呼吸，用4～5分力气（不要用全力）像解大便一样往下用力，3～4秒钟后吐气。两次宫缩间仍要做进行式放松。该呼吸法到37周后才开始练习。

## 分娩第二产程第一阶段（宫口全开至胎头娩出）

宫口全开后，助产士会指导准妈妈用力：两手抓紧产床旁边的扶手像举哑铃一样，两脚掌蹬在产床的脚蹬上使劲往下蹬，同时大口吸气，然后屏住呼吸用全力像解大便一样往下推，直到屏不住时才换气，换气时要快，以免肌肉完全放松，胎头回缩太多，然后再屏气，用力，换气…… 每次宫缩有3次用力的机会，如果用力得当，可以大大加快胎儿娩出的速度。该呼吸法不必在产前练习。

## 分娩第二产程第二阶段（胎头娩出至胎儿完全娩出）

胎头出来后，为了防止胎儿身体娩出过快导致准妈妈会阴剧烈撕裂，助产士会要求准妈妈“不要用力”或“缓慢、减轻用力”，此时准妈妈可根据指示做哈气运动（如同喘息方式的急速呼吸）或是用4～5分力轻轻往下推。该呼吸法不必在产前练习。

第229天

孕晚期饮食应以蛋白质和碳水化合物为主。

# 孕晚期，准妈妈要怎么吃

妊娠后期的饮食原则是，食物品种多样，营养更为丰富。

## 应以蛋白质和碳水化合物为主

孕晚期除摄入主食米、面和含蛋白质丰富的奶类、蛋、肉、鱼类等食物外，还要注意多食动物肝脏、猪血、海产品、骨头汤、豆制品、新鲜蔬菜、胡萝卜、水果等钙、铁、磷等微量元素及维生素含量丰富的食物。在妊娠的最后两个月，胎儿对铁质的需求量相对较多。此时若准妈妈进食较少，则易出现贫血现象。

## 每天食物的摄入量

每天吃的各类食物的量可以根据各种食物的营养成分含量来计算，当然这也要根据准妈妈的具体情况，因人而异。

**粮食：**大米、面粉、小米、玉米面、杂粮等370~420克；

**动物类食品：**禽类（鸡、鸭等）、肉、鱼虾等150克；

**蛋类：**鸡蛋、鸭蛋、鹌鹑蛋、鹅蛋50克；

**烹调用油：**豆油、花生油、香油等20克；

**牛奶：**500克；

**豆制品：**60克；

**蔬菜：**500克；

**水果：**100克。

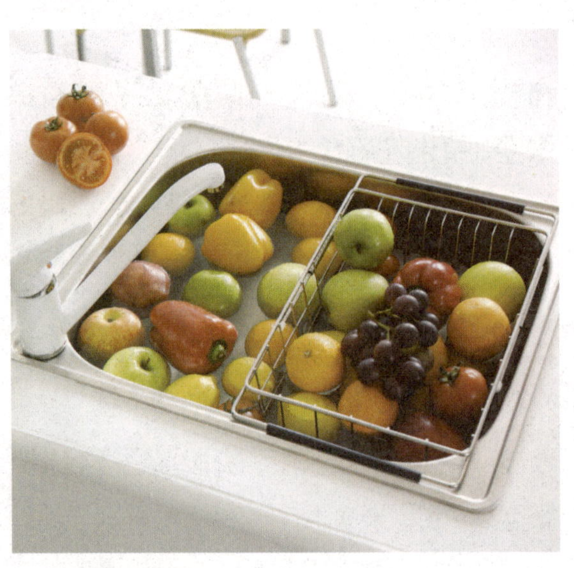

## 注意饮食方式

妊娠晚期由于子宫更加膨大，升至上腹，并向上顶压胃和膈肌，一次不能饱餐，进餐次数每日可增至5餐以上，每次以少餐为原则，以免胃部胀满、横膈上升，使心脏移位。应选择体积小、营养价值高的食物，如动物性食品等；减少营养价值低而体积大的食物，如土豆、红薯等。对于一些含能量高的食物，如白糖、蜂蜜等甜食宜少吃或不吃，以防降低食欲，影响其他营养成分的摄入量。有水肿的准妈妈，食盐量每日应限制在5克以下。同时，还应避免辛辣等刺激性强的食物。

孕期日历

准妈妈为即将到来的分娩做好准备吧。

第230天

# 临产前要做哪些准备

分娩前后要涉及很多方面的问题，所以准妈妈和家人在妊娠晚期就应该做好充足的准备，以保证分娩能顺利进行。

## 准妈妈的准备

**放松心情**：认识到分娩是自然的生理过程，在身心条件最好、最轻松的状态下迎接分娩。

**为宝宝准备用品**：参看第210天。

**自己用品的准备**：将坐月子期间穿用的内衣、外衣准备好，洗净后放置在一起，如家中现有的不够，要尽快购买或制作；内衣选择纯棉制品，因纯棉制品在吸汗方面较化纤制品优越，穿着比较舒服；上衣要选择易解、易脱的样式，这样就比较适宜产期哺乳和室内活动的特点；上衣应以保护身体，方便哺乳的样式为主；裤子可选购比较厚实的针织棉纺制品，如运动裤，既保暖，又比较宽大，穿着舒适，同时还很容易穿脱。

## 准爸爸的准备

准爸爸要加快节奏，高质量地做好妻子产前的各项准备，迎接小宝宝的出世。

**清扫布置房间**：在妻子产前应将房子收拾好，以便使妻子愉快地度过产假期，使宝宝出生在一个清洁、安全、舒适的环境里。要注意房间的采光和通风条件尽可能完善；要采取措施消灭蟑螂、蚂蚁等有害生物。如果房间少，不能专为妻子和宝宝安排一间的话，可用家具为妻子和宝宝隔一个小间，以减少外界的干扰。

**清洗衣物被褥**：将家中的被褥、床单、枕巾、枕头拆洗干净，并在阳光下暴晒消毒；妻子坐月子时需穿的衣服，如果是旧衣服，丈夫也应当在妻子临产前洗干净，暴晒消毒之后放置好。

**购买食品和其他日常用品**：丈夫在妻子生产前应准备充足的厨房用品，如食用油、龙须面、小米、大米、红枣、面粉；购买2000克红糖，5000克鲜鸡蛋；适量的花生仁、芝麻、黑米、海带、核桃等。

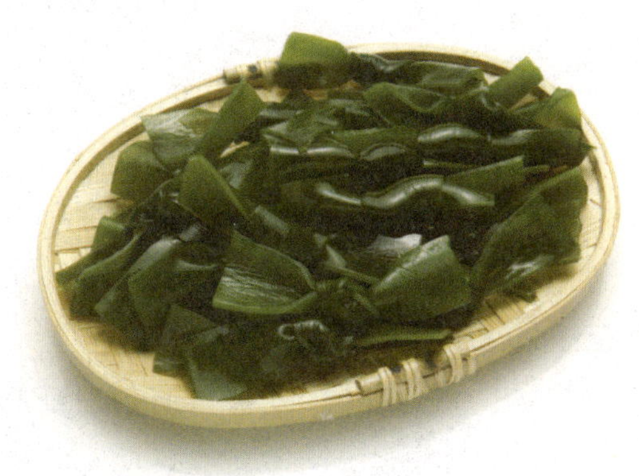

# 第231天

准妈妈可准备一个待产包。

## 准妈妈的待产包里要放哪些东西

一般准妈妈和准爸爸在入院准备上没什么经验，不妨请教有经验的亲朋好友，早做准备才能有条不紊。

### 现金、证件

办住院手续时需要用的钱款。准爸爸和准妈妈的身份证、户口本，准妈妈的保健手册、病历本等。

### 准备好换洗的衣物

两件前开襟的女式睡衣；

短袖汗衫和护腿套裤（用于替换女睡衣使用）；

一次性纸内裤1包；

衬衣和拖鞋；

舒适的短袜；

若干套舒适的长衬裤或者一次性连裤袜；

两副喂奶胸罩；

乳头吸湿垫片（胸垫）；

出院回家时要穿的衣服；

几个盛放换洗衣服的塑料袋。

### 准备好分娩当天吃的食品

如巧克力、果汁、鸡蛋、面条、红糖等，其中红糖要预先蒸煮一下。

### 入院分娩的必需用品

2～3包产妇卫生巾；一小包洗衣粉；湿纸巾多准备几包；牙刷、牙膏、漱口液、洗发液、香皂、护肤液、药棉、乳头霜等；一条新的擦脸巾，一条备用的手巾，一条洗下身的毛巾；脸盆至少2个，洗脸，擦身各一个；热水瓶、杯子、保温桶、面纸、发夹和发带、柔性饮用吸管、透明硬糖或葡萄糖、带有秒针的手表或闹钟、一只小录音机或CD播放机、书刊杂志等轻松消遣性读物、照相机、笔记本、笔。

### 宝宝用品

如吸奶器、奶瓶、奶粉、包被、尿布、毯子、小褥子、小枕头等，还要根据季节为宝宝准备好衣服。婴儿服要求用棉布料裁制，最好做成斜大襟式样，和尚领，不用纽扣用带子，尿布最好用旧棉布裁制，要求柔软、吸水。

一般在孕9月的第1周或第2周，胎头就开始入盆了。

第232天

# 胎头什么时间开始入盆，会有什么感觉

一般在孕9个月的第一周或者是第二周，胎儿的头部就能入盆了。

在分娩之前，胎儿会使其头部通过母体的骨盆入口进入骨盆腔，从而使其身体的位置得到巩固，这就是医学上所说的入盆，入盆是分娩的前奏，一般初产妇入盆后2～3周就可能分娩。

胎儿的入盆时间也因人而异，晚的可能会在37～38周入盆，还有的可能直到开始生产前都不会入盆。不过即使胎儿早早入盆，也不意味着准妈妈就会提前生产。

## 胎儿入盆的感觉

胎头入盆的时候，由于胎头下降，压迫到了膀胱，准妈妈会觉得尿意频繁，还会感到骨盆和耻骨联合处酸疼不适，腹部阵阵发紧和有坠痛感，不规则宫缩的次数也在增多，这些都表明胎儿在逐渐下降。

## 胎儿是否入盆的判断

一般通过产检可以知道胎儿是否入盆，如果胎位是横位或臀位，一般胎儿不能入盆。一般不能入盆的原因有：胎儿头与骨盆不对称、胎儿过大、脐带绕颈、胎头不能下降、前置胎盘，这些都容易导致胎膜早破，而要采取剖宫产。

## 准妈妈要注意

如果准妈妈的体格很棒，腹部肌肉的弹性非常好，建议准妈妈放松肚子上的肌肉，并尽量让腹部向前挺，减轻胎儿入盆的困难；如果准妈妈是长时间都坐着的办公族，建议准妈妈不管什么时候，只要是坐下，就一定注意向前倾斜着坐，让膝盖低于臀部，这会有助于胎儿的背部转向准妈妈的前面并向下移动。

## 准妈妈经验分享

准妈妈不要随便服用钙片，以防结石。孕晚期钙需要量虽然较多，但准妈妈不能因此而盲目地大量补钙。如果是过量地加服钙片、维生素D等药物，就有可能造成钙过量吸收，使准妈妈患上肾结石、输尿管结石。

第233天

准妈妈要增强对会阴部肌肉的锻炼。

# 怎样才能避免会阴侧切

会阴部位的血液循环很好，血流量充足，所以会阴侧切伤口愈合的能力非常好，准妈妈不要过分担心。

是否进行会阴侧切手术要听医生的指导和安排，不要盲目拒绝。会阴侧切手术能使已处在缺氧状态下的胎儿迅速娩出，脱离危险；能使产道出口扩大，防止早产儿颅内出血；能使第二产程缩短，预防患有妊高征的产妇发生“抽风”等。而且会阴切口整齐，易于缝合，愈合好，一般3～5天可愈合，疤痕小，恢复好，不留后遗症。

## 需要会阴侧切的情况

（1）会阴弹性差、阴道口狭小或会阴部有炎症、水肿等情况，胎儿娩出时难免会发生会阴部严重的撕裂。

（2）胎儿较大，胎头位置不正，再加上产力不强，胎头被阻于会阴。

（3）35岁以上的高龄准妈妈，或者合并有心脏病、妊高征等高危妊娠时。

（4）子宫口已开全，胎头较低，但是胎儿有明显的缺氧现象，胎儿的心率发生异常变化，或心跳节律不匀，并且羊水混浊或混有胎便。

（5）借助产钳助产时。

如果出现以上这几种情况，千万不要迟疑，应该尽量配合医生，尽早实行侧切。

## 预防会阴侧切

怀孕期间应稍加控制饮食、避免胎儿过大，并养成运动的好习惯，不但可以使产程较为顺利，也可以减少会阴被切的概率。准妈妈在孕5～6个月后要少吃淀粉类食物，增加蛋白质的摄取，可以减少体重增加的速度、避免胎儿过大；多散步、爬楼梯和练习拉梅兹呼吸法等，加强肌力，帮助生产。

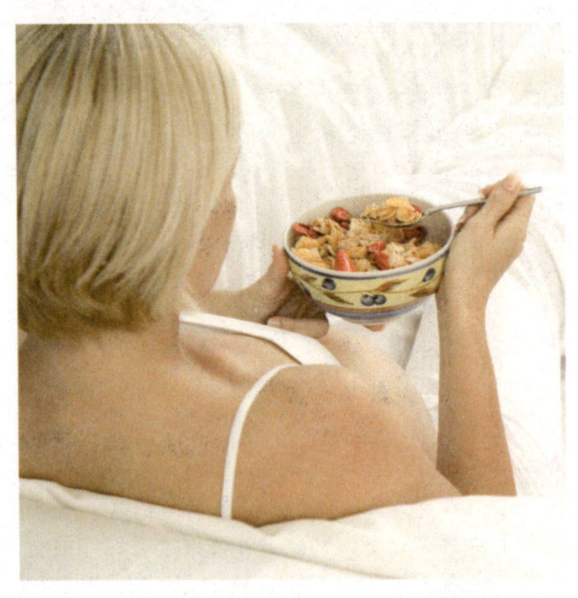

香蕉是有名的快乐食品。

# 第234天

## 给准妈妈带来好心情的食物

准妈妈适当吃一些大豆、香蕉、菠菜、南瓜等食物，能使心情变好。

不好的情绪和心理无论对准妈妈还是胎儿都会产生不良的影响，所以准妈妈要学会自我调节与放松。以下食物可以帮助准妈妈赶走坏情绪：

### 豆类食品

大豆中富含有人脑所需的优质蛋白和8种必需氨基酸，这些物质都有助于增强脑血管的机能。身体运行畅通了，准妈妈心情自然就舒畅了。

### 香蕉

香蕉可向大脑提供重要的物质酪氨酸，使人精力充沛、注意力集中，并能提高人的创造能力。此外，香蕉中还含有可使神经"坚强"的色氨酸，还能形成一种叫做"满足激素"的血清素，它能使人感受到幸福、开朗，预防抑郁症的发生。

### 菠菜

菠菜除含有大量铁质外，更有人体所需的叶酸。

### 南瓜

南瓜富含维生素$B_6$和铁，这两种营养素能帮助身体所储存的血糖转变成葡萄糖，葡萄糖正是脑部唯一的燃料。

### 樱桃

长期面对电脑的准妈妈会有头痛、肌肉酸痛等毛病，可吃樱桃改善状况。

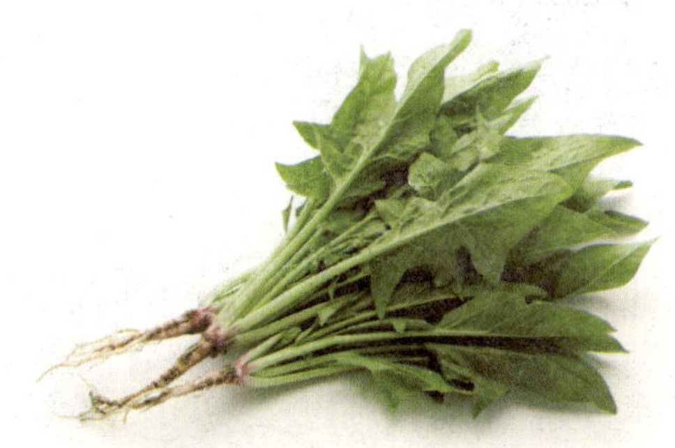

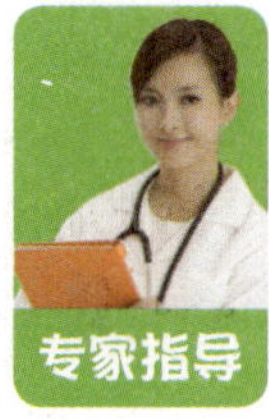

专家指导

准妈妈吃豆制品要适量，如果食用过多，人体正常铁元素的吸收功能会受到抑制，从而导致准妈妈出现不同程度的疲倦、嗜睡、贫血、身体无力等症状。豆制品含有丰富的蛋氨酸，准妈妈如果长期吃过多豆制品，蛋氨酸在酶的作用下，可转变为同型半胱氨酸，从而损伤动脉管壁内皮细胞，促使胆固醇和甘油三酯沉积于动脉壁中，极易造成动脉硬化。

# 第235天

待产时，准妈妈可以任选一种让自己感到舒适的姿势。

# 正确的待产姿势有利于准妈妈放松

待产的时候，准妈妈可以尝试各种各样让自己舒适的姿势，只要自身更舒服一些，所有的姿势都无所谓对错。

## 保持直立

在早期宫缩期间使自己俯撑在附近的一个平面上，例如，椅子的座位或者医院的床，根据平面高低，必要时可以跪下。

## 朝前坐下

面对椅子坐下，把一个坐垫或枕头放在椅背上方。头靠在交叉起来的前臂上，保持两膝分开。也可以在椅子的座位上放一个坐垫。

## 倚靠在丈夫身上

临分娩的早期，宫缩时可以俯依在丈夫的身上，这样便于按摩准妈妈背部和两肩。

## 身体向前跪着

两腿分开跪下，身体放松朝前倾靠在一块坐垫或枕头上。尽量做到背部保持平直。两次宫缩的间歇期可侧着坐一下。

## 趴在地上

双手和两膝着地，趴在地上，来回倾斜骨盆。背部不要拱起。在两次宫缩的间隙，身体放松，重心向前移，把头放在两臂上休息。

在第一产程与第二产程的过渡产程期间，是一段比较艰难的时期，这段时期可以采用以下的姿势：可往前靠在丈夫身上，如果在高窄的医院产床上，会感觉更安全。把双腿放在凳子上，膝部互相分开。

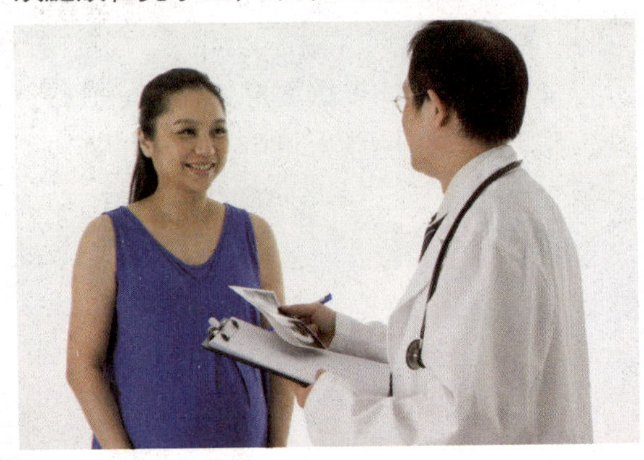

### 准妈妈经验分享

孕晚期，准妈妈应少吃热性补品，以防难产。此时，准妈妈易出现内热，在内热的基础上，如果准妈妈再经常服用温热性的补药、补品，包括一些温热性的食品，如人参、鹿茸、鹿角胶、桂圆、荔枝、胡桃肉、羊肉、狗肉等，势必导致阴虚阳亢，气机失调，气盛阴耗，血热妄行，引起鼻出血、口干、口腔溃疡、脸上长痘痘等症状，还可能加剧水肿、高血压、便秘等，甚至发生见红、流产或死胎等情况。

孕期日历

准妈妈要根据自身情况选择合适的医院。

第236天

# 如何选择适合自己的产科医院

选择资质、名气和规模好的医院，考虑离家的远近、方便程度等，对于接生这样的“常规任务”，其实一般大医院的产科都能胜任。

## 医院的选择

最好在孕期产检的医院进行生产，选择服务态度好、口碑好的医院，以及不太拥挤、离家近的医院。

## 什么时候入院

如果是初准妈妈，一般产程有10多个小时，可以根据去医院的路途远近及交通条件，把握入院时机。

没必要去那么早，在预产期前1～2天入院是比较适合的。

对于没有妊娠并发症的准妈妈，在预产期前后1～2天入院。过早入院待产，在医院中会吃住不习惯，特别是睡眠不充足，会精神紧张，心情烦躁，也容易疲劳，反而会给待产的准妈妈带来负面影响。相反，准妈妈如果因没有产兆出现而迟迟不入院，则可能会发生过期妊娠（妊娠超过预产期两周）。

## 如有异常及时入院

若有胎膜早破或阴道流血，不管是否临产应随时入院；若有胎儿生长迟缓、妊高征、胎位不正、妊娠合并肝炎、心脏病、肾炎、糖尿病等并发症或合并症的准妈妈应根据医生意见决定入院时间；有剖宫产史的准妈妈须于预产期前2周左右入院待产；若胎动消失、胎心异常均应及时住院作进一步监护。

若发现已经破水，应立即到医院看急诊。去医院的途中，还要注意一定要保持头低脚高的平卧体位，以免羊水流出太多影响婴儿顺利产出。

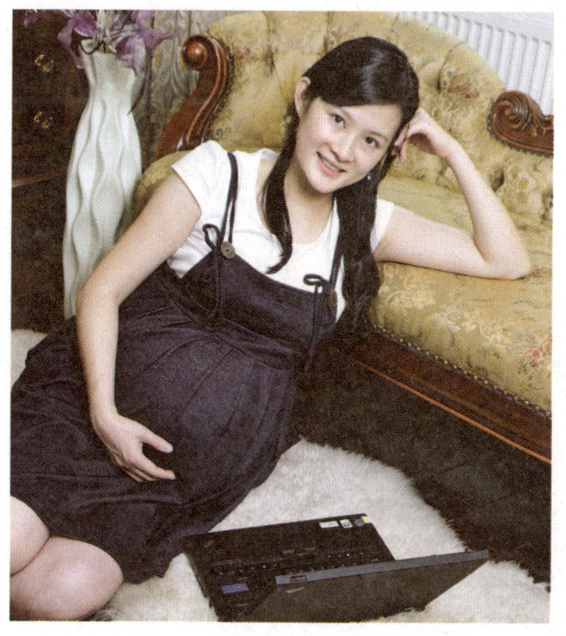

# 第237天

羊水过多或过少都不好。

# 防治羊水异常问题

所谓羊水，是指怀孕时子宫羊膜腔内的液体。在整个怀孕过程中，它是维持胎儿生命不可缺少的重要成分。

## 羊水多少的判断

羊水的多少主要靠超声诊断法来判定。羊水的数量，一般来说会随着怀孕周数的增加而增多，在20周时，平均是500毫升；到了28周左右，会增加到700毫升；在32～36周时最多，1000～1500毫升；其后又逐渐减少。因此，临床上是以300～2000毫升为正常范围，超过了这个范围称为“羊水过多症”，达不到这个标准则称为“羊水过少症”，这两种状况都是需要特别注意的。

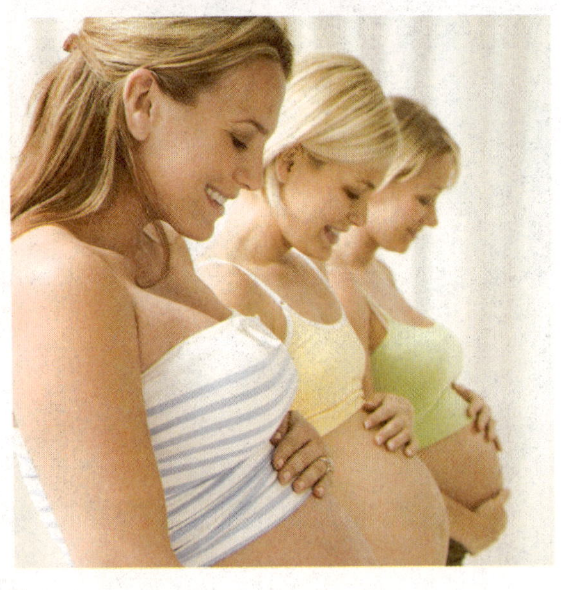

## 羊水过少

羊水过少存在许多危害，子宫发生收缩时，宫内的压力直接作用于胎盘及胎儿，会影响胎盘和脐血循环，导致胎儿供氧不足，甚至造成胎儿窒息死亡。羊水过少还会直接延缓产程，胎儿大多“姗姗来迟”，而且先天不足。

这时要由医生检查确定，是胎内治疗还是提早生产，或是足月生产再治疗。

## 羊水过多

常常提示胎儿或母体方面存在着病变，常见的有胎儿畸形，如无脑儿、水脑儿、脊柱裂、脐膨出等，也有可能是双胞胎所致，或是妊娠合并糖尿病、母儿血型不合，或是胎盘过大等。羊水过多，首先应查明原因，针对疾病进行治疗。

羊水偏多没有症状的准妈妈应严密观察其发展，一旦出现症状，则应及时进行治疗。假若中度羊水过多，可通过忌盐饮食、利尿药物应用以缓解病情，也可在医院通过穿刺的办法减少羊水。

孕期日历　准妈妈发生病态水肿时要警惕子痫。

# 第238天

## 病态水肿的准妈妈应警惕子痫

先兆子痫是妊娠晚期发生的一种疾病，会造成准妈妈抽搐，危及准妈妈及胎儿的生命。

发生轻度先兆子痫，并无明显症状。因此，应该定时做所有的产前检查，以便及早发现这种疾病。严重的先兆子痫主要症状为浮肿、高血压和蛋白尿，伴有头痛、眩晕、眼冒金星、视力模糊、上腹部不适、呕吐等，甚至可能发生抽搐、昏迷；重者重复发作，昏迷不醒，甚至死亡。

### 预防先兆子痫

妊娠后，一定要定期检查，一旦发现高血压、水肿、蛋白尿时，及时服用降血压的药物，将体内过多液体排出，并防止其他的并发症。

（1）准妈妈注意饮食、睡眠、休息的合理调节，多吃些含蛋白质丰富的食物，多吃蔬菜，并补充铁剂和钙剂，少吃咸味食品；左侧位休息，以改善胎盘的血液循环。

（2）要做好产前检查。准妈妈若有头痛、头昏、眼花等症状时，应及时检查和治疗，以防发病。

（3）一旦发生子痫，要经常有家人照顾，护理准妈妈，以免发生意外。

### 准妈妈先兆子痫的处理

在子痫发生时，应争取在病人牙关紧闭之前，尽快在其上下牙齿之间塞进一个用纱布或手绢包好的筷子，以防其抽搐中咬伤口唇或舌部；同时呼叫救护车准备入院治疗；及时擦去病人口边的呕吐物，以免因误吸而产生窒息；防止准妈妈从床上跌下摔伤；绝对禁止在准妈妈全身抽搐时，强力按压抵抗其肌肉的抽搐活动；禁止在准妈妈神志不清时给其吃药喝水，以免呛入气管中引起窒息；使准妈妈取侧卧位，以减轻妊娠子宫对腹腔大血管的压迫，同时也可防止其呕吐。

另外，在等待救援期间，必须注意温度的变化，避免声音和亮光的刺激，防止子痫再次发作；可将病人卧室内的窗户用厚窗帘遮蔽、减弱灯光、禁止喧哗。

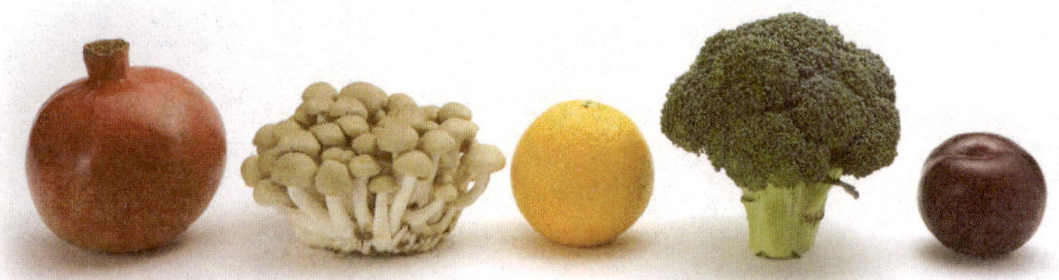

# 第239天

准妈妈要做好产检，预防胎盘早期剥离。

## 胎盘早期剥离需警惕

胎盘早期剥离（简称早剥）危害很大，准妈妈要定期产检，做好预防。

### 影响胎盘早剥的因素

准妈妈患有妊娠高血压综合征、慢性肾病等疾病，都可导致胎膜破裂出血；准妈妈腹部受到撞击等外伤，可引起底蜕膜血管的破裂、出血，导致胎盘早剥；胎膜早破，羊水流淌速度过快、过多，宫腔容积突然缩小，引起子宫壁与胎盘之间错位和出血；子宫静脉压升高，如有仰卧位综合征。

### 胎盘早剥的预防

（1）定期进行产前检查，做好孕期保健，及时发现和治疗妊高征等妊娠并发症和合并症。

（2）妊娠晚期禁止性生活，避免腹部遭到碰撞等外伤，导致胎盘早剥。

（3）妊娠期，尤为妊娠晚期应避免长时间仰卧，采取侧卧位休息。

（4）妊娠中晚期，出现腹痛和阴道出血时，应及时就诊，有胎盘早剥的高危因素者更应及时就诊，千万别贻误就诊时间，以免酿成严重后果。

### 胎盘早剥的处理

一旦发生胎盘早剥，原则上应争分夺秒地让胎儿娩出，切忌拖拖拉拉，延误急救时机。只有在胎儿产出，胎盘跟着排出后，控制准妈妈出血，子宫才能迅速收缩而止血。

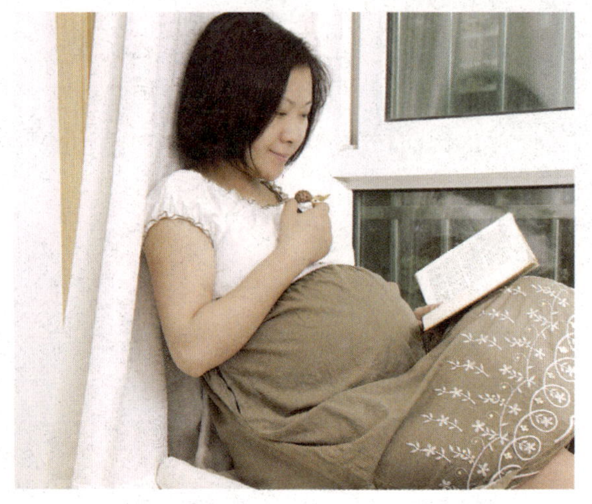

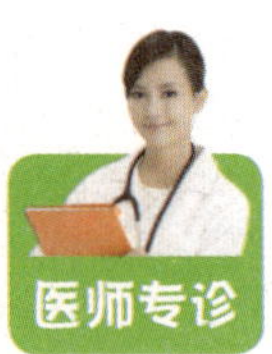


正常时胎盘是在第三产程，即胎儿娩出后才从子宫壁剥离而排出的。胎盘附着于子宫壁的位置正常，而在妊娠后期胎儿尚未娩出时，胎盘部分或全部自子宫壁剥离就是胎盘早期剥离。这种症状发生在妊娠后期，对准妈妈和胎儿有很大危险。

孕期日历 准妈妈少吃多餐比较好。

第240天

# 准妈妈要注意少量多餐

孕晚期，准妈妈不宜吃得过饱，但为了保证摄入充足的营养，每天要多吃两顿。

很多准妈妈都有这样的疑惑：孕晚期，一方面要保证宝宝的营养，还要为分娩储备体力；另一方面，又要防止营养过量，造成肥胖或宝宝过大，引起流产。

其实，这个度确实是比较难把握的，我们可以通过一些小方法来轻松搞定。

（1）避免高糖、高脂肪食物，这些食物很难控制好，一不小心就热量过剩，所以要少吃。饮食上肉类以禽肉为主，多吃鱼，畜肉要少吃。

（2）吃饭只吃八分饱。吃饭要细嚼慢咽，这样就不会过饱，最好是饭前能喝一碗汤，这样可以轻松控制热量过度。

（3）要少量多餐，孕晚期一次不要吃太多，可以吃一些加餐，不仅可以保证营养，还能降低肠胃的压力，一天5餐或6餐都可以。

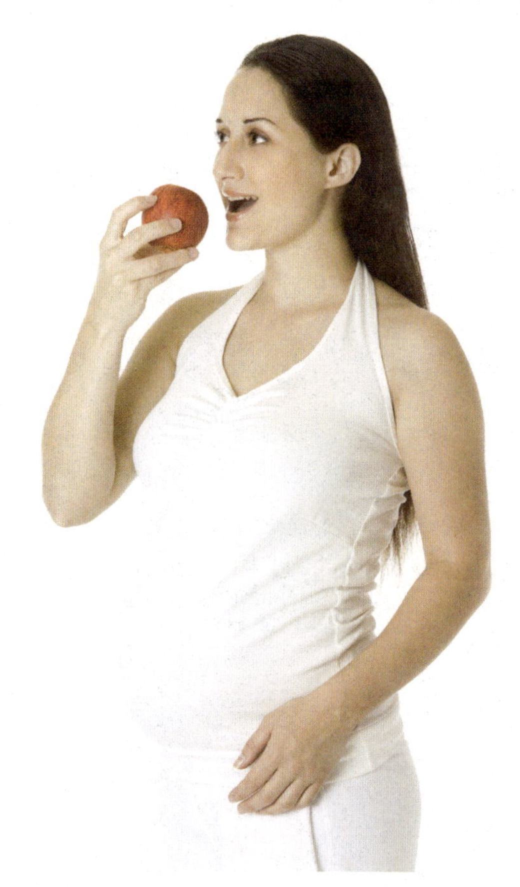

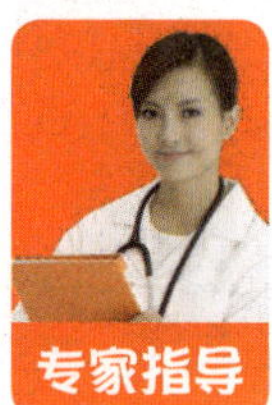

专家指导

准妈妈在冬季，不仅要注意保暖，还要注意保持卧室温度，防止受寒。但是要开窗通风，保持室内空气清新、氧气充足，可在天暖的中午或早晨多开窗子，换入新鲜空气。准妈妈居室的温度保持在20～22℃为宜，温度不宜过高，冬天取暖温度过高（如25℃以上）会使人感到精神不振，头昏脑胀，全身不适。

# 第241天

准妈妈也可以选择国学启蒙经典读给胎儿听。

## 国学启蒙——《三字经》选读

《三字经》短小精悍、朗朗上口，其涵盖了历史、天文、地理、道德以及一些民间传说，内容极其丰富。

人之初，性本善。性相近，习相远。
苟不教，性乃迁。教之道，贵以专。
昔孟母，择邻处。子不学，断机杼。
窦燕山，有义方。教五子，名俱扬。
养不教，父之过。教不严，师之惰。
子不学，非所宜。幼不学，老何为。
玉不琢，不成器。人不学，不知义。
为人子，方少时。亲师友，习礼仪。
香九龄，能温席。孝于亲，所当执。
融四岁，能让梨。弟于长，宜先知。
首孝悌，次见闻。知某数，识某文。
一而十，十而百。百而千，千而万。
三才者，天地人。三光者，日月星。
三纲者，君臣义。父子亲，夫妇顺。
曰春夏，曰秋冬。此四时，运不穷。
曰南北，曰西东。此四方，应乎中。
曰水火，木金土。此五行，本乎数。
曰仁义，礼智信。此五常，不容紊。
稻粱菽，麦黍稷。此六谷，人所食。
……

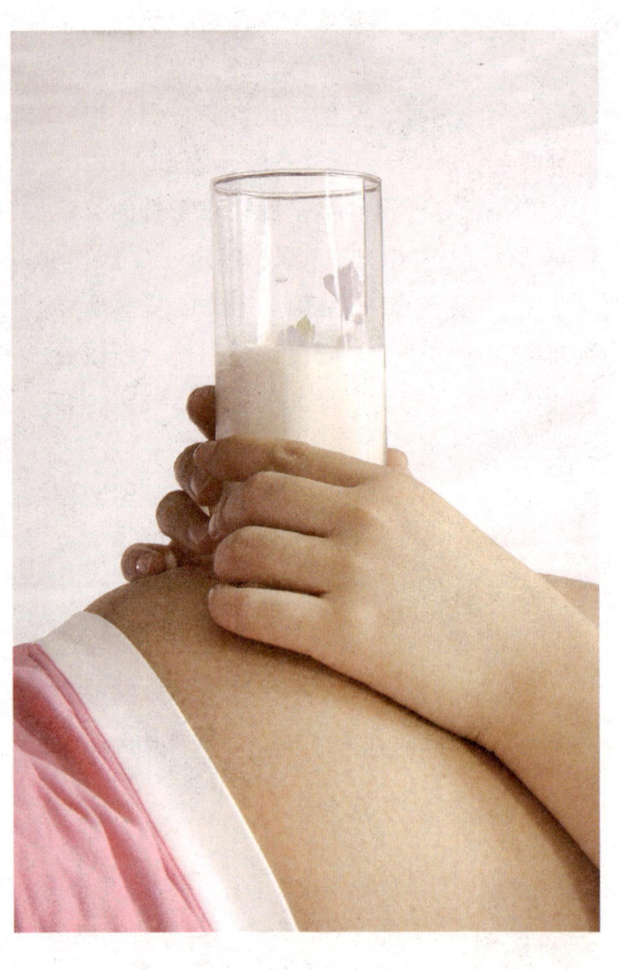

# 准妈妈的产前训练

产前训练是为分娩做准备，是为准妈妈设计的一整套临产前和分娩时配合助产动作的训练方法。

孕晚期的产前训练，主要是为顺利分娩做准备，练习一些有利于分娩的辅助动作，以缓和分娩时宫缩的疼痛，减轻分娩时发生的肌肉疲劳和疼痛。还可使准妈妈放松，减少能量消耗。也包括练习分娩时使劲的动作，以防止产时不会使劲。

一般，辅助练习从妊娠32周时开始，过早做有早产危险。练习要有毅力，每天坚持练习，有早产征兆的准妈妈最好不要练习。

## 腰部运动

以双手扶椅背慢慢吸气，同时手臂用力，脚尖立起，使身体向上，腰部挺直，使下腹部紧靠椅背，然后慢慢呼气，手臂放松，脚还原，早晚各做5~6次。这样做可以在生产时加强腹压及会阴部弹性，使胎儿顺利娩出。

## 腿部运动

以双手扶椅背，右腿固定，左腿做360°转动，做完还原，换腿继续做，早晚各做5~6次。这样做可加强骨盆附近肌肉及会阴部弹性。

## 腹式呼吸运动

平卧在柔软的地垫或床上，腿稍屈，闭口，用鼻吸长气，使腹部凸起，肺部不动，吸气越慢越好，然后慢慢吐出，使腹部渐平。每天早晚各做10~15次即可。如此做在生产前阵痛时可以松弛腹部肌肉，减轻痛苦。

## 闭气运动

平躺深吸两口大气，立即闭口，努力把横膈膜向下压如解大便状(平时在家练习时勿真的用力)，每天早晚各做5~6次。这个动作平时可练习，实际用上是在生产时子宫口全开之后做，可加强腹压，帮助胎儿较快娩出。

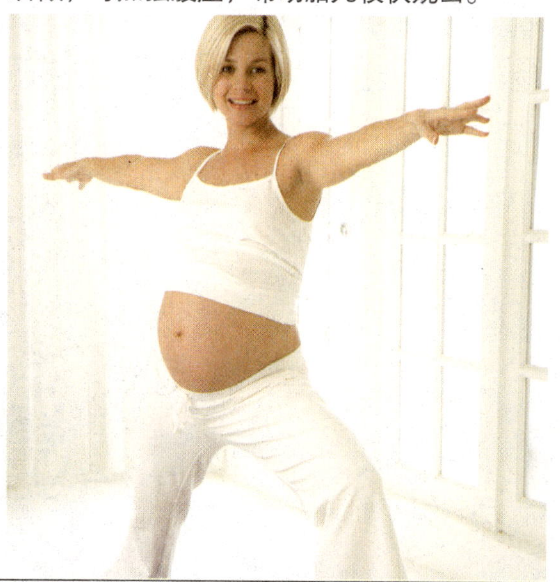

# 第243天

准妈妈跟胎儿玩一玩脑筋急转弯吧。

## 准妈妈玩玩脑筋急转弯

脑筋急转弯可以让准妈妈大脑得到锻炼，活跃气氛，同时促进胎儿的大脑发育。

什么车子寸步难行？

——答案：风车

早晨醒来，每个人都要做的第一件事是什么？

——答案：睁开眼睛

太平洋的中间是什么？

——答案：是平字

用什么可以解开所有的谜？

——答案：答案

做什么事要从头来？

——答案：剃头

什么东西掉进水里不会湿？

——答案：影子

什么东西越剪越大？

——答案：洞

一双鞋卖16元，一只鞋卖多少钱？

——答案：不卖

张飞的母亲姓什么？

——答案：姓吴（解：无事生非）

什么时候时钟会响13下？

——答案：坏的时候

什么花不能摸？

——答案：火花

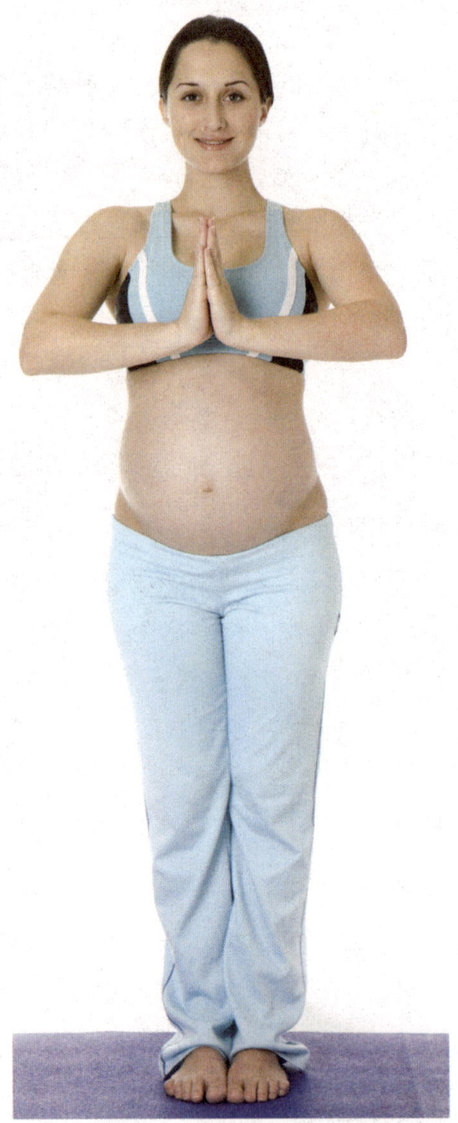

# 胎膜早破的护理方案

胎膜早破是指分娩时的阵痛尚未发生，但突然有像温水一样的分泌物从阴道中流出，人们俗称为破水。通常，胎膜破裂发生在规律宫缩之后则为正常现象，胎膜早破则发生在分娩12小时之前、无规律宫缩时。

## 预防胎膜早破

为保障母子安全，应积极预防胎膜早破，加强孕期卫生，预防和治疗生殖道感染；孕晚期禁止性生活；行走、上下楼梯时，要注意身体姿势，避免负重及腹部受撞击；注意保暖，以免着凉；宫颈内口松弛者，应卧床休息，并于妊娠14周左右施行宫颈环扎术。

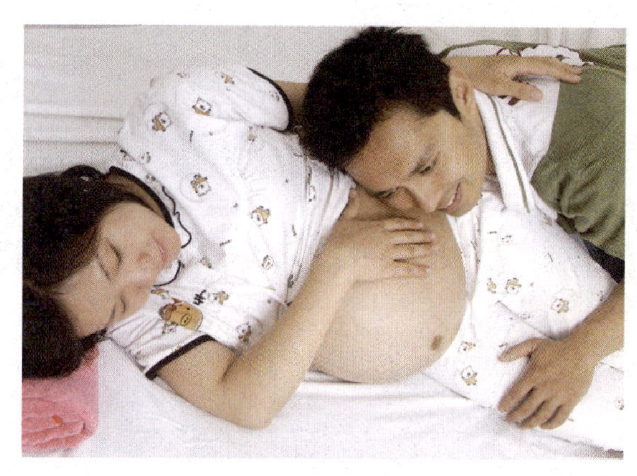

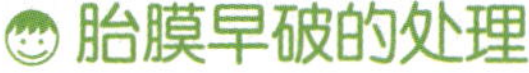

## 胎膜早破的处理

（1）准妈妈如果在家里发现阴道流水，是胎膜破裂的表现，要平卧送往医院，以免脐带脱出，危及胎儿生命。

（2）一旦发现胎膜破裂，尽量不要移动身体，可以先垫上干净、吸水性强的干燥物，抬高腰部仰卧，再静待医生的处置。羊水流出时，准妈妈极易受到细菌的感染，要注意卫生。

（3）妊娠37周后胎膜早破，准妈妈应卧床休息，不要紧张，做好分娩准备，通常在12小时内会自然临产。

(4)妊娠37周前胎膜早破，由医生根据孕周、胎儿大小等情况决定是否给予防止早产的治疗，并使用抗生素以防感染。

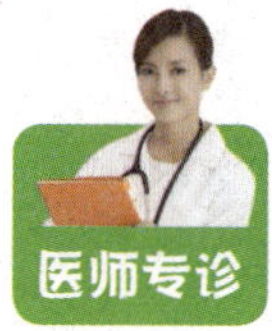

医师专诊

在妊娠晚期，很多准妈妈担心在公共场合破水，认为破水时会有大量羊水流出，但事实并不是这样可怕。首先，阵痛开始前破水并非常见，羊膜一旦真的破裂，除非躺着，否则羊水流出量不会很多。当步行或坐下时，胎儿的头部会堵着子宫颈口，羊水一般不会流出。但是要注意立即就医。

# 第245天

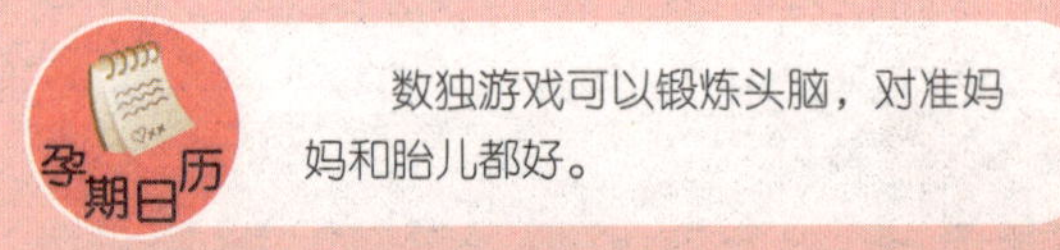

数独游戏可以锻炼头脑，对准妈妈和胎儿都好。

## 玩玩数独小游戏

数独游戏虽然玩法简单，但数字排列方式却千变万化，是训练头脑的好方法。

### 简单数独

| 2 |  | 1 | 6 | 3 | 4 |
|---|---|---|---|---|---|
|  | 4 | 6 | 2 | 5 |  |
| 1 | 2 | 5 |  | 6 | 3 |
| 4 | 6 | 3 | 5 |  | 2 |
|  | 1 | 4 |  | 2 | 6 |
| 6 | 3 | 2 | 1 |  | 5 |

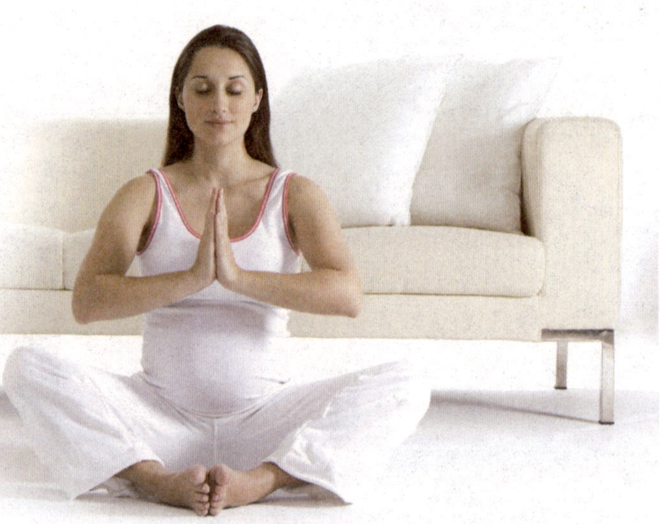

### 中级数独

| 3 | 1 | 2 |  | 9 | 5 |  | 7 | 6 |
|---|---|---|---|---|---|---|---|---|
| 5 |  | 9 | 1 |  | 7 |  | 8 | 2 |
| 4 |  | 7 | 2 | 6 | 3 | 5 |  |  |
| 9 |  |  | 7 |  |  | 2 | 4 |  |
|  | 2 | 8 |  | 1 |  |  | 9 | 3 |
|  | 3 |  | 9 | 8 | 2 |  | 5 | 7 |
|  | 4 | 5 | 6 |  |  |  | 3 | 1 |
| 1 | 7 |  | 3 | 5 | 8 | 9 |  | 4 |
| 8 |  | 3 | 4 | 2 |  | 7 |  | 5 |

|  |  | 3 |  |  | 2 |  | 4 | 1 |
|---|---|---|---|---|---|---|---|---|
| 4 |  | 1 | 9 |  |  |  | 2 | 6 |
|  |  |  | 4 |  |  | 9 |  |  |
|  | 3 |  |  |  |  | 5 | 1 | 8 |
|  | 5 | 9 |  |  |  | 2 | 6 |  |
| 2 | 1 | 4 |  |  |  |  | 9 |  |
|  |  | 7 |  |  | 8 |  |  |  |
| 1 | 8 |  |  |  | 9 | 4 |  | 7 |
| 9 | 6 |  | 7 |  |  | 1 |  |  |

孕期日历　有好几种方法可推算准妈妈的预产期。

第246天

# 如何推算预产期

预产期就是预计分娩的日期，孕期共为280天，预产期就是指从最后一次月经开始日算起的第280天。正常产期(满产期)定义为预产期的前2周或后2周内。也可将最后一次月经来潮的月份减掉3（不足者加上9），而日数加上7，即为预产期。

**预产期的推算可采用如下方法，其中第一种最为常用：**

（1）最后一次月经计算法：这是最简单的计算方法。将最后一次月经来潮的月份减掉3(不足者加上9)，而日数加上7，即为预产期。例如：最后一次月经从4月5日开始，预产期则为翌年1月12日。

（2）以受精日计算：若知道受精日，从这天开始经过38周（266天）即为预产期。这比从最后一次月经开始日计算预产期的方法更精确。

（3）超声波断层法：对于最后一次月经开始日不确定的人而言，这是较准确的方法。由于可计算出胎囊大小与胎儿头至臀部的长度，以及胎头两侧顶骨间径数值，据此值即可推算出怀孕周数与预产期。

（4）由子宫大小推定：根据子宫底的高度测定怀孕周数。

推算预产期的目的，并不能确定真正的分娩日期，在预产期的前后两周分娩都算正常。不过推算出大致的预产期，对准妈妈及时、有计划地做相应的孕期准备是非常有益的。

## 准妈妈经验分享

到了怀孕末期，准妈妈常觉心口难受，以及感到体内湿热不适，这都属于正常现象。因为宝宝日益长大，子宫的底部上升，压迫到胃部附近，影响了消化机能及有少量的胃酸反流进入食道，令人不适。

# 第247天

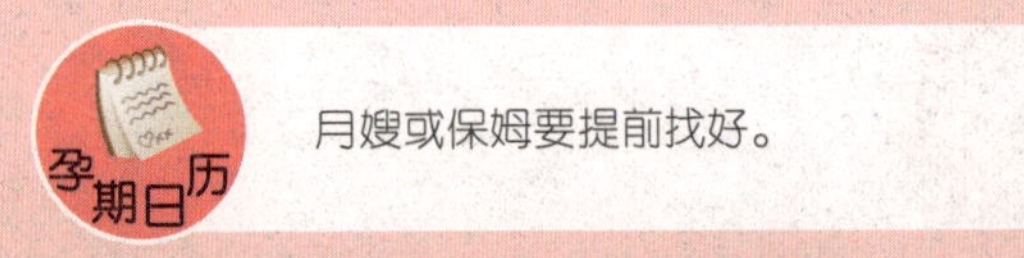


## 提前找个好月嫂或保姆

分娩之后，新妈妈很可能没有充足的体力和经验照顾孩子，所以分娩后回家立即能得到帮助就显得尤为重要。

### 月嫂是月子里的不错选择

月嫂是专门护理产妇与新生儿的专业人员，具有专业知识。

### 针对新生儿

**生活护理：**指导正确哺乳、喂养、呵护、洗澡、穿衣、换洗尿布、物品消毒。

**专业护理：**婴儿洗澡、抚触、按摩，体温测量、大小便观察，口腔、黄疸、脐部护理，发热、腹泻、便秘、啼哭的观察及护理。

**潜能开发：**早期智力开发，婴儿被动操，建立良好的生活习惯。

### 针对新妈妈

**生活护理：**营养膳食搭配、协助新妈妈全身擦浴。

**专业护理：**产褥期观察、护理，产后心理指导，协助母乳喂养、乳房保健护理。

**健康指导：**协助新妈妈做产褥操，帮助新妈妈恢复健康。

**日常服务：**新妈妈营养餐制作，为新妈妈及婴儿清洗衣物，打扫房间卫生等。

正规的月嫂都经过培训，具有相关的专业知识，在月子里请位月嫂，可以帮助新妈妈解决很多问题，是个不错的选择，但是月嫂的费用相对保姆要贵很多。

### 需要什么样的保姆

最好请一位非常可信、有经验、亲切、与家人相处和谐的保姆。

### 如何找到称心的月嫂或保姆

**（1）去有资质的口碑好的家政公司找。**多年经营、有资质的家政公司管理好、服务好，一般都可以经过试用，挑选自己满意的保姆。

**（2）听熟人介绍。**这是一个特别有效的方法，如果熟人，特别是雇过月嫂或保姆的熟人介绍用过的月嫂或保姆会比较可靠。

### 找月嫂或保姆的注意事项

不要贪图便宜；注意查看上岗资格证和体检证，并注意体检证是否过期；要先预定月嫂或保姆，再签订合同；对服务不太满意的月嫂或保姆，可以向公司提出更换要求；及时与月嫂或保姆沟通，新妈妈可以直接告诉月嫂或保姆自己的喜好和建议；不要私下与月嫂或保姆签订协议。

孕期日历 准妈妈不妨制订一份产假计划。

# 第248天

## 制订一份周全的产假计划

对上班族准妈妈来说，首先要面对的是处理产假与工作的关系，因为只有事先做好职场上的准备，才能放心休产假。

### 列出正在进行的工作单

所从事工作的不可替代性越高，交接准备工作就越复杂。准妈妈先将每一项与自己相关的工作细节仔细记录下来，之后列出工作明细表，例如工作的进度、涉及的人员、注意事项等，便于其他工作者接手。

### 确认工作代理人

在列出工作明细表后，与主管领导沟通，及早确定工作代理人。由于职务和职位的不同，你的工作代理人可能是一个人，也可能是分给不同的人负责不同的工作项目，注意交接好。

### 交接工作

在休产假前，让代理人了解你工作的脉络与流程，并提前进入工作状态，万一你出现早产症状，可轻松离开。同时，让代理人同与工作有密切联系的同事熟悉，并告知同事，代理人将在产假期间接替你的工作。

产假期间与单位保持联系。在产假期中可以与代理人通电话，看工作上有什么问题没有，如果有可以配合解决。

### 假期结束前的准备工作

产假结束前，可以与同事，尤其是工作代理人聊聊工作的进展、每件工作的最新状况，这样你一回到公司就可以迅速找回原来的感觉。

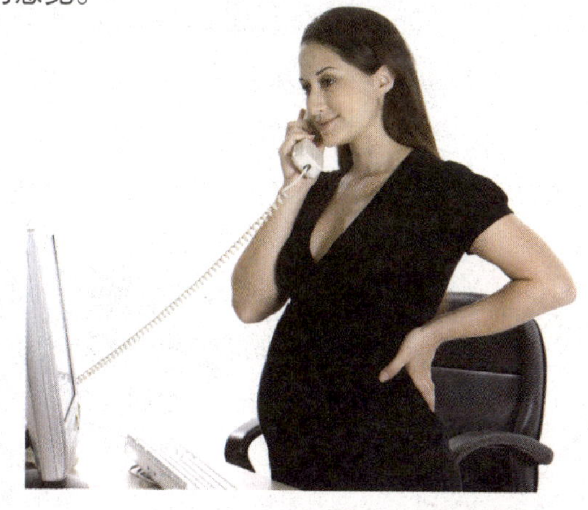

### 准妈妈经验分享

生产前就要想好在家里的什么地方给宝宝喂奶，提前准备好一把舒适的靠背椅，扶手的高度要刚好够支撑肘部，靠背的高度要合适，最好超过头部，这样方便哺乳妈妈困倦时倚靠。还可以准备一块披肩，在喂奶时盖住臂膀，防止受凉。

# 第249天

缩肛运动有助于肛门的血液循环。

## 缩肛练习对准妈妈有什么好处

为了顺利分娩，准妈妈可做一些促进肛门局部血液循环的运动：自行收缩肛门1分钟，放松后再收缩，连续3次，每日3～7次。

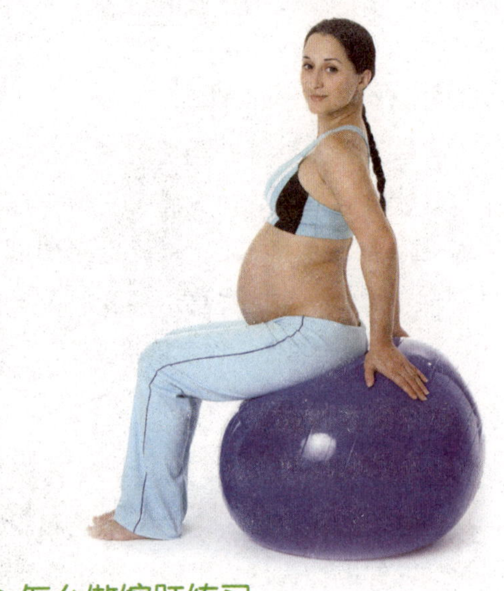

### 缩肛练习的好处

（1）孕前：缩肛练习让女性更“性福”。

收缩肛门可以锻炼耻骨尾骨肌，这是参与性生活的主要肌肉。通过这种运动，可以增强女性对性生活的感受，使其更容易获得性高潮。

（2）孕期：缩肛练习有助分娩。

医学实践表明，女性在怀孕期间如果保持适度运动，可以使她们的分娩时间缩短3小时。缩肛运动可以促进阴道的收缩，提高阴道的伸张力，帮助准妈妈更顺利地产出胎儿。

（3）孕后：缩肛练习治便秘。

缩肛治疗便秘，主要是通过肛门的节律性收缩运动，刺激肠壁感觉神经末梢，使直肠运动加强。长期坚持缩肛运动，能调节不正常的排便习惯，使之有意识地刺激直肠运动，产生便意，达到有效的治疗目的。

### 怎么做缩肛练习

取任何体位均可，先吸气，同时收缩肛门肌肉，然后屏气数秒钟，直至不能忍受，然后呼气，同时放松肛门肌肉。每日早晚各做20～30次。而且还可以通过做缩肛运动，锻炼骨盆底肌肉的张力来缓解尿频、尿急的症状。

**准妈妈经验分享**

顺利分娩是在产力、产道和胎儿均正常的状况下完成的。其中产力包括腹肌收缩力、子宫收缩力和提肛肌的收缩力。这些肌肉收缩力的强弱与日常活动和锻炼有关。如果准妈妈平时身体不动，经常卧床，很可能在分娩时发生滞产。

孕期日历 孕晚期也会出现强烈的疲劳感。

第250天

# 准妈妈如何减轻孕晚期的疲劳感

随着身体的日渐沉重，准妈妈会不可避免地遭遇疲劳感。这时，要保持规律的生活，保证足够的睡眠，不要熬夜。

由于身体的负担日渐沉重，准妈妈经常会感到疲倦，甚至一整天都不想做事。但是，准妈妈绝对不能够放任自流，一定要想办法消除疲劳感。

## 顺应身体的自然需要

比如说提早上床睡觉，并养成每天午睡的习惯，哪怕只有短短的十五分钟。睡眠能让人精力充沛，对准妈妈来说更是如此。如果你还在上班，那么不妨趴在桌子上睡一会儿，记得关掉电脑显示屏。

## 尽量调整时间安排

缩短每天的工作时间，或者看看能不能把一部分工作带回家去做。取消不必要的社交活动，减少外出时间，家务活也可以交给家人去做。

## 有助减轻疲劳感的健康零食

全麦饼干：其主要成分是小麦，能够提供糖分，保证热量供应。

干果：富含蛋白质、维生素、钙、铁等营养物质，不含胆固醇，对恢复体能有神奇效果。

奶制品：牛奶、酸奶等奶制品能够为人体提供蛋白质、维生素和钙质。

水果、蔬菜：引起疲劳的生理原因是乳酸和其代谢物在体内的堆积，使身体处于弱酸性环境，而水果、蔬菜多属于碱性食物，能够有效降低肌肉和血液的酸度，消除疲劳。

## 适度运动

尽管此时你身体非常不便，但应在尽可能的情况下做适度运动，例如近距离散步等，还是可以有效缓解疲劳感，舒缓心情的。

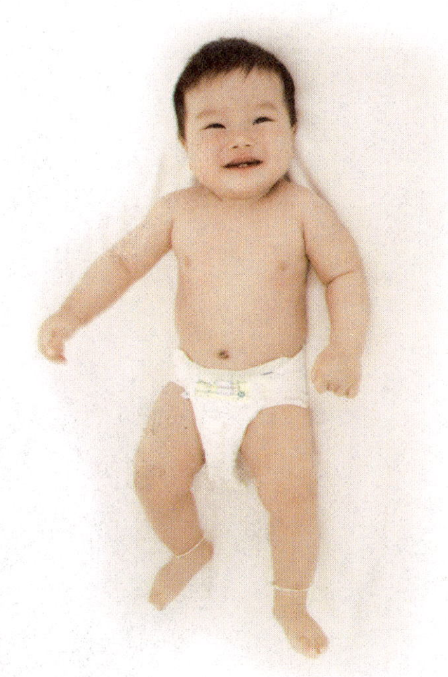

# 第251天

准妈妈可以试试难度更高的数独游戏。

## 准妈妈玩玩复杂的数独游戏

准妈妈快来看看小朋友们的创意吧，肚里的小宝宝一定会很喜欢。

### 高级数独

| 9 |  | 5 |  |  |  |  |  | 8 |
|---|---|---|---|---|---|---|---|---|
| 4 |  |  | 5 | 7 |  | 1 |  | 6 |
|  | 2 | 7 | 6 |  |  |  | 4 |  |
|  | 9 | 6 |  |  | 3 | 5 | 1 | 2 |
| 7 |  | 4 |  | 1 |  | 3 |  |  |
| 2 | 1 |  | 9 | 8 |  |  |  | 4 |
|  | 8 | 1 |  |  | 4 |  | 9 |  |
| 3 |  |  | 8 |  |  |  | 5 | 1 |
|  |  | 2 |  |  | 7 |  | 6 |  |

|  | 9 |  |  | 8 |  |  | 3 |  |
|---|---|---|---|---|---|---|---|---|
| 1 |  |  |  |  | 4 |  |  | 5 |
|  |  |  |  |  |  |  |  |  |
|  | 6 |  |  | 3 |  |  |  |  |
| 7 |  |  | 5 |  | 8 |  |  | 1 |
|  |  |  |  | 6 |  |  | 9 |  |
|  |  |  |  |  |  |  |  |  |
| 5 |  |  | 2 |  |  |  |  | 7 |
|  | 4 |  |  | 9 |  |  | 8 |  |

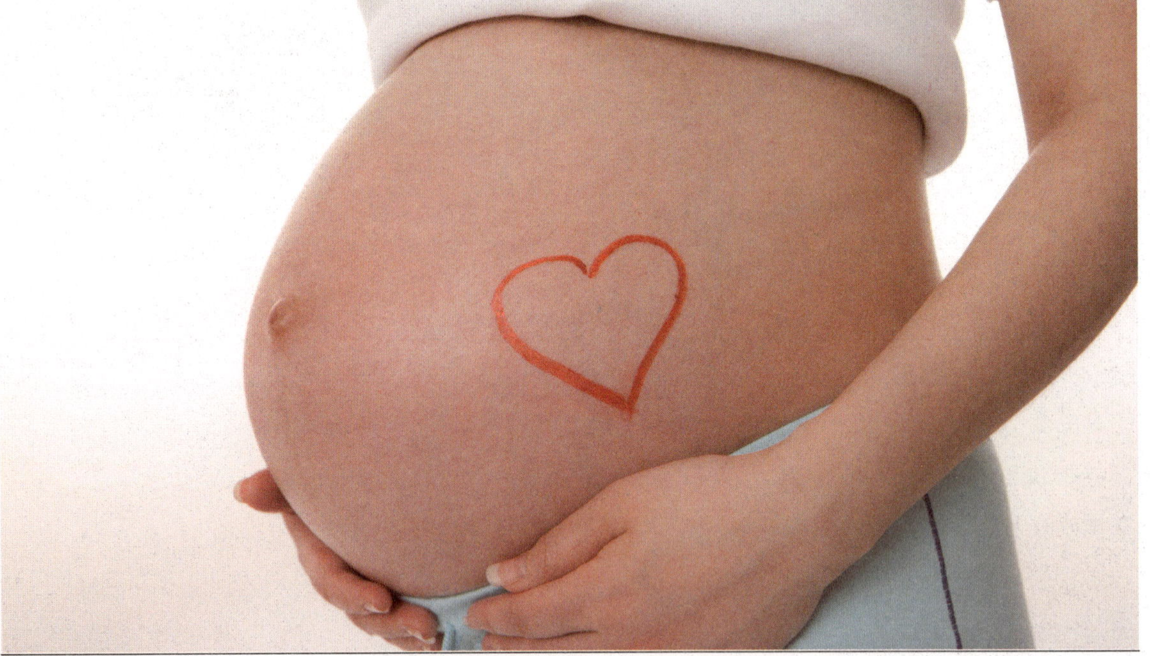

孕期日历 赶快买齐宝宝必需的生活用品吧。

第252天

# 买齐宝宝必需的生活用品

宝宝一出生，妈妈就再也没有时间逛街购物了，如果希望亲手为宝宝购置齐全，那就趁早准备吧。

## 衣：

- **和尚服**：中号、长袖，可以买大点的。多买几套。
- **尿布兜**：代替裤子，最好买腰围可调的。
- **婴儿袜子**：夏天都得用。
- **帽子**：1个就够。
- **口水肩**：2个，轮换用。
- **布尿片**：20～40条 。

## 食：

- **奶瓶**：对于新生儿，容量115克的奶瓶足够大了，但再买一个大号的更实用。
- **吸奶器**：可以将奶吸出并储存起来，无论是上班型的母亲，或是想让丈夫喂养的母亲，吸奶器是不可缺少的帮手。
- **奶嘴**：小号、十字开口。多备。
- **奶瓶刷子**：1个 。
- **消毒锅**：1个，大号 。
- **婴儿碗、勺**：大一点的时候才经常用。婴儿用的勺不容易洒水，宝宝吃药、喝水都用得着。

## 住：

- **小被子**：2条。
- **小毛巾**：多条。
- **垫被**：2张。或是婴儿毛毯。夏天垫被上面铺凉席，再铺隔尿垫子，最上面是床单。
- **爽身粉、洗发水、沐浴露、润肤露**：各1瓶。
- **睡袋**：1套，冬天可以预防宝宝踢开被子。
- **小蚊帐**：绝对有用处。
- **婴儿浴盆**：可以使宝宝洗澡更方便。
- **洗脸盆**：2个，主要还是洗衣服，宝宝专用。
- **浴巾**：擦身用，夏天还可以当被子盖。
- **湿纸巾**：多买。
- **纸尿裤**：头2个月用小号的。
- **小玩具**：鲜艳、会发声、可悬挂。
- **指甲钳**：1个，挑小号的。
- **体温计**：必备。
- **婴儿洗衣液**：初生宝宝皮肤幼嫩，最好用专业的。
- **棉签、脱脂棉**：各1包。
- **75％的消毒酒精**：1 瓶。

## 行：

- **婴儿车**：不可缺少的一样东西。
- **婴儿背带**：可将宝宝固定在妈妈的胸前。
- **婴儿座椅**：开车带宝宝出行需要。

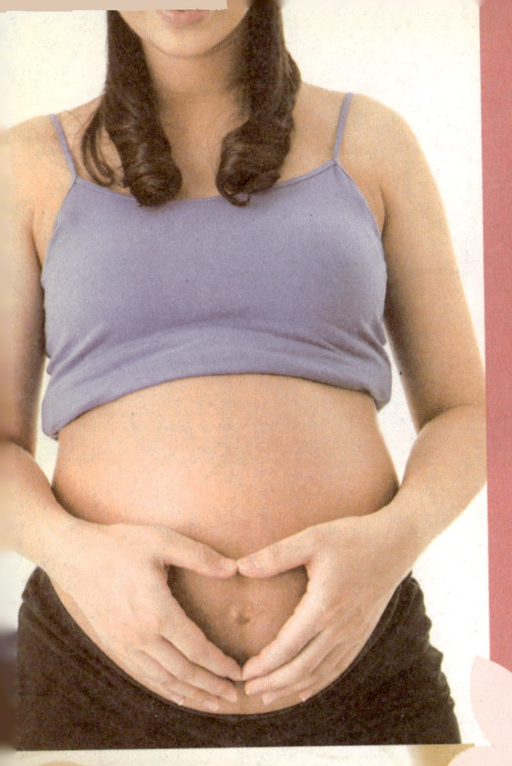

10

# 第10个月

DI-SHI GE YUE

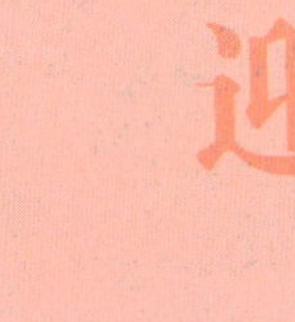

## 迎接宝宝的到来

准妈妈选择无痛分娩也需要经过医生的认可。

第253天

# 正确认识无痛分娩

选择无痛分娩的准妈妈必须经过妇产科医生和麻醉师的认真检查，得到认可后才能进行无痛分娩，不能随意选择。

## 无痛分娩

通常所说的无痛分娩法即指硬膜外阻滞镇痛分娩法，该分娩法在临床上应用最为普遍。此法是将适量浓度的局部麻醉药及止痛剂注射到准妈妈的硬膜外腔，阻断其支配子宫的感觉神经，减少准妈妈在分娩时的疼痛。

## 无痛分娩不是真的无痛

无痛分娩的无痛也只是相对的，因为分娩时用的麻醉剂用量很小，所以准妈妈仍然能感觉到宫缩的存在。无痛分娩只是设法让疼痛变得可以忍受一些而已。其实，准妈妈的精神状态若处于紧张、恐惧、焦虑、信心不足之中，也会增加对疼痛的敏感度。因此，准妈妈做好精神上的准备，也是减轻疼痛感的一个好方法。

## 无痛分娩的好处

（1）减低产痛，不影响运动神经的功能。麻醉可以阻断痛觉的传导，减低产妇在生产时的疼痛感，但却不影响运动神经的功能，所以产妇的四肢还是可以自由移动的，只是因子宫收缩而造成肚子疼痛的感觉不再明显。

（2）安全性高，但若有背部入针部位感染、凝血机能异常、血压过低、低容积性休克等状况，就不适合做无痛分娩。

（3）无痛分娩不会造成腰酸背痛等后遗症。

## 无痛分娩也有危险

无痛分娩是一种麻醉技术的应用，准妈妈要承担一定的麻醉风险。如果准妈妈的血压特别高、宫腔内有感染或存在胎儿缺氧等情况则不适合进行无痛分娩。若准妈妈患有心脏病、药物过敏史、腰部外伤史，应先咨询医生。

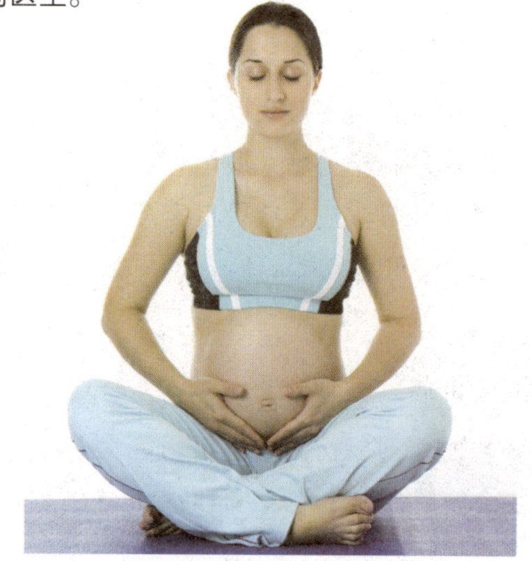

# 第254天

准妈妈要了解一些急症。

## 准妈妈要留意的急症

待产的准妈妈对于在生产过程中可能发生的紧急情况都要有所了解。

### 胎盘早剥

胎盘早剥是妊娠晚期的严重合并症，起病急，进展快，如果不及时治疗可危及母儿生命。准妈妈要加强产前检查，注意孕期保健，积极治疗高血压、慢性肾炎。

### 脐带脱垂

脐带脱垂容易造成胎儿死亡，因此一旦出现此情况，应及时娩出胎儿。孕晚期，准妈妈要了解骨盆大小、胎儿发育情况、胎位、先露入盆情况等；避免可能导致胎膜早破的因素，如性生活、体力劳动；保持个人卫生，预防阴道炎。

### 胎儿窘迫

胎儿在宫内有缺氧以致危及胎儿健康和生命的征象，称为胎儿窘迫，常表现为胎心音变慢、下降。应尽快行剖宫产术，术前做好新生儿窒息的抢救准备。

### 难产

常见的是肩难产，头位难产较少见。由于难产发生时，已无法进行剖宫术，因此，医生会使用各种助产方法帮助胎儿娩出。

### 羊水栓塞

羊水栓塞是严重而危险的产科并发症，也是产妇死亡的主要原因之一。

### 妊娠高血压综合征

妊高征会造成胎儿营养不良，准妈妈脑病变、腹部疼痛、肝指数升高、全身水肿，进而威胁母儿生命。轻度妊高征者可适当减少工作，保证睡眠；注意摄入足够的蛋白质、蔬菜，补充铁剂和钙剂。重度妊高征治疗原则为镇静降压，适当扩容及利尿，适时终止妊娠。

### 产中及产后出血

在整个生产过程中，出血量若超过500毫升，就可认为是产中及产后大出血。

### 子宫破裂

子宫破裂为产科最严重的并发症之一，常引起母儿死亡。

准妈妈要加强产前检查；随时注意自身的体重、血压变化；有剖宫产史或子宫切开手术史者，应提前住院待产；避免滥用催产素、前列腺素等子宫收缩剂。

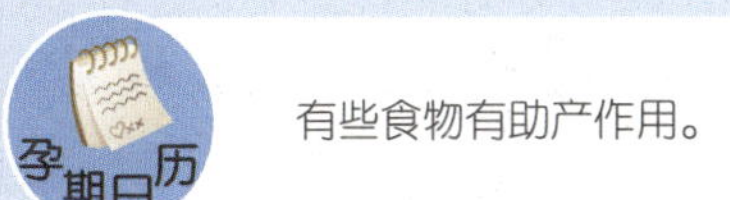


有些食物有助产作用。

第255天

# 哪些食物有助产的作用

多吃富含蛋白质、糖类等能量较高的食品，从现在开始储存分娩时需要消耗的能量。

准妈妈多吃些助产食物，也会对分娩有辅助作用。

**海带：**对放射性物质有特别的亲和力，其胶质能促使体内的放射性物质随大便排出，从而减少诱发人体机能异常的物质的积累。

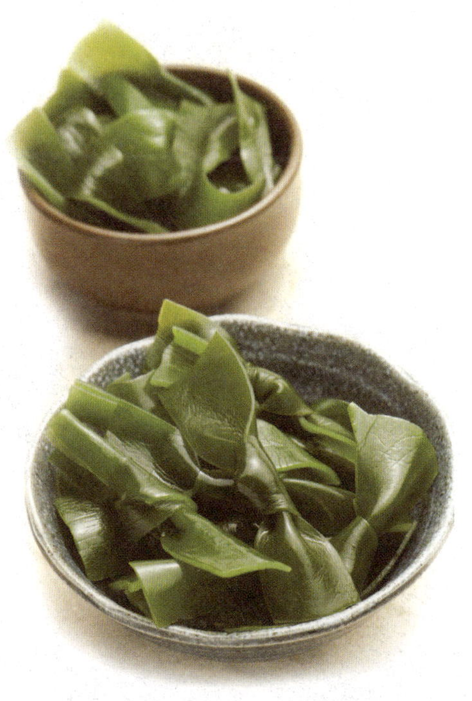

**畜禽血：**如猪、鸭、鸡、鹅等动物血液中的蛋白质被胃液和消化酶分解后，会产生一种具有解毒和滑肠作用的物质，可与侵入人体的粉尘、有害金属元素发生化学反应，变为不易被人体吸收的废物而排出体外。

**海鱼：**含多种不饱和酸，能阻断人体对香烟的反应，并能增强身体的免疫力。海鱼更是补脑佳品。

**豆芽：**贵在“发芽”，无论黄豆、绿豆，豆芽中所含多种维生素能够消除身体内的致畸物质，并且能促进性激素的生成。

**鲜果、鲜菜汁：**能解除体内堆积的毒素和废物，把积累在细胞中的毒素溶解并由排泄系统排出体外。

## 分娩时，要准备巧克力

准妈妈在临产前要多补充些热量，以保证有足够的力量促使子宫口尽快开大，顺利分娩，巧克力就是最好的辅助食品。巧克力营养丰富，含有大量的优质碳水化合物，而且能在很短时间内被人体消化吸收和利用，产生出大量的热能，供人体消耗，而且巧克力体积小、发热多，吃起来也很方便。

# 第256天

孕晚期补充足够的蛋白质，可保证产后的乳汁分泌。

## 孕10个月补蛋白质，产后奶水多

孕晚期，准妈妈贮备一定量的蛋白质，可供产后的乳汁分泌。

### 孕期蛋白质需求量增加

一般女性平均每天需蛋白质约60克，但准妈妈在怀孕期，蛋白质的需要量会增加，以满足胎儿生长的需要。通常，机体对蛋白质的需求是随着妊期的增加而增加的，在怀孕的早、中、晚期，准妈妈每天应分别额外增加蛋白质5克、15克和20克。

### 增加优质蛋白质的摄入

不同的蛋白质食物含有不同的必需氨基酸，如果其所含各氨基酸配比合理，能完全为身体所利用，则生理价值高，称为优质蛋白质。必须增加优质蛋白质的摄入量，即多食鱼、蛋、奶及豆类制品。相比较而言，动物性蛋白质在人体内吸收利用率较高，而豆和豆制品等植物性蛋白质的吸收利用率较差。孕晚期准妈妈需要贮备一定量的蛋白质，以供产后的乳汁分泌。

### 蛋白质缺乏的后果

如果蛋白质的摄入不足，会导致准妈妈体力下降，胎儿生长变慢，而且准妈妈产后身体常出现恢复不良，乳汁稀少，对母子身体都不利。因此，准妈妈应根据不同时期的需要，合理摄入蛋白质。

### 含蛋白质食品的选择

每天蛋白质摄入量控制在80~85克，即1个鸡蛋、100克鱼肉、50克畜禽肉、1杯牛奶，就可满足身体需求。

**植物性蛋白质：**稻米、面粉、豆类、豆制品。

**动物性蛋白质：**瘦肉类、鱼虾类、软体动物类、奶类、蛋类食品。

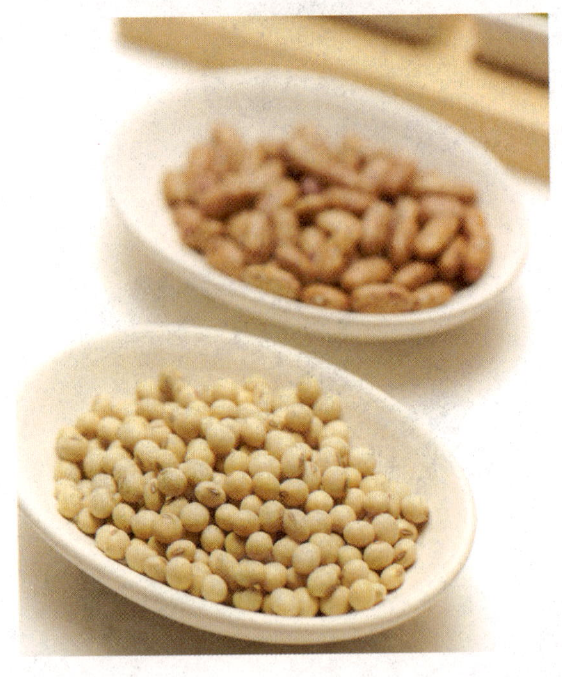

导乐也能够有效帮助准妈妈顺利分娩。

# 第257天

## 什么是导乐分娩

导乐分娩能够有效帮助准妈妈缩短产程、减少痛苦，使分娩过程变得顺利。

我国的导乐目前只在临产开始和产后2小时提供服务。在产程中，导乐进行产程观察，为产妇打气鼓劲，进行心理疏导，帮助产妇克服恐惧心理，包括助产和宝宝出生后，指导早接触早吸吮。

导乐分娩是指一个有爱心、有分娩经历的妇女，在整个产程中给准妈妈以持续的生理、心理及感情上的科学支持。

### 导乐分娩好处多

导乐分娩可使剖宫产率下降50%，产程缩短25%，需要催产素静脉滴注者减少40%，需用镇痛药者减少30%，产钳助产率减少40%。母儿并发症率也明显减少。

### 导乐的人选

在我国能担任导乐的人最好是产科医生或助产士。有分娩经验，经过一定时间的培训并在工作中不断地交流总结；具备爱心与责任心；善于与不同类型的人沟通交流；具有帮助准妈妈渡过分娩难关的能力；身体健康、熟悉分娩过程；善于适应不同的工作场合及工作时间的人。

### 导乐的主要工作

（1）以谈心方式，亲切地交谈；了解准妈妈对所学的有关妊娠和分娩的知识的掌握情况；讲解准妈妈身体各个系统已为分娩做好了准备，使准妈妈对分娩充满信心。

（2）采取各种方法使产程按正常节律进行，教会准妈妈如何在宫缩期间分散注意力，如何运用深呼吸、按摩法、压迫法、第二产程呼吸，帮助准妈妈更换和改变体位，使准妈妈处于最舒适状态；鼓励准妈妈进食和饮水，保持足够的营养和能量；利用胎心监护的节律声音，使准妈妈听到胎儿有力的胎心音，加深做母亲的幸福感和责任感。

（3）密切观察产程进展，让准妈妈了解目前产程进展情况；及时发现产程异常，激励和鼓励准妈妈。

（4）到了分娩时，根据产妇的情况给予一定的镇静剂或镇痛剂。

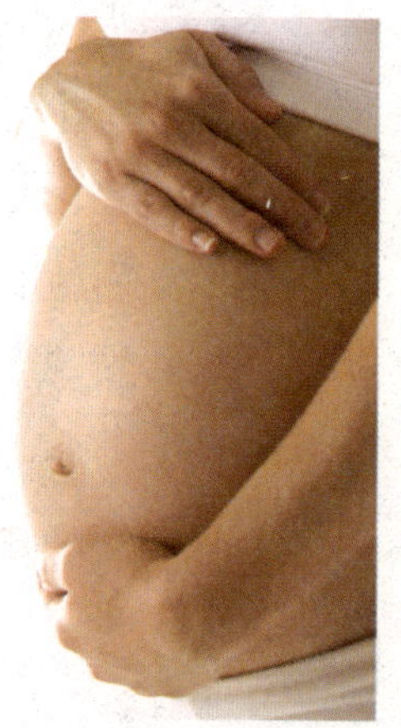

# 第258天

有极少数准妈妈会出现急产。

# 出现急产怎么办

为预防急产，凡有急产史的准妈妈，尤其是胎先露过低者，在离预产期1～2周时不要外出远走，有条件者提前住院。

## 什么是急产

有极少数准妈妈，子宫颈扩张极为快速，子宫颈扩张在几分钟内即完成，这种从临产到分娩结束在3小时内完成的情况称为急产。一般的准妈妈，特别是初孕妈妈，常常需要几个甚至十几个小时才能完成宫口开张。因此，一般不需要担心会突然生产，但是如果有明显不适，要及时告诉医生。

## 急产的影响

一般情况下，在短时间内分娩本身很少对胎儿产生影响。在少数情况下，由于子宫收缩过强可造成胎儿子宫内缺氧，发生新生儿窒息甚至死亡；因分娩过快，产道(包括会阴、阴道及子宫颈)来不及充分扩张，来不及准备接生，可导致会阴、阴道及子宫颈裂伤或因新生儿坠地而造成新生儿颅内出血、骨折或外伤；因缺乏有效消毒造成准妈妈和新生儿感染。

## 急产怎么处理

一旦在家里发生急产，准妈妈及其家人千万不要惊慌，要先打急救电话请求帮助。

（1）这时一定让准妈妈不要急于用力，躺在床上，臀下垫上毯子或毛巾被以尽量使其体位舒适，用肥皂水清洗准妈妈的外阴及肛门区。

（2）当胎头露出阴道口时，鼓励准妈妈大口喘气，不要屏息用力；轻轻按压胎头，帮助胎头娩出，千万不要用力牵拉胎头；当胎头娩出后，轻轻下压胎头，帮助前肩娩出，再轻轻上抬胎头，帮助后肩娩出；当后肩娩出后，胎体其余部分会随之娩出。

（3）胎儿娩出后包在毯子或毛巾被里保暖，用干净柔软的布擦净婴儿口腔内的黏液；这时不要牵拉脐带，要等待胎盘自然娩出，当胎盘自然娩出后，用干净的布或纸包起来，不要剪断脐带，将胎盘放在高于婴儿的位置；等待急救中心医务人员的到来。

准妈妈给胎儿讲讲团结友爱的动物朋友们之间发生的故事吧！

第259天

# 萝卜回来了

小朋友之间要团结友爱，互相关心，在自己吃东西的时候，要想着旁人。妈妈也可以在吃东西的时候分给宝宝，培养宝宝的爱心。

有一只小兔子，因为下雪好多天没有东西吃，非常饿。于是它就跑出门去找。小白兔找啊找，终于在雪底下找到两个萝卜！小白兔抱着萝卜，跑到小猴家，敲敲门，没人答应。小白兔把门推开，屋里一个人也没有。原来小猴不在家，也去找东西吃了。小白兔就吃掉了小的萝卜，把大的那个放在桌子上。

这时候，小猴也在雪地里找东西吃，他一面找一面想："雪这么大，天气这么冷，小鹿在家里，一定也很饿。我找到了东西，去和它一起吃。"小猴子找啊找，终于在雪底下找到几颗花生！小猴带着花生，走进屋子，看见萝卜，很奇怪，说："这是哪来的？"它想了想，知道是好朋友送来的，就说："把萝卜也带去，和小鹿一起吃！"小猴跑到小鹿家，门关得紧紧的。他跳上窗台一看，屋子里一个人也没有。原来小鹿不在家，也去找东西吃了。小猴就把萝卜放在窗台上。

这时候，小鹿在雪地里找吃的，它一面找一面想："雪这么大，天气这么冷，小白兔在家里，一定也很饿。我找到了东西，去和它一起吃。"小鹿扒开雪，嘿，雪底下有一棵青菜。小鹿提着青菜，向小白兔家跑去；跑过自己的家，看见雪地上有许多脚印，它想："谁来过啦？"它走近屋子，看见窗台上有个萝卜，很奇怪，说："这是从哪来的？"它想了想，知道是好朋友送来给它吃的，就说："把萝卜也带去，和小白兔一起吃！"小鹿跑到小白兔家，轻轻推开门。这时候，小白兔吃饱了，睡得正甜哩。小鹿不愿吵醒它，把萝卜轻轻放在小白兔的床边。小白兔醒来，睁开眼睛一看："咦！萝卜回来了！"它想了想，说："我知道了，是好朋友送来给我吃的。"

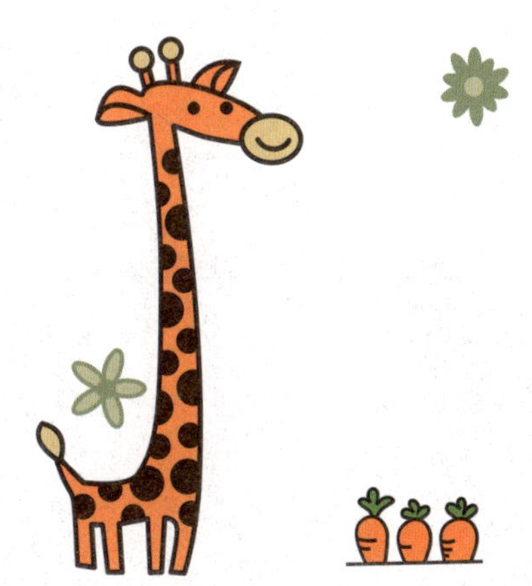

# 第260天

准妈妈也可以给胎儿读一读《弟子规》。

## 国学启蒙——《弟子规》选读

《弟子规》是教育孩子，养成忠厚家风的最佳范本。

### 信

凡出言 信为先 诈与妄 奚可焉 话说多 不如少 惟其是 勿佞巧

奸巧语 秽污词 市井气 切戒之

见未真 勿轻言 知未的 勿轻传 事非宜 勿轻诺 苟轻诺 进退错

凡道字 重且舒 勿急疾 勿模糊 彼说长 此说短 不关己 莫闲管

见人善 即思齐 纵去远 以渐跻 见人恶 即内省 有则改 无加警

唯德学 唯才艺 不如人 当自砺 若衣服 若饮食 不如人 勿生戚

闻过怒 闻誉乐 损友来 益友却 闻誉恐 闻过欣 直谅士 渐相亲

无心非 名为错 有心非 名为恶 过能改 归于无 倘掩饰 增一辜

### 亲仁

同是人 类不齐 流俗众 仁者稀 果仁者 人多畏 言不讳 色不媚

能亲仁 无限好 德日进 过日少 不亲仁 无限害 小人进 百事坏

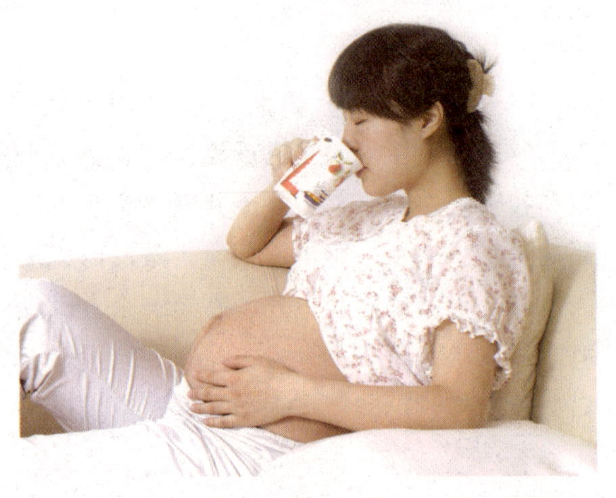

### 余力学文

不力行 但学文 长浮华 成何人 但力行 不学文 任己见 昧理真

读书法 有三到 心眼口 信皆要 方读此 勿慕彼 此未终 彼勿起

宽为限 紧用功 工夫到 滞塞通 心有疑 随札记 就人问 求确义

房室清 墙壁净 几案洁 笔砚正 墨磨偏 心不端 字不敬 心先病

列典籍 有定处 读看毕 还原处 虽有急 卷束齐 有缺坏 就补之

非圣书 屏勿视 敝聪明 坏心志 勿自暴 勿自弃 圣与贤 可驯致

剖宫产后再孕的准妈妈一般很少采取自然分娩的方式生产。

第261天

# 剖宫产后再孕是否可以自然分娩

剖宫产后再孕，一般很少采取自然分娩，要尤其注意。

## 剖宫产后2年再生育最安全

因为剖宫产后子宫壁的刀口在短期愈合不佳，过早地怀孕，由于胎儿的发育使子宫不断增大，子宫壁变薄，尤其是手术刀口处是结缔组织，缺乏弹力。新鲜的瘢痕在妊娠末期或分娩过程中很容易胀破，而造成腹腔大出血甚至威胁生命。因此，再次妊娠最好是在手术两年以后。

## 分娩方式要慎重

对于剖宫产后再次妊娠的病例，如果已达足月妊娠，分娩方式的选择应该慎重，不要只看距离上次剖宫产的时间是否2年以上，只有符合以下条件的时候，才可以在严密监护产程的情况下给予试产：

（1）距离上次手术时间大于2年才开始妊娠的。

（2）上次剖宫产为子宫下段，超声波显示子宫下段前壁完好无损，无薄弱区。

（3）无胎位不正。

（4）前次剖宫产指征不复存在，也未出现新的指征，或者曾经有过足月阴道顺产史。

（5）无其他产科合并症或并发症。

（6）先露入盆情况良好，无头盆不称，骨盆及产道情况良好，估计短时间内可以结束分娩，试产过程中产程进展顺利。

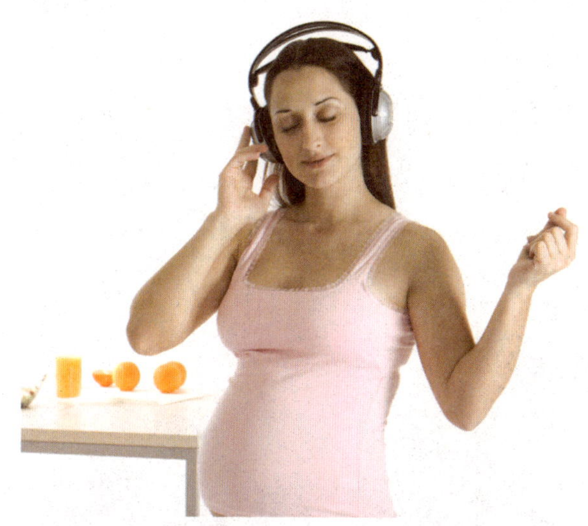

### 准妈妈经验分享

临产前，准妈妈不要憋着大小便。在分娩过程中，准妈妈要保持每二三小时排尿一次，另外，临产前也应把大便排尽，以利于胎儿下降，还可避免因腹压增加、准妈妈不由自主地将大便溢出而污染外阴，进而引起产道细菌感染。若大小便不易排出，可通过灌肠和导尿，促使大小便排出。

# 第262天

准爸爸可为准妈妈进行按摩，帮助妻子放松身体。

## 准爸爸帮助准妈妈放松的方法

从妊娠后期开始，准爸爸可以坚持每天给妻子按摩，使她感到放松，帮助她更好地适应分娩。

### 背部按摩

跪在床上或地板上，枕头垒高，头和胸部舒适地轻贴在枕头上。小腿和臀部之间垫上枕头，以防影响血液循环。

一手平放在准妈妈背部，另一手沿脊柱一侧按压，缓慢下至臀部。要随时询问准妈妈压力的大小和位置是否合适。

用两拇指在准妈妈脊柱两侧沟内做旋转按压，一个一个椎骨缓慢进行。

### 足部按压

准妈妈坐在椅子上，伸出一条腿，放在有软垫的凳子上。

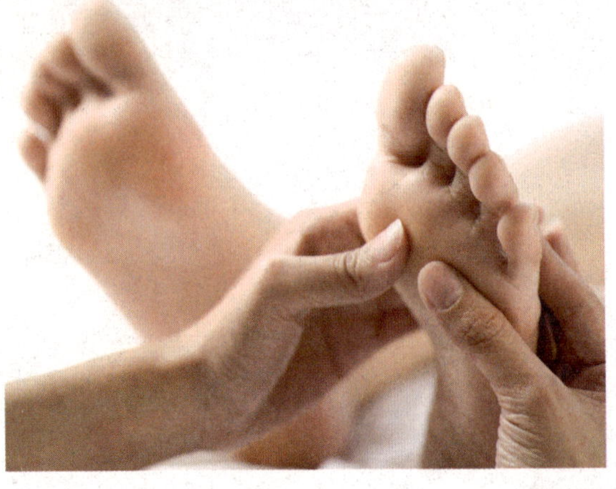

准爸爸屈膝蹲在准妈妈前方，一只手轻托准妈妈脚后跟，另一只手从脚踝到脚趾依次按压。反复进行3～5分钟。

用手指按压准妈妈脚趾间。

使准妈妈脚趾向上弯曲，再用拇指在脚掌进行旋转按压。

### 脊柱按摩

准妈妈侧躺，准爸爸用两手在她背部沿着脊柱由上而下地滑动。注意力道应适中，太强的力道会使准妈妈肌肉紧张，太弱又会使她感到酥痒。

### 腹部按摩

准妈妈盘腿坐在地上或是垫子上，准爸爸坐在她身后，将手放在她的腹部，轻轻地绕着腹部画圆，用手指做腹部按摩。

### 大腿内侧按摩

准妈妈放松平躺，准爸爸用手指在她的大腿内侧画圆。此种按摩可放松会阴，避免腿部痉挛。

高龄准妈妈一定要注意加强自我监测。

第263天

# 高龄准妈妈产前应特别注意什么

高龄准妈妈产前的压力更大，要注意观察身体的不适变化，做好产检，多休息。

## 最好停止工作

高龄准妈妈自妊娠32周以后就不宜再工作。这个时候，准妈妈的心脏、肺脏及其他重要器官必须更辛苦地工作，且对脊柱、关节和肌肉形成沉重的负担。此时，应尽可能让身体休息。

## 要提高自我警觉

高龄初孕妈妈应提高自我警惕，随时都应该意识到可能发生母胎病理性变化的意外，定期到有条件的妇产科进行母胎监护和必要的防治措施。高龄准妈妈风险更大，胎儿宫内发育迟缓和早产的可能性较大；最容易发生产程延长或难产；准妈妈本人发生各类并发症的危险性大为增加；极容易致胎儿滞留宫内引起胎儿窘迫症。

## 情况异常，可做剖宫产

妊娠后期，经过特定检查，如母体因严重并发症不能继续妊娠、否则危及准妈妈生命者，如果胎儿没有致命畸形且有存活的可能，应提前行剖宫产术，可确保母婴的安全。

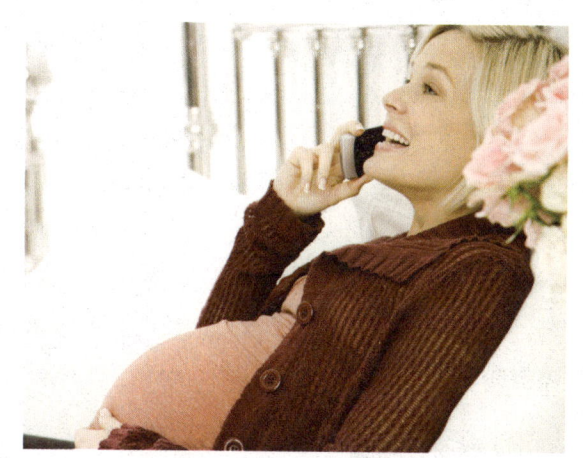

## 放松心情

高龄准妈妈更应注意孕期心理放松，有些高龄初准妈妈自确诊怀孕后，就忧心忡忡，担心分娩时会出现问题，这种不良心理对准妈妈和胎儿都很不利。在现代医疗条件下，只要准妈妈积极与医生配合，听从医生指导，完全可以平安分娩。

## 可提前入院

高龄准妈妈如果是头胎的话，在临产将近时，应提前住入医院妇产科，具体提前一周或两三周，应视个人情况而定，切实做好产前监护，必要时及早行剖宫产较为安全。

# 第264天

临产饮食以清淡、易消化为主。

## 准妈妈分娩前怎么吃

为了胎儿及准妈妈自己的健康，临产前注意饮食是很有必要的。

### 临产前的饮食

如果是初准妈妈，无高危妊娠因素，准备自然分娩，可准备易消化吸收、少渣、可口味鲜的食物，如面条鸡蛋汤、面条排骨汤、牛奶、酸奶、巧克力等食物，让准妈妈吃饱吃好，为分娩准备足够的能量。否则吃不好睡不好，紧张焦虑，容易导致准妈妈疲劳，将可能引起宫缩乏力、难产、产后出血等危险情况。在炎热的夏天，出汗多，不好好进食，更容易引起脱水，准妈妈可选择西瓜汁、葡萄汁等含糖饮料，一方面解渴，另一方面其中的糖分可直接供应能量。

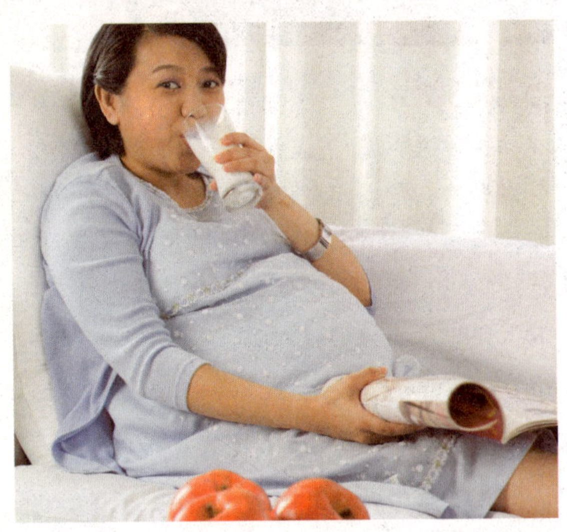

### 临产时的饮食

临产时由于阵阵发作的宫缩痛，常使准妈妈胃口不佳，准妈妈应学会在宫缩间歇期进食。

饮食以富于糖分、蛋白质、维生素，易消化的为好，每日进食4～5次，少吃多餐；一天吃1～2个鸡蛋即可，多吃易加重胃肠道负担；身体需要的水分可由果汁、水果、糖水及白开水补充；注意既不可过于饥渴，也不能暴饮暴食；不吃油炸或肥肉类油性大的食物。

### 临产后的饮食

临产后，若准妈妈恶心、呕吐、进食过少，应及时告知医生，医生会根据具体情况给准妈妈注射葡萄糖、生理盐水及其他必需的滋补药物，以补充营养，供应分娩所需的能量。准妈妈能进食者，最好从饮食中摄取必需的营养，而不要靠注射葡萄糖来获取，也可吃些巧克力。

**准妈妈经验分享**

产前不要过量吃鸡蛋，多吃鸡蛋不一定长劲，摄入过多鸡蛋时会引起停食、消化不良、腹胀，甚至引起分娩时呕吐，特别是不易消化的煮鸡蛋，而稀软的鸡蛋羹可以适当吃一些。

孕期日历 最好不要人为选择分娩日期。

第265天

# 能自己选择分娩日期吗

择日择时剖宫产并不科学，为了选择好的生辰八字而剖宫产更不对，这对准妈妈和新生儿的健康都有害无益。

分娩是一个很自然的生理过程，正常妊娠为280天左右（40周），到了预产期前后就会瓜熟蒂落自然分娩，应该尽量减少择日分娩的发生，减少对准妈妈的创伤。

## 剖宫产危害大

实际上，择日剖宫产对大人和胎儿都很不利，剖宫产中也可能遇到麻醉意外、脏器损伤、产后出血等，术后发生血栓、切口愈合不良等。特别是对新生儿，提前剖宫产会使其发生硬肿症、呼吸窘迫综合征及缺氧缺血性脑病等早产并发症。在宝宝今后的成长过程中，还会形成多动症和精神不集中等不良习惯。

每一次剖宫产手术前，医生都会与准妈妈及其家属谈话，详细告知手术的利与弊。单纯为了选择宝宝生日而做的剖宫产，弊大于利。

## 要遵循自然规律

如果一定要择日择时剖宫产，也要遵循一定自然规律，不是你想什么时候剖，就能什么时候剖。一般来说，总要在预产期前后几天。

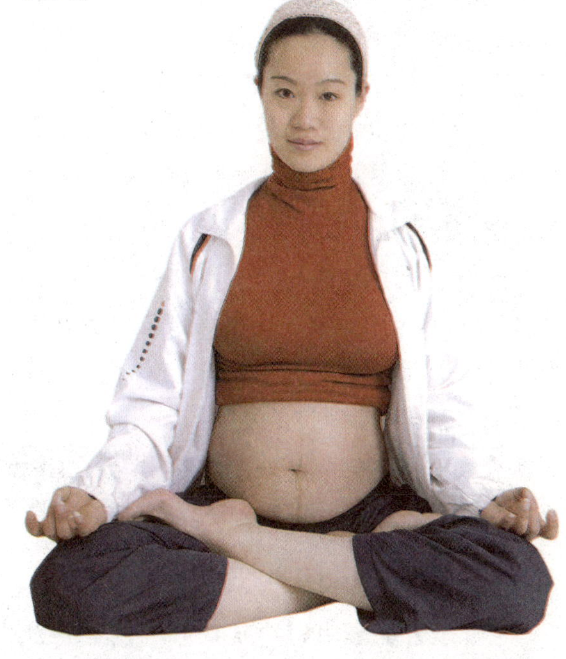

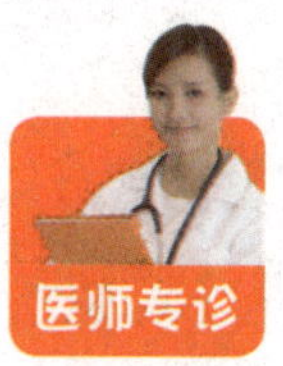

医师专诊

有以下情况的准妈妈不宜选择水中分娩：有流产征兆的准妈妈；骨盆过小、患有高血压、有过尿道炎等感染经历的准妈妈；胎儿发育过慢、臀位、胎盘前置、胎儿过大的准妈妈；患有妊高征的准妈妈；携带肝炎、梅毒或艾滋病毒的准妈妈。

# 第266天

孕期日历

准妈妈要定期去医院检查。

## 怎样避免难产

应及时进行孕检，对难产发生的可能有心理准备，以免临产时措手不及。

决定分娩能否顺利的主要因素是产力、产道和胎儿，其中任何一个因素或一个以上的因素有异常，使分娩进展受到阻碍，称为难产。

### 哪些准妈妈易出现难产

**产力：**正常的宫缩有一定的节律性，并且临近分娩时逐渐增强，其中宫缩不论是过弱还是过强，都有可能造成难产。

**产道：**如果在产前检查中发现产道（骨盆大小、形状及软产道）有问题，一定要提前入院，择期进行剖宫术。

**胎儿情况：**如果胎儿在准妈妈子宫中的位置不正常，如臀位、横位等，或是胎儿在宫内生长发育得过大，以及有连体胎儿等畸形儿时，都会导致难产的发生。

分娩时，精神过度紧张，准妈妈与医生配合不好，也会使分娩情况变得复杂，造成难产。

### 预防难产

（1）首先准妈妈要定期去医院进行产前检查，这样医生能够及时发现造成难产的因素，比如说初步估计产道是否适合阴道分娩，或者是胎儿的大小及位置是否正常。一旦有发生异常的趋势，医生可以采取有效的措施进行纠正。

（2）产前要加强营养，保持旺盛的精力和体力，预防疾病，适量运动。

（3）准妈妈要心情愉快，要充分认识到生孩子是一种自然生理现象，精神不要紧张，要顺其自然。

（4）只要准妈妈平常身体健康，有经产道娩出的力量及产道、胎位正常，胎儿大小合适，无畸形，就不会发生难产。

（5）准妈妈要了解分娩知识，并在分娩时按产程与接生人员配合呼吸和动作，就可以顺利完成分娩过程，娩出胎儿。

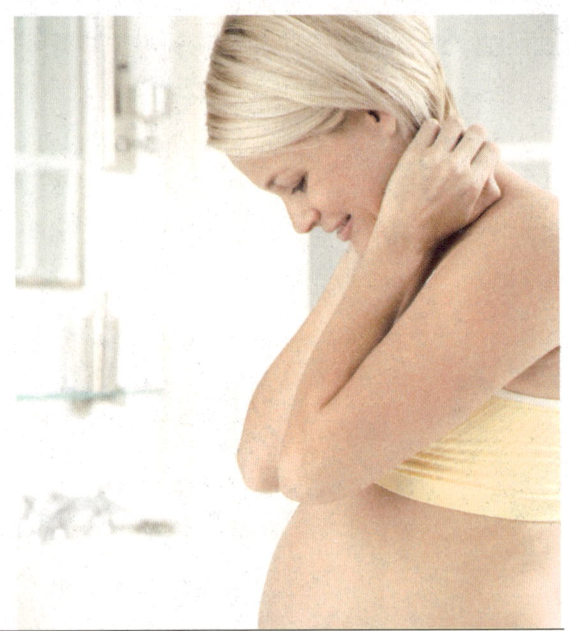

孕期日历

准妈妈要学会分辨真假宫缩。

第267天

# 要注意分辨真假宫缩

越临近分娩，越要沉着应对分娩时刻的到来。即使没有觉得身体有什么特殊的反应，到了预产期，也要准时入院。

一般来讲，真假宫缩是难以辨别的。通常假宫缩无规律，且宫缩程度不如真宫缩剧烈。辨别的办法是检查阴道，看子宫颈的变化。还有就是进行宫缩计时，计算连续2次开始宫缩的时间间隔，持续记录1小时。

## 假宫缩的情况

有的准妈妈会时而出现临产的假象，即子宫无规律地收缩。这种宫缩时有时无，只是子宫在为真正的临产做准备；这种宫缩也使宫颈变软，但不会像规律性宫缩那样引起宫颈扩张；最后持续时间短、无规律性的宫缩逐渐由持续时间长且有规律的宫缩代替，这时就是真宫缩了。

## 真宫缩的辨别

真正的宫缩是子宫有规律的收缩，致使宫颈口持续不断地开大。此时伴随着宫缩的是强烈的阵痛。子宫收缩会变得有规律，且整个子宫都会感到收缩痛，而非仅止于下腹部。此时，收缩的频率会越来越快，强度会越来越强，收缩的时间也会越来越长，间隔则越来越短。这时的阵痛不会因为躺下来休息而有所减缓。

若是初产，发现规则的收缩阵痛约5分钟一次，一次持续30秒到1分钟，就可以到医院待产。若不是初产，则只要是规则宫缩开始，就应该到医院待产，尤其是曾有急产病史的准妈妈更要提高警惕。

## 真假临产对照表

| 真临产 | 假临产 |
| --- | --- |
| 宫缩有规律，每5分钟一次 | 宫缩无规律，每3分钟、5分钟或10分钟一次 |
| 宫缩逐渐增强 | 宫缩强度不随时间而增加 |
| 当行走或休息时，宫缩不缓和 | 宫缩随活动或体位的改变而减轻 |
| 宫缩伴有见红 | 宫缩通常不伴有黏液增多或见红 |
| 宫颈口逐渐扩张 | 宫颈口无明显改变 |

# 第268天

真宫缩是有节律性的。

## 什么是正常的宫缩

有规律的宫缩一旦开始，分娩也就开始了，通常称之为临产。

### 节律性

临产时每阵宫缩持续30秒左右，间歇5～6分钟。随着产程的推进，宫缩持续时间延长，间歇时间缩短，宫缩强度也逐渐增加，最后的宫缩持续时间可达1分钟，间歇时间缩至1～2分钟，这时宫缩强度逐渐增加。

### 缩复作用

每当宫缩时子宫的肌纤维变短而宽，间歇期肌肉松弛、变长，但不能完全恢复至收缩前的长度而略短，即缩复作用。随着产程进展，子宫上段越发变短而下段拉长、变薄，子宫口开大，子宫容积逐渐缩小，使先露部不断下降，直到胎儿娩出。

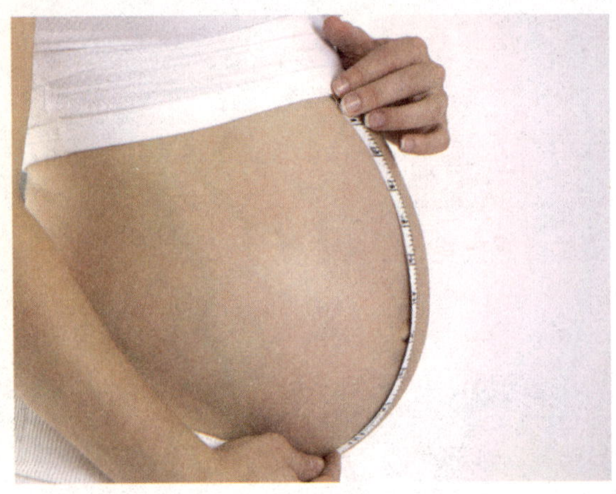

### 对称性

正常子宫收缩起自两侧子宫角部，迅速向子宫中线集中，再向下以每秒2厘米的速度扩展，15秒后整个子宫收缩，协调一致。

### 极性

子宫上段肌纤维多于下段，收缩力底部最强，体部次之，上段收缩力几乎是下段的两倍。

总之，临产的标志是子宫收缩趋于规律、协调，能促使宫口扩大，逼迫胎儿离开子宫，降临到世界上来。准妈妈的感觉是宫缩一阵紧似一阵，腹痛由宫底向下腹部移行，腰酸也随之加重。

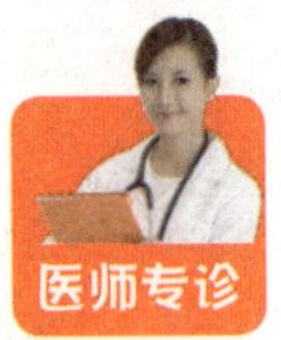


几乎所有的麻醉药及镇痛药对中枢系统都有抑制作用，都较易通过胎盘屏障进入胎儿体内。挑选麻醉方式时，麻醉师要考虑的不单是让准妈妈不疼的问题，还要考虑到所用的麻醉药剂量会不会影响到宝宝的健康及安全。因此，麻醉医师会针对不同的情况为每个准妈妈选择不同的麻醉方式。

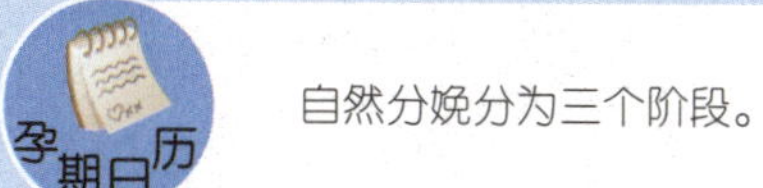


自然分娩分为三个阶段。

第269天

# 准妈妈将经历分娩的三个阶段

自然分娩过程是从规律的子宫收缩开始，到胎儿、胎盘娩出为止，整个过程分为三个阶段，或称三个产程。

**第一产程（宫颈开口期）**：从有规律的子宫收缩开始，到子宫颈口开全为主。初产妇需要12～16小时，经产妇需6～8小时。第一产程从阵缩开始，子宫颈口逐渐开大，当宫颈口开大3厘米以后，产程进展活跃、宫缩紧、宫颈口开大加快，自此需4～6小时宫颈口开全（10厘米），胎头也随之下降接近阴道口。

**第二个产程（胎儿娩出期）**：指从产妇子宫颈口全开到胎儿娩出为止。初产妇需1～2小时，经产妇仅需30分钟左右。子宫颈口开全以后，胎膜破裂，胎头下降到阴道口，随着准妈妈用力向下屏气，腹部压力增高，胎头全部露出，接着胎体随之而下，婴儿出世离开母体。

**第三产程（胎盘娩出期）**：胎儿娩出后，一般在10～30分钟后，胎盘也随之娩出，分娩到此结束。胎盘娩出后要检查是否完整，否则容易造成产后出血。

即将临产的准妈妈，当你了解了正常的分娩全过程，并准备好了你应该做的事，走进产房后，你会发现，分娩并非是令人十分恐惧的事情。

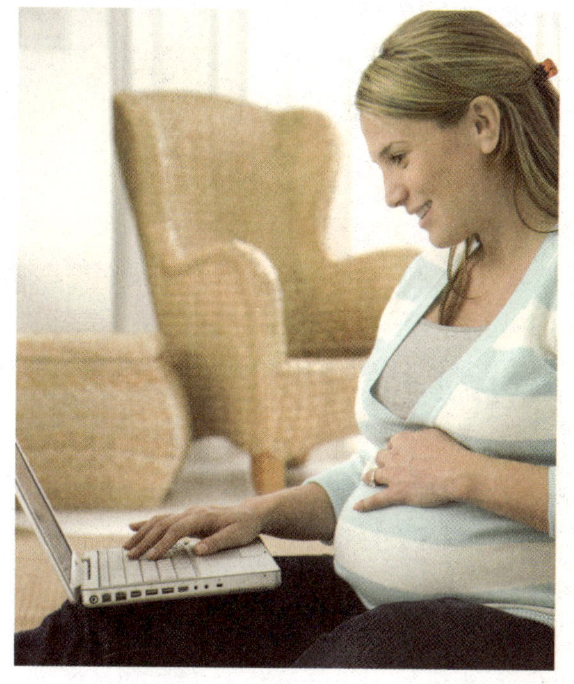

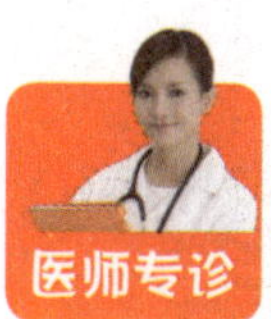

医师专诊

阵痛会不好受，如果是初准妈妈的话，从宫口开放开始，需要14～18个小时，不会一直剧烈疼痛，比如阵痛不剧烈时，可以和家人说说话，吃一些东西，睡得着的话就睡一觉，克服恐惧，转移注意力。

# 第270天

准妈妈要尽量放松心情。

## 临产前的注意事项

准妈妈及家人要做好临产前的准备，轻轻松松迎接宝宝的到来。

### 精神放松

如果准妈妈对分娩有恐惧心理，不仅会影响准妈妈临产前的饮食和睡眠，而且还会妨碍全身的应激能力，使身体不能很快地进入待产的最佳状态，影响正常分娩。事实上，在现代医疗条件下，只要进行产前检查，分娩的安全性接近百分之百。

### 产前要吃好

分娩时会消耗很大的体力，准妈妈临产前一定要吃饱、吃好，家属应想办法让准妈妈多吃些营养丰富又高热的食品，如巧克力，切忌什么东西都不吃就进产房。

### 要休息好

活动应该适当减少，工作强度应适当降低，特别是要注意休息好，睡眠充足，养精蓄锐，使分娩时精力充沛。

### 不要出远门

一般在接近预产期的前半个月后，就不宜再远行了，尤其是不宜乘车、船远行，因为旅途中各种条件都受到限制，一旦分娩出现是很危险的事情，有可能危及母子安全。

### 选好医院和医生

提前选好分娩的医院和医生，并准备好自己产前体检的状况手册，以免入院前手忙脚乱。

### 家人要多关心准妈妈

作为丈夫，在妻子临产前应该尽可能挤出较多的时间陪伴妻子，亲自照顾她的饮食起居，使她感到你在和她一起迎接考验。家人也不要讨论宝宝的性别，以免给准妈妈造成压力。

### 不要擅自用药

分娩是正常的生理活动，一般不需要用药，更不可随便注射催产剂，以免造成严重后果。

### 适量运动有利于分娩

孕期活动量过少的准妈妈，更容易出现分娩困难，所以准妈妈在妊娠末期不宜生活得过于懒惰，不宜长时间地卧床休息。

孕期日历 胎教资料在宝宝婴儿期还有用。

第271天

# 宝宝的胎教资料不要丢

利用胎教时的资料对宝宝进行胎教，能得到事半功倍的效果。

胎儿会对胎教时的音乐、故事、看过的书、欣赏过的照片留下强烈的记忆，宝宝出生以后，再利用这些资料对宝宝进行早教，不仅会让宝宝感到这个世界他很熟悉，还有利于促进他各项能力的快速发展。

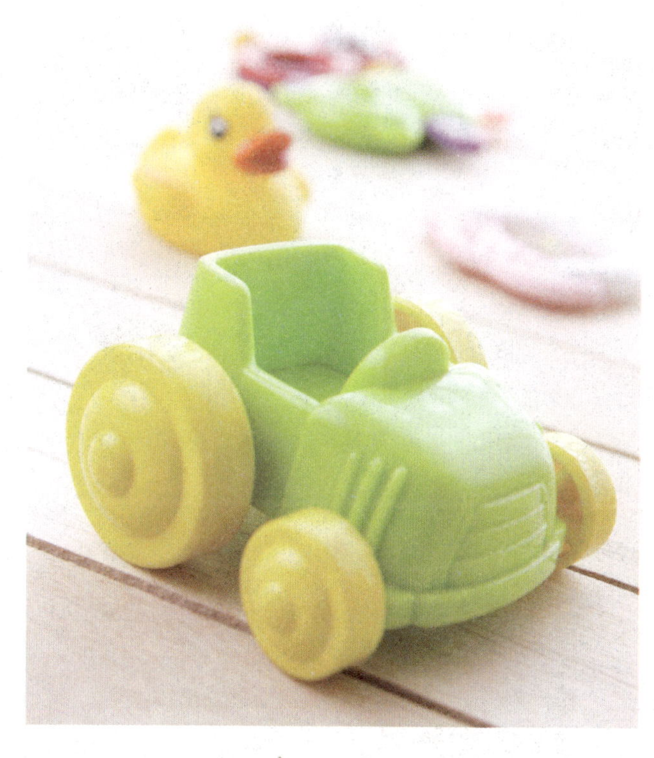

胎教音乐不要丢，如宝宝在哭闹时听到胎教时的音乐就会停止哭，专心地听音乐，说明宝宝对胎教时的音乐很熟悉。

胎教图书不要丢，宝宝出生以后，爸爸妈妈可以继续给宝宝读图书、讲故事。宝宝听到熟悉的内容会形成良好的刺激。

快乐地使用宝宝的乳名，宝宝出生以后，用乳名呼唤宝宝，他会做出反应，因为在妈妈肚子里他已经习惯了自己的乳名。

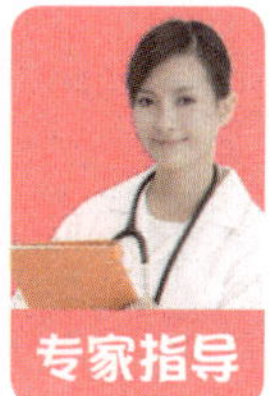

专家指导

孕晚期是胎儿牙齿和骨骼钙化的最后时期，因此胎儿对钙的需求量较大，但如果准妈妈从饮食中摄入的钙量足够，也就不建议额外补充。而且过度补钙还可能导致胎儿头骨过硬，这样会增加从产道分娩的难度。

因此，孕晚期补不补钙，需要看准妈妈的需要量和摄取量，不要把补钙单一独立出来，武断地说补还是不补。

# 第272天

临近分娩了，准妈妈可以吃一些利产食物。

## 利产食谱推荐

海带、苋菜、茨菇、空心菜、豆腐皮、赤小豆、海带、芋头、牛奶、蜂蜜等食物有助于顺产，临产前准妈妈可以吃一些。

### 藕莲炖排骨

原料：排骨500克，莲子200克，莲藕500克，料酒、盐、姜、葱适量。

制作方法：1．排骨剁块洗净，入沸水煮20分钟后，撇去浮沫，捞出待用，莲藕刮皮切块，莲子洗净备用。

2.砂锅加清水入莲藕煮沸，加入排骨和莲子，改用小火炖煮，入盐和料酒、姜、葱，炖约一小时，待骨烂肉酥菜熟即可。

营养功效：此菜有补心益脾、止血安神的作用。

### 空心菜粥

原料：空心菜200克，粳米100克，精盐少许，清水适量。

制作方法：1．锅置火上入适量清水、粳米，煮至粥将成时，加入空心菜、精盐，煮至粥成。

营养功效：具有清热、凉血、利尿、助产的作用。临产前食用能滑胎助产。

### 豆腐皮粥

原料：豆腐皮50克，粳米100克，冰糖适量。

制作方法：1．豆腐皮放入清水中漂洗干净，切成丝。

2．锅置火上入适量清水、粳米，煮至粥将成时，加入豆腐皮、冰糖煮至粥成。

营养功效：具有清热、凉血、利尿、助产的作用。临产前食用能滑胎助产。

### 小米面茶

原料：小米面1000克，麻酱250克，芝麻仁10克，香油、精盐、姜粉各适量。

制作方法：1．芝麻仁去杂用水冲洗干净，沥干水分，入锅炒焦黄色后擀碎，加入精盐拌和在一起。

2．锅置火上入适量清水、姜粉，烧开后用小米面调成稀糊状倒入锅内，略加搅拌，开锅后盛入碗内。

3.麻酱和香油调匀，用小勺淋入碗内，再撒入芝麻盐，即可食用。

营养功效：补中益气、增加营养、助顺产。

孕期日历

准爸爸可向医生征询是否可以陪待产。

# 第273天

## 准爸爸要不要陪待产

准爸爸进入产房陪待产，有利于稳定准妈妈的情绪，还可增强准爸爸的责任感，增进夫妻感情。

陪待产是指准妈妈临产后，丈夫或其他家属可进入产房陪伴准妈妈。近几年的实践证明：陪待产有利于准妈妈的心理保健。

### 准爸爸陪待产最好

分娩时准妈妈最希望丈夫陪伴，丈夫是陪待产的最佳人选。丈夫陪待产可增强丈夫的责任感，增进夫妻感情。

为了让广大准妈妈享受最好的医疗保健，近年来，国内有些医院学习先进国家的方法，展开了陪待产的尝试。可以咨询所在的医院，允许不允许陪待产。如果不允许，也要理解和支持医院的工作，并保持好的情绪和心情。

### 准爸爸陪待产应注意

（1）多给准妈妈精神上的鼓励，从细节做起，如向医务人员额外要一个枕头垫在准妈妈的腰下、让护士等她阵痛结束后再给她检查或跟她说话等。

（2）帮准妈妈观察胎动情况、准妈妈的血压、血红蛋白指数、阵痛间隔时间、宫口开到几指等。

（3）陪待产时，准爸爸的情绪容易激动，尤其看到妻子阵痛的痛苦和呻吟，难免会焦急，而通常医务人员只是遵循常规，应该由准爸爸或准妈妈明确指出哪些地方需要调整，准爸爸不要着急，也不要时不时地找医务人员，更不要对医务人员采取质问、催促的态度，避免过激和被动。

（4）不必在意妻子的叫喊，这也是缓解疼痛的方法之一。如果准爸爸能握住她的手，告诉她小宝宝正在努力出来，让她放松或使劲帮宝宝一把，那将对妻子和医生有更大的帮助。

（5）准爸爸有提问的自由，有权利知道正发生的事情，包括风险、好处和其他选择。当宝宝出世后，千万不要忘记向疲惫的妻子表示慰问，对辛苦的医生表示感谢。

（6）最好不要使用照相机，照相机的闪光会影响医生的工作，使用摄像机时也要注意不要影响到医生的正常工作。

# 第274天

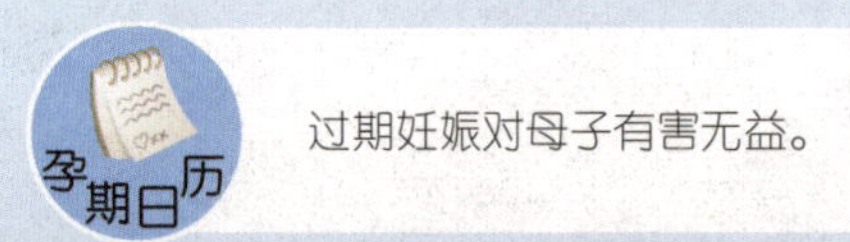


过期妊娠对母子有害无益。

# 如果胎儿迟迟没有动静怎么办

过了预产期，胎儿还迟迟没有动静，就要考虑过期妊娠的可能，要给予足够的重视。

## 认识过期妊娠

正常情况下，胎儿从受孕、生长发育到娩出约需280天，即40周左右。凡未足37周分娩者称早产，超过42周(即超过预产期两周)称过期妊娠。

预产期过得越久越可能增加诸多围产期并发症。所以一般过了预产期1周左右，医生都会建议准妈妈住院定期密切监测胎儿健康状况。

## 过期妊娠危害大

过了预产期，胎儿面临的最常见的问题是胎盘老化。胎盘的物质交换和传输能力下降，会直接影响对胎儿的供氧和营养物质输送，致使胎儿处于慢性缺氧和营养不良状态。此外，胎儿对临产时子宫收缩产生的压力不易耐受，易发生窒息而死亡。

过期生产对母亲也有害。此时胎儿颅骨变硬，顶骨隆突凸起，囟门变小，在临产期胎头适应产道的变形能力减弱，致使准妈妈并发症显著增多，最常见的就是难产率增加。

## 要及时处理

如果过了预产期仍不见动静，应及时去医院妇产科检查。切忌凭老经验在家中待产，危及母婴。预产期一旦过了2周还不分娩，通常医生会使用催产素促进子宫收缩，使得准妈妈分娩，如果准妈妈宫颈条件好则可选择引产，有剖宫产的指征就需要进行手术。

### 准妈妈经验分享

介绍两款催生食谱：

（1）陈皮白糖海带粥：将海带100克温水浸泡洗净切末，与陈皮2片、粳米100克均洗净同放入锅内，煮粥，粥成，再加白糖调味。

（2）空心菜粥：将空心菜150克洗净切碎，粳米100克洗净，加水煮粥，粥半熟放入空心菜、精盐、猪油、味精各适量煮至粥成。

孕期日历

一般顺产的准妈妈只需要在医院住三天。

# 第275天

## 新妈妈需在医院住多长时间

一般情况下顺产的新妈妈3天后就可以出院，而剖宫产的妈妈则需要5～7天才可出院，如有特殊情况，可能会延期。

顺产的新妈妈一般产后恢复较快，产后仅有会阴部位伤口，并发症少。如果局部伤口愈合好，没有感染，3天后即可出院。而对于剖宫产的新妈妈，因损伤较大，术后需要较长时间恢复，且需要观察术后并发症，因此住院天数稍微长一些。

### 产后住院注意事项

要有充足的休息和睡眠，以利于身体复原；摄取足够的营养，不必忌食；要注意外阴部的清洁，勤换卫生棉；每天需淋浴，以维持皮肤正常的排泄功能。

### 产后要坐月子

准妈妈完成分娩以后，生殖器官及各系统进入恢复阶段，现代医学上称这一时期为产褥期，也就是民间所称的坐月子，一般需要42～56天。坐月子的目的是为了让新妈妈能借助饮食、休息，甚至健身操让自己身体的气血、筋骨以及生殖器官完全恢复健康。

### 产后日常生活的恢复

正常情况下，新妈妈分娩后6小时内应排尿一次；产前灌肠的新妈妈，可能产后2～3天首次大便，产前未灌肠的新妈妈，可能1～2天首次排便；顺产的新妈妈在产后6～12小时内就可以下床，剖宫产的新妈妈产后第2天可下床；顺产的新妈妈，产后2～3天即可洗澡，如果是会阴侧切或剖宫产，可由家人协助擦洗身体，先不要洗澡；一般情况下，恶露在产后2～4周就干净了，少数新妈妈可以持续1～2个月；产后性生活一般随身体的恢复，应在分娩2个月以后进行。

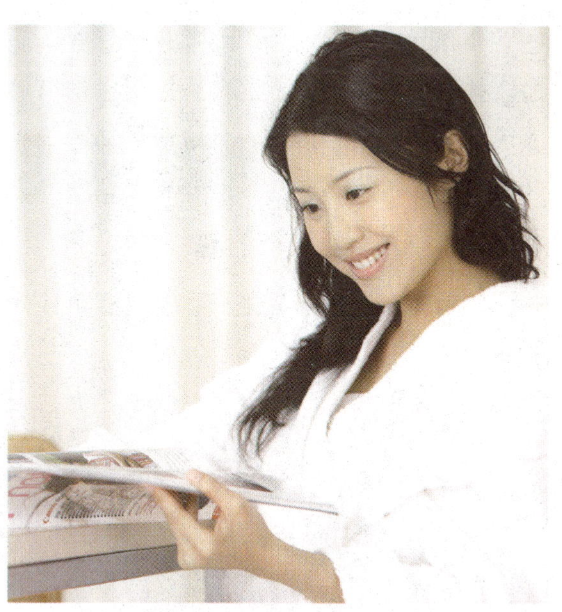

# 第276天

剖宫产的新妈妈更要注意护理身体。

## 剖宫产术后新妈妈要注意什么

剖宫产后，新妈妈更要注意护理，以防发生危险。

### 采取正确体位

剖宫产新妈妈应采取正确体位，去枕平卧6小时，然后采用侧卧或半卧位，使身体和床呈20°～30°。

### 合理安排产后饮食

术后6小时可进流质食物，术后第二天可吃粥、鲫鱼汤及猪蹄汤等半流质食物。应注意补充富含蛋白质的食物，以利于伤口愈合。

### 及早下床活动

剖宫产术麻醉作用消失后，可在床上做些上下肢收放活动，术后24小时翻身、坐起，并慢慢下床活动，这样可以促进伤口血液流动，防止血栓形成，促进肠蠕动，防止肠粘连。

### 提倡母乳喂养

早哺乳有利于子宫复旧，也可避免乳汁淤积。

### 注意阴道出血

阴道出血如超过月经量，应告知医生，及时采取措施。剖宫产术后100天，若无阴道出血，可恢复性生活，但应采取避孕措施，产后半年可上节育环。

### 及时排尿

留置尿管在术后36小时即可拔除，并在3～4小时后及时排尿，以免形成尿潴留。

### 防止伤口裂开

术后腹部应加压包扎，在咳嗽、恶心、呕吐时病人应压住伤口两侧，防止切口缝线断裂。当妈妈感觉剖宫产伤口疼痛时，可以采取半卧位，这样能够减少伤口的张力，减轻伤口的疼痛。

### 少用止痛药

剖宫产术后麻醉药的作用逐渐消失，新妈妈一般在术后数小时，伤口开始剧烈疼痛，但要尽量少用止痛药物。

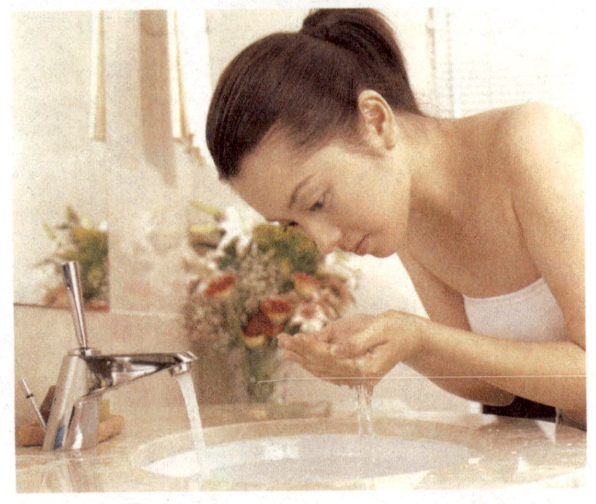

新妈妈产后要及时排尿。

# 第277天

## 产后要及时排尿

如果产后6小时后仍没有排尿或者小便不通畅，要及时就诊，以免发生尿潴留。

### 以防发生尿潴留

正常情况下，新妈妈分娩后6小时内应排尿一次，否则容易发生尿潴留或尿不彻底，引发尿路感染。产后8小时仍未排尿的新妈妈，经过检查如果子宫底高达脐以上水平，或在宫底下方摸及囊性物，表示可能存在尿潴留，需要进行导尿，避免胀大的膀胱影响子宫收缩。

即使排尿后仍需注意防止膀胱内有残余尿。检查的方法为新妈妈排尿后在耻骨上方用力压小腹部，体会一下是否还有尿意。如果仍有尿意，说明有残余尿，需要继续刺激排尿，直到恢复正常排尿为止。

### 产后不能排尿的产生因素

分娩过程中，胎儿先露较长时间的压迫膀胱，膀胱黏膜水肿，张力下降，收缩力差；会阴伤口产生疼痛，对排尿有恐惧心理，尿道反射性痉挛，因此排尿困难；腹壁松弛，张力下降，排尿无力；有的准妈妈不习惯躺着排尿。

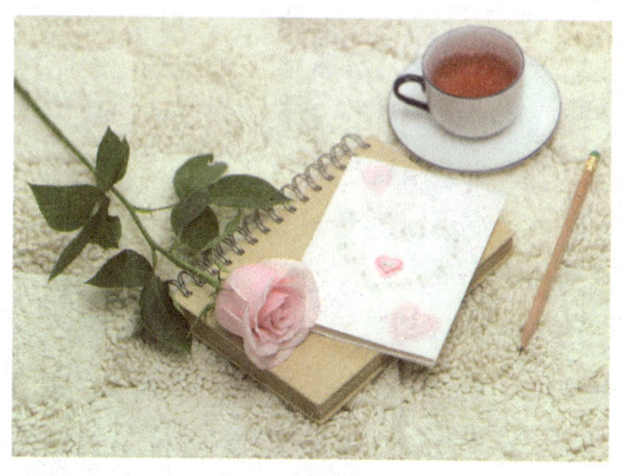

### 促进排尿的方法

可以试着多饮水，使尿量增多，小便时争取半蹲半立的姿势；在下腹正中放置热水袋以刺激膀胱收缩；平时多做收缩膀胱括约肌的锻炼，每15～20分钟收缩和放松骨盆肌肉5次；从心理上克服这种恐惧，随着身体的慢慢复原，相信很快就可以自己排尿了。

**准妈妈经验分享**

分娩过程中如果出现异常情况，医生会做出妥善的处置，作为产妇，要镇静、坚强，要与医生积极配合，共同克服困难，不要大叫大闹，既影响自身的体力，又影响医生的诊断和判断。

# 第278天

产后首选流质食物。

## 产后头几天该怎么吃

新妈妈首选易消化、营养丰富的流质食物。

（1）由于产后胃消化能力弱，食欲尚未恢复，产后头几天饮食以半流质、软饭为主，加工也要精细一些。

煮荷包蛋、蒸蛋羹、冲蛋花汤、藕粉等都是很好的选择。

可另外选用稀粥、汤面、馄饨、面包、牛奶、豆浆等，选用的动物性蛋白以鸡蛋、瘦肉、鱼、鸡较好。

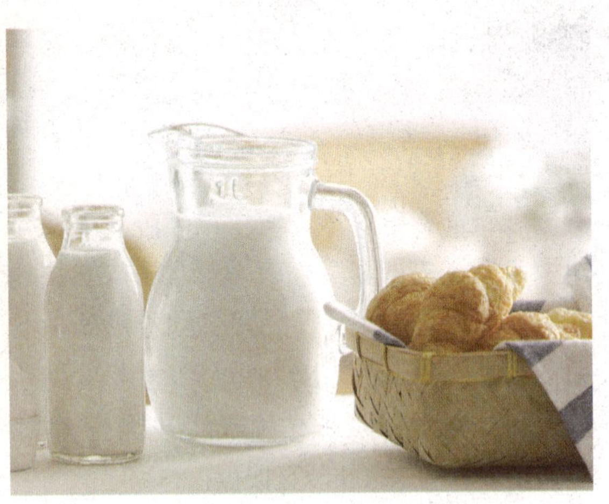

除了三顿饭，可以在下午和晚间各加餐1次。

（2）鸡汤、鱼汤、排骨汤有利下奶，但要把汤内浮油撇净，以免进食过多脂肪，奶汁内脂肪含量增加，导致婴儿腹泻。也不要过咸。

（3）不要忌食青菜和水果，绿叶菜和水果含有丰富的维生素C、食物纤维，能使大便通畅。

（4）孕期合并缺钙、贫血以及分娩时出血多的新妈妈，除了吃含钙、铁多的食物，如牛奶、鸡血、猪肝、青菜、豆制品外，还要继续服用鱼肝油丸、钙片等。

（5）不要吃辛辣和生冷坚硬的食物，如韭菜、大蒜、辣椒、胡椒、茴香等，这些食物会使母体内热，通过乳汁会影响到婴儿。

一般产后3～4天新妈妈就可以吃普通饭食了，不要吃得过稀，也不要吃得过饱、过多。

### 准妈妈经验分享

由于分娩日期的临近，准妈妈心理负担越来越重，产生一些害怕和担心，加之腹部负担加重，往往在夜间出现失眠现象。这对准妈妈的休息不利，还会影响未来分娩的精神和体力。为此，准妈妈应注意预防夜间失眠。

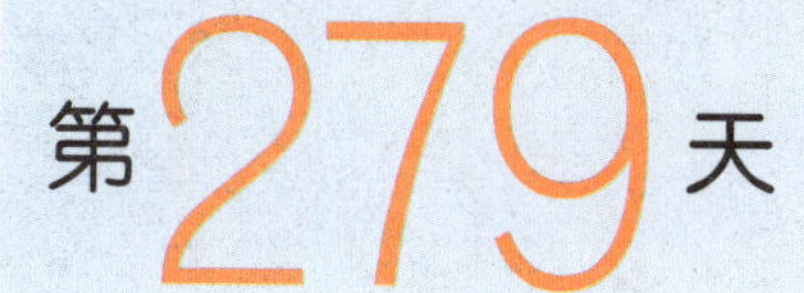


宝宝出生后新妈妈要多多关爱他。

第279天

# 宝宝出生以后更要注意母婴交流

小宝宝学习的重点主要体现在与家庭成员的交流上，尤其是母婴间的交流。

拥有大人的真诚关爱，宝宝长大后才会具有较充分的安全感和自信心，对生活也会抱着无比的热忱，才能从容地适应这变化多端的社会。

**（1）触觉交流**

母婴间的触觉交流，最常见的是妈妈为宝宝授乳，能使宝宝在大脑中产生安全、甜蜜的信息刺激，这对其智力发育起催化作用。

**（2）视觉交流**

妈妈在授乳时，要多与宝宝进行视觉交流。除授乳以外，平时多与宝宝做对视交流，大多会得到宝宝甜蜜的微笑，从而有益于其心理健康发育。对于人工喂养的宝宝，妈妈在使用奶瓶授乳时，更应有这种视觉交流。

**（3）嗅觉交流**

宝宝能辨别出妈妈的气味，有妈妈在身边宝宝就会有安全感，尤其睡觉时由妈妈陪睡可产生良性刺激，有利于其智力发育。

**（4）听觉交流**

多与宝宝“对话”，可使大脑正处在急剧发育中的宝宝，很快牙牙学语，为日后语言发展奠定良好的基础。

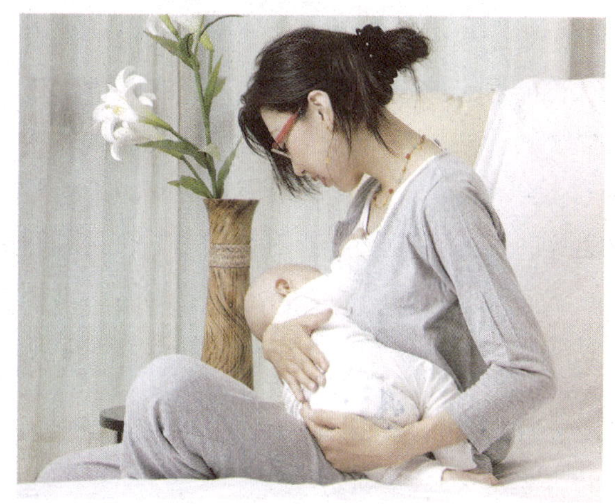

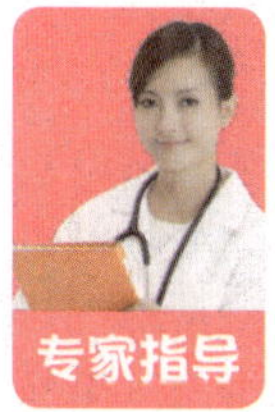


新妈妈最初分泌的乳汁叫初乳，虽然不多但营养成分浓度很高，颜色发黄。与成熟乳比较，初乳中含有丰富的蛋白质、脂溶性维生素、钠和锌；还包含人体所需的各种酶类、抗氧化剂等；相对而言含乳糖、脂肪、水溶性维生素较少。初乳中IgA可以覆盖在新生儿未成熟的肠道表面，阻止细菌、病毒的附着；初乳还有促脂类排泄的作用，减少黄疸的发生。所以初乳被人们称为第一次免疫。新妈妈一定要抓住给宝宝喂养初乳的机会。

此外，早产乳也具有最适合喂养自己早产儿的特点，如早产乳乳糖较少，蛋白质、IgA、乳铁蛋白较多，最适合早产儿生长发育的需要。

# 第280天

准爸妈可以着手准备早教了。

## 为早教做好准备

宝宝的智力开发越早越好，最好是从宝宝出生就可以着手，而不必等到宝宝懂事才开始。

### 什么是早教

早教是早期教育的简称，是指孩子在0～6岁这个阶段，根据孩子生理和心理发展的特点以及敏感期的发展特点，进行有针对性的指导和培养，为孩子多元智能和健康人格的培养打下良好的基础。广义指从人出生到小学以前阶段的教育，狭义主要指上述阶段的早期学习。一些国家出现提前开始学习读、写、算，提前开始正式教育的探讨和实验。但另有人主张早期教育应重在发展智力。还有人认为早期教育应向前延伸到出生以前的母亲怀孕期的胎教。家庭教育对早期教育有重大影响。

### 早教要全面发展

家长应对宝宝进行全面培养教育。在训练过程中，家长要留心发现宝宝的特长，但不能片面强调宝宝的特长，因为幼儿在成长发展过程中，某些特长会因年龄段的变化而发生变化。家长必须认识到在宝宝身上表现出的不同能力，如果宝宝有机会学习他们所喜欢的领域，并在不强的领域有所发展，他们将在更多的方面发展成为智者，而不再是单方面的智者。

### 早期开发智力很重要

智力是各种认识能力的总和，一般认为智力包括六个方面，注意力、观察力、想像力、记忆力、思维力、创造力。早期宝宝还需要发展口语表达能力，它是智力的基础。

真正的智力开发，就是要针对宝宝的年龄特点，按照规律，通过环境和教育的作用，使宝宝圆满地完成每一个年龄阶段的发展任务，在智能、性格等各方面协调发展，成为有较高的认识能力和健康人格的社会成员。

**准妈妈经验分享**

卡尔·威特关于早教的经典观点：卡尔·威特认为天才并不是只有少数人才具有的禀赋，而是每个宝宝的身体里都潜伏的。要想培养天才宝宝，就要及早挖掘宝宝身上的潜能，而且从小注意开发宝宝的智力也是很重要的。